Karl Müller
Autofahren ohne Angst

Aus dem Programm Verlag Hans Huber
Psychologie Sachbuch

HUBER

Im Verlag Hans Huber sind außerdem erschienen – eine Auswahl:

Sven Barnow / Harald J. Freyberger / Wolfgang Fischer / Michael Linden
Von Angst bis Zwang
Ein ABC der psychischen Störungen: Formen, Ursachen und Behandlung
298 Seiten (ISBN 978-3-456-84495-4)

Reneau Z. Peurifoy
Angst, Panik und Phobien
Ein Selbsthilfe-Programm
376 Seiten (ISBN 978-3-456-84404-6)

Reneau Z. Peurifoy
Frei von Angst – ein Leben lang
Hilfe zur Selbsthilfe
232 Seiten (ISBN 978-3-456-84408-4)

Maja Storch / Benita Cantieni / Gerald Hüther / Wolfgang Tschacher
Embodiment
Die Wechselwirkung von Körper und Psyche verstehen und nutzen
164 Seiten (ISBN 978-3-456-84323-0)

Karl Müller

Autofahren ohne Angst

Das Erfolgsprogramm für entspanntes Autofahren

Verlag Hans Huber

Adresse des Autors:
Dipl.-Psych. Karl Müller
Bahnhofstraße 43
D-75417 Mühlacker
www.autofahren-ohne-angst.de

Lektorat: Monika Eginger, Thomas Reichert
Herstellung: Peter E. Wüthrich
Umschlag: Atelier Mühlberg, Basel
Druckvorstufe: ns pretampa sagl, Castione TI
Druck und buchbinderische Verarbeitung: AZ Druck und Datentechnik GmbH, Kempten
Printed in Germany

Bibliografische Information der Deutschen Bibliothek
Die Deutsche Bibliothek verzeichnet diese Publikation in der Deutschen Nationalbibliografie; detaillierte bibliografische Daten sind im Internet über http://dnb.d-nb.de abrufbar.

Anregungen und Zuschriften bitte an:
Verlag Hans Huber
Hogrefe AG
Länggass-Strasse 76
CH-3000 Bern 9
Tel: 0041 (0)31 300 45 00
Fax: 0041 (0)31 300 45 93

1. Nachdruck 2013 der 1. Auflage 2008

ISBN 978-3-456-84646-0

Inhalt

Vorbemerkung

Die in diesem Buch beschriebenen Hilfen und Tipps können kein Ersatz für eine eventuell notwendige ärztliche und verhaltenstherapeutische Diagnostik und Behandlung sein. Insbesondere bei starken körperlichen Angstsymptomen, wie z. B. Schwindel, Herzrasen oder Kopfdruck, ist eine medizinische Abklärung unbedingt erforderlich. Bei psychischen und körperlichen Angstsymptomen, die neben dem Autofahren auch andere Lebensbereiche einschränken, ist anzuraten, einen Verhaltenstherapeuten oder eine Verhaltenstherapeutin zu konsultieren und sich gegebenenfalls behandeln zu lassen.

Manche der vorgeschlagenen Übungen und Tipps dürfen nur in Begleitung eines Therapeuten und eventuell in einem Fahrschulauto bei Begleitung durch einen Fahrlehrer durchgeführt werden, insbesondere dann, wenn Sie sich beim Fahren durch Ihre Angst stark eingeschränkt und unsicher fühlen.

In manchen, weniger gravierenden Fällen, etwa bei mangelnder Fahrpraxis und nach langer Fahrpause, können auch Kurse und Fahrstunden in einer Fahrschule für Fahrängstliche oder einfach häufiges Üben mit einem geduldigen Beifahrer genügen. Mehr dazu erfahren Sie in den letzten Kapiteln.

Der besseren Lesbarkeit wegen wurde die übliche männliche Schreibform gewählt. Die Beispiele wurden anonymisiert und so verändert, dass die Identität der Betroffenen geschützt bleibt.

Vorwort

Sehr viele Menschen in Deutschland leiden unter Ängsten beim Autofahren. Sie fürchten sich vor Staus und vor Autobahnen, haben oft panische Angst, sie könnten während einer Fahrt unter Schwindel und Übelkeit leiden. Sie verlieren den Kopf, wenn sie Fehler machen oder kritisiert werden. Die Fahrprüfung bereitet ihnen schlaflose Nächte. Zahlreiche Menschen fahren unter ständiger Anspannung und in dauernder Alarmbereitschaft. Sie fürchten rote Ampeln, Kreuzungen oder Lastwagen, weil sie irgendwann in einen Unfall verwickelt waren. Manche Menschen nehmen große Umwege in Kauf, um nicht durch Tunnels oder über hohe Brücken fahren zu müssen. Die zahlreichen Konflikte zwischen Fahrern und Beifahrern haben ihre Ursache häufig in sozialen Ängsten oder verstecktem Vermeidungsverhalten nach Unfällen.

Betroffen sind Fahrer und Mitfahrer gleichermaßen, so wie sich Ängste beim Fliegen nicht nur auf Piloten beziehen. Den meisten sind die Ursachen ihrer Probleme oder ihrer Unsicherheit beim Autofahren vermutlich nicht bekannt. Viele gelten zu Unrecht als schlechte Autofahrer. Ursache ist aber in der Regel nicht eine mangelnde Beherrschung des Autos und des Verkehrs, die mit genügend Fahrübungen und Fahrpraxis behoben werden könnte. Es geht auch nicht nur um Fahrphobien, wie neuerdings einige Experten meinen. Häufig besteht sogar eher eine «Stehphobie», etwa wenn Staus gefürchtet werden.

Überwiegend haben die vielfältigen Probleme beim Autofahren ihre Ursachen woanders, nämlich bei verschiedenen krankhaften Ängsten, die die Betroffenen auch in anderen Lebensbereichen erheblich einschränken. Erst daraus entwickeln sich oft eine Unsicherheit beim Fahren oder Fahrängste. Diese grundlegenden Ängste können das Fahren und auch das Mitfahren zur Qual machen, häufig wird das Fahren in einem Auto ganz gemieden. Sicher gibt es *auch* zahlreiche Menschen, die sich mit der Beherrschung des Autos und des Verkehrs schwertun bzw. die ausschließlich eine Fahrangst haben. Zu prüfen ist aber immer, ob dahinter nicht eine Angst steckt, die ursprünglich mit dem Autofahren eigentlich wenig zu tun hat.

Das Thema *Angst beim Autofahren* ist, zu Unrecht, bislang kein öffentliches Thema. In Deutschland leiden etwa 7 % der Bevölkerung, d. h. über

5 Millionen Menschen, akut unter einer gravierenden Angststörung.[1] Das können u. a. Ängste wie Panikattacken und Agoraphobie, Klaustrophobie, generalisierte Angst oder soziale Ängste sein, die Ängste nach Verkehrsunfällen sind hier nicht mit einbezogen. Bei vielen der Betroffenen erstrecken sich diese Ängste auch auf das Autofahren und den Aufenthalt im Auto. Sie alle könnten, als Fahrer oder Beifahrer, sicherer und entspannter Auto fahren, wenn sie denn wüssten, was die Ursache ihrer Probleme ist, und wenn sie sich klar darüber wären, was sie dagegen tun können.

Die Lektüre dieses Buches soll helfen, diese Ängste zu erkennen, besser zu verstehen und zu bewältigen. Es bietet zahlreiche Hilfen, die konkret auf diese speziellen Ängste und auf das Autofahren bezogen sind.

Zu erwähnen ist schließlich eine weitere große Gruppe von Menschen mit leichteren Ängsten und mangelndem Selbstvertrauen beim Autofahren. Viele, die den Führerschein besitzen, lassen deswegen lieber den Partner ans Steuer oder trauen sich nach langer Fahrpause das Autofahren nicht mehr zu. Dazu kommen die zahlreichen Fahrschüler, die sich vermeintlich beim Fahren schwertun, wobei aber oft andere Probleme dahinterstecken. Sie üben in den Fahrstunden immer wieder das Einparken, das Anfahren am Berg, den Fahrspurwechsel: viele überflüssige und oft quälende Stunden, die sie und ihre Fahrlehrer nützlicher gestalten könnten. Auch dazu finden sich zahlreiche Tipps.

Das Buch richtet sich auch an Psychotherapeuten und deren Patienten. Nach meiner Kenntnis wird das Thema *Angst und Vermeidung beim Autofahren* in Therapien eher beiläufig behandelt. Dabei suchen besonders Menschen, die unter Panikattacken und Agoraphobie leiden, häufig nur deswegen einen Therapeuten oder eine Therapeutin auf, weil sie durch ihre Ängste auch beim Autofahren massiv eingeschränkt werden. Sie befürchten – oft zu Recht – den Verlust ihres Arbeitsplatzes und Konflikte in der Partnerschaft. Manche entwickeln starke Depressionen, weil sie durch diese Ängste so sehr in ihrer Lebensfreude und in ihren Möglichkeiten eingeschränkt werden. Besonders ihnen möchte ich durch die vorgeschlagenen Hilfen Mut machen. Auch bei starken Ängsten ist ein entspanntes Autofahren mit Hilfe einer Therapie, gezielter Übungen in einer Fahrschule und selbst kontrollierter Übungen erreichbar. Allerdings geht es dabei nicht in erster Linie um völlige Angstfreiheit, die im Straßenverkehr auch nicht angemessen wäre, sondern um eine bessere Bewältigung auftretender Ängste und der damit verbundenen Situationen.

Gleichzeitig hoffe ich, mit diesem Buch einen Beitrag zur Sicherheit im Straßenverkehr zu leisten. Menschen, die nicht durch ihre Angstreaktionen

1 Angenendt et al. 2004, S. 640.

in Anspruch genommen werden, fahren sicherlich aufmerksamer, entspannter und mit mehr Übersicht im Verkehr.

Die alltäglichen – teils «normalen» und sinnvollen – Ängste beim Autofahren, etwa die vor Rasern oder Dränglern, werden hier nicht speziell behandelt: Wenn man im Straßenverkehr mit solchen lebensbedrohlichen Verkehrssituationen konfrontiert wird, die durch rücksichtslose Autofahrer verursacht werden, können eine gesunde Angst und eine erhöhte Vorsicht lebensrettend sein. Ähnliches gilt für schwierige und gefährliche Situationen, die man als Autofahrer bewältigen muss: Dunkelheit, Schnee- und Eisglätte, Nässe auf der Straße, Nebel oder enge Baustellen auf der Autobahn. Auch hier macht es Sinn, sich eine gewisse Angst und vor allem Vorsicht zu bewahren.

Allen Lesern, die sich noch unsicher sind, ob sie wieder oder überhaupt Auto fahren sollen, sei geraten: Überprüfen Sie genau Ihre Motivation! In manchen Fällen kann es die Angst davor nehmen, dass man selbst Auto fahren muss, wenn man lernt, dazu zu stehen, dass man es nicht will und nicht tun muss. Allen anderen Lesern wünsche ich, dass dieses Buch eine Hilfe dabei ist, wieder entspannt Auto fahren zu können!

Danksagung

Ich möchte mich besonders meiner Frau für die fachliche Hilfe und für ihre geduldige, liebevolle Unterstützung bedanken. Ein großer Dank auch an meinen Lektor Thomas Reichert. Er hat mir wichtige Anregungen gegeben und durch seine Sorgfalt konnte vieles verbessert werden. Sehr geholfen hat mir die Verlagslektorin Frau Eginger, mit ihrer unbürokratischen Art und freundlichen Ermunterung. Ich danke sehr herzlich allen Freunden und Kollegen, die mich beraten und mir geholfen haben. Dank an meinen Bruder Frank. Ohne sein Drängen und die vielen Diskussionen mit ihm wäre dieses Buch nie zustande gekommen. Zudem möchte ich mich bei den Fahrlehrern, Prüfern und Fahrschülern bedanken, die sich netterweise für die Interviews zur Verfügung gestellt haben. Und schließlich danke ich allen meinen Patienten: Ich habe viel von ihnen gelernt und hoffe, dass ich davon etwas weitergeben kann.

Karl Müller

1 Ursachen und Entstehung von Ängsten

1.1 Lob der Angst

Für die meisten Menschen ist das Autofahren eine normale Sache. Sie wachsen damit auf, denken darüber nicht nach. Als Kind war ich begeistert, wenn mich mein Vater im Auto mitnahm, beim Fahren konnte es nicht schnell genug gehen. Noch größer war meine Begeisterung, als ich, mit 17 Jahren, sein Auto in die Garageneinfahrt fahren durfte, bis zur ersten Beule! Mein Glück war vollkommen, als ich die Führerscheinprüfung bestand und später, mit einem Lloyd 400, meine erste große Fahrt unternahm. Angst hatte nur meine Mutter. Doch so selbstverständlich, wie unser Verhältnis zum Auto und zum Autofahren erscheint, ist es nicht!

Als Ende des 19. Jahrhunderts die ersten Autos mit Benzinmotor entwickelt wurden und über Land fuhren, löste das bei vielen Menschen Angst und Schrecken aus. Auf alten Bildern werden Szenen gezeigt, in denen Menschen mit schreckverzerrten Gesichtern vor den herannahenden Automobilen flüchten. Die Geschwindigkeit der ersten Autos betrug damals höchstens 20 bis 30 Stundenkilometer!

In der heutigen Zeit spüren wir eine solche Angst in der Regel nicht mehr, weil wir mit dem Autofahren, mit der Geschwindigkeit, mit Flugzeugen und dem Fliegen groß geworden sind. Wir gehen schon als Kinder mit den Produkten der technischen Entwicklung wie selbstverständlich um, haben uns von klein auf an sie gewöhnt. Erst wenn wir aus irgendwelchen Gründen Angst entwickeln, fangen wir an, darüber nachzudenken. Dabei ist die Angst vor großen Höhen, vor zu großer Geschwindigkeit, vor Dunkelheit, vor Gewalt zum Teil angeboren und durchaus sinnvoll.

Im Laufe unserer Entwicklung lernen wir, mit diesen Ängsten umzugehen, wir «adaptieren». Dabei lernen wir auch, mit möglichen Gefahren angemessen umzugehen. Angst ist eine wichtige biologische Einrichtung unseres Körpers, die im Laufe der Evolution unser Überleben gesichert hat und das Leben des Einzelnen schützt. Es ist wichtig, den Blick auf diese überlebensnotwendigen Funktionen der Angst zu richten. – *Eine frühere Arbeitskollegin fuhr zum ersten Mal nach zehn Jahren Abwesenheit zu einem Klassentreffen in ihr früheres Heimatdorf in Franken. Nach ihrer Rückkehr wirkte sie einige Tage nachdenklich und bedrückt. Auf mein Nachfragen erzählte sie, dass von ihren ursprünglich 28 Klassenkameraden drei gestorben seien, alle bei Unfällen, alles junge Männer: Sie kannten vermutlich keine Angst vor dem Autofahren, vor großer Geschwindigkeit und vor riskanten Überholmanövern.*

In meinen Anfangsjahren als Psychologe arbeitete ich als Berater von Kinder- und Behindertenheimen. Dort gab es vereinzelt Kinder mit einer bestimmten Hirnschädigung, die zur Folge hatte, dass kein Empfinden für Schmerzen, Angst und Gefahr vorhanden war. Diese Kinder durften nur mit Helm und Knieschützern herumlaufen – trotzdem gab es häufig Unfälle und Verletzungen.

Glücklicherweise ist nicht bei allen Menschen das biologische Erbe außer Kraft gesetzt, sonst gäbe es uns alle nicht, und die meisten Fahrten mit dem Auto würde man nicht überleben. Stellen Sie sich vor, es gäbe nur die Raser, die Drängler, die Möchtegern-Rennfahrer mit Auspuffen, so groß wie Abwasserrohre: Kein normaler Mensch würde sich mehr auf die Straße wagen! Wir sind täglich mit Situationen konfrontiert, die wir deswegen überleben, weil wir gelernt haben, angemessen mit Gefahren umzugehen – und weil wir des Öfteren Angst haben! Fazit: Es ist nicht «blöd», vorsichtig zu fahren und dabei manchmal auch Angst zu haben. Die Gefahr liegt vielmehr bei den Fahrern, die Gefahren ignorieren und sich wie die Kinder mit der oben beschriebenen Hirnstörung verhalten.

1.2 Angst verstehen

Stellen Sie sich vor, Sie befinden sich (ohne Auto) im Wald, plötzlich knackt es im Gebüsch. Bruno, der Bär, wieder auferstanden, steht vor Ihnen, will Sie angreifen. Sie müssen nun blitzschnell entscheiden, ob Sie einen Baum hochklettern, schnell weglaufen oder einen Knüppel nehmen und mit Bruno kämpfen. Das heißt, es kommt entweder zur *Flucht* oder zum *Kampf*. Dazu brauchen Sie jedoch viel Energie und Kraft. Auge in Auge mit Bruno, bleibt keine Zeit mehr, zuerst noch einige Butterbrote zu essen, um Energie zu tanken.

Zum Glück gibt es im Körper von Menschen und von Tieren eine sinnvolle biologische Einrichtung, die in Gefahrensituationen Alarm auslöst und uns manchmal das Überleben ermöglichen kann. Nehmen wir eine tatsächliche oder eine mögliche Gefahr wahr, dann kommt es in Sekundenbruchteilen zu einer heftigen körperlichen Reaktion. Die notwendige Energie wird in kürzester Zeit von unserem Körper bereitgestellt, ohne dass wir vorher Butterbrote essen müssen. Etwa so, als ob ich den Zündschlüssel eines Autos umdrehe und sofort auf Vollgas ginge.

In Sekundenbruchteilen kommt es zu einer Alarmreaktion des Gehirns und eines bestimmten Teils des Nervensystems, den man als *Sympathikus* bezeichnet. Diese Alarmreaktion mobilisiert den ganzen Körper. Es werden Stresshormone und Energie in Form von Zucker freigesetzt, die in den inneren Organen gespeichert sind. Diese Hormone und der Energielieferant Zucker bewirken Folgendes: Die Wahrnehmung verengt und konzentriert sich völlig auf die bedrohliche Situation, der Kreislauf kommt auf Touren, das Herz schlägt schneller. Die Atmung wird flacher und schneller, die Muskeln werden vermehrt mit Blut und damit mit der notwendigen Energie versorgt. Diese blitzschnelle Alarm- und Gefahrenreaktion des Körpers macht es möglich, dass man schnell entfliehen oder erfolgreich kämpfen kann. Man entwickelt in einer solchen Situation oft mehr Kraft und Energie, als man normalerweise hat.

Ein Vater und sein Sohn reparieren gemeinsam das Auto des Vaters. Das Auto ist mit einem Wagenheber aufgebockt, das Gelände ist etwas abschüssig. Der Sohn liegt unter dem Auto, schraubt an der Ölwanne. Plötzlich bricht der Wagenheber ein, der Wagenboden senkt sich auf die Brust des Sohnes, er wird unter dem Auto eingeklemmt. Der Vater ruft um Hilfe, eine Passantin kommt zufällig vorbei. In höchster Not gelingt es dem Vater, den Wagen seitlich anzuheben, die Passantin zieht den jungen Mann unter dem Auto hervor. Glücklicherweise kommt er mit Quetschungen und Rippenbrüchen davon. Als der Vater später noch einmal zur Demonstration versucht, das Auto anzuheben, gelingt ihm das nicht mehr.

Diese sogenannte *Bereitstellungsreaktion* des Körpers erleben wir – abgeschwächt – in vielen Situationen. Sie befähigt uns, schwierige oder gefährliche Situationen konzentriert und mit der notwendigen Energie zu bewältigen. Die Angst und das dafür zuständige biologische Regulierungssystem haben sich im Verlauf der Entwicklungsgeschichte der Tiere und Menschen entwickelt und sichern das Überleben sowohl des Einzelnen als auch seiner Art.

Gäbe es diese angeborene Reaktion auf Gefahren nicht, dann würden wir alle sorglos und ohne Angst über die Straße gehen, ohne Schwimmkenntnisse ins Wasser springen oder beim Autofahren auf keinerlei Gefahren achten. Angst ist daher weder krankhaft noch ein Ausdruck von Feigheit und Schwäche; sie ermöglicht uns bei Gefahr eine schnelle, starke und hilfreiche Reaktion, die uns schützt, ohne dass wir viel nachdenken müssen.

Vorsicht und Aufmerksamkeit: Die Alltagsreaktionen

Natürlich haben wir in unserem Alltag nicht ständig Angst. Wir werden von klein auf mit gefährlichen Situationen konfrontiert, lernen, routiniert damit umzugehen. Wir gehen über die Straße, wir fahren Auto, klettern auf Berge und fühlen uns dabei in der Regel weder ängstlich noch angespannt. Wir treten eine neue Stelle an, sind vielleicht die ersten Wochen und Monate nervös und unsicher; im Laufe der Zeit werden wir aber sicherer und routinierter, die Angst lässt nach. Beim täglichen Umgang mit neuen oder sogar gefährlichen Situationen gewöhnen wir uns allmählich an sie, in der Fachsprache spricht man von *Adaption*. Die Angst wird weniger, sie wird (hoffentlich!) durch Routine, Vorsicht und ein höheres Maß an Aufmerksamkeit ersetzt. Beim Autofahren werden die Handlungen und Abläufe automatisiert, unser Gehirn hat dadurch wieder die erforderliche Kapazität frei, um auf ständig wechselnde und manchmal gefährliche Verkehrssituationen reagieren zu können.

Wir müssen also nicht mit einem ständigen Gefühl von Angst, Anspannung und körperlichen Alarmreaktionen durch die Welt laufen. Unsere Vorsicht und die automatisierten Reaktionen schützen uns gleichermaßen vor Gefahren, Unfällen und Krankheiten. Durch die Eltern bzw. Erzieher («Lauf nicht über die Straße!»), aber auch durch schmerzhafte Erfahrungen wird dieser Lernprozess unterstützt: Wer ist nicht schon einmal beinahe von einem Auto erfasst worden und ist danach (hoffentlich) wesentlich vorsichtiger geworden?

Beim Autofahren ist die beschriebene Vorsicht und Aufmerksamkeit ständig da, ohne dass wir uns dessen bewusst sind. Nur bei unbekannten oder besonders gefährlichen Verkehrssituationen spüren wir die Angst und reagieren dann entsprechend. Normalerweise lassen uns jedoch unsere Vorsicht und eine angemessene Angstbereitschaft viele Situationen erfolgreich, routiniert und sicher bewältigen.

1.3 Normale und übermäßige Angst

Alltägliche Ängste

Fast jeder hat in seinem Leben irgendwann Angst davor, seinen Partner, seine Arbeit, seine Gesundheit oder die Zuneigung anderer Menschen zu verlieren. Auch die Angst, zu versagen, ausgegrenzt zu werden, begleitet uns das ganze Leben. Erfolg und die Anerkennung anderer haben für fast alle Menschen eine große Bedeutung. Sie sind existentiell wichtig für uns, wichtig für unser Wohlbefinden, für unser Glück und für ein angstfreies Leben.

Ängste, die während bestimmter Entwicklungsstufen auftreten, sind völlig normal. Kleine Kinder haben angeborene Ängste vor Trennung, Dunkelheit und vor Fremden. Ab der Pubertät entwickeln sich eher Ängste vor sozialer Ausgrenzung und wegen mangelnder Attraktivität. All diese Ängste sind nicht nur ein Überbleibsel unserer Evolution, sondern auch sinnvoll.

Darüber hinaus gibt es Ängste, die mehr oder weniger bei den meisten Menschen auftreten, es sei denn, sie haben sich aus irgendeinem Grund daran gewöhnt. Zum Beispiel sind das Ängste vor Höhen, vor hohen Geschwindigkeiten, vor Schlangen, vor Gewalt. Zudem fühlen sich die meisten Menschen unwohl, wenn sie beobachtet oder angestarrt werden. Auch die Angst vor dem Autofahren an sich ist durchaus angemessen, bedenkt man die hohen Geschwindigkeiten, die komplexen Vorgänge und die vielen Unfälle, die passieren oder denen man oft nur um Haaresbreite entgeht.

Jeder Autofahrer kennt folgende Situation: Sie fahren zügig auf der Autobahn, mit 130 km/h, vor Ihnen taucht ein Lastwagen auf. Sie schauen in den Rückspiegel, blinken und überholen. Hinter sich haben Sie ein schwarzes Auto im Rückspiegel gesehen, eigentlich weit genug entfernt, um gefahrlos auf die linke Spur zu wechseln. Plötzlich ist das schwarze Auto dicht hinter Ihnen, der Fahrer betätigt die Lichthupe. Sie reagieren mit Stress oder Angst, vielleicht auch mit Wut.

Solche Situationen sind lebensbedrohlich. Die meisten Menschen reagieren hier zu Recht mit Angst, manchmal gereizt und aggressiv. Das ist ähnlich wie bei manchen Tieren: Wenn sie sich bedroht und in die Ecke getrieben fühlen, fletschen sie mit den Zähnen. Völlig normal und angemessen ist auch die Angst, sich nach einem Unfall, nach einer längeren Fahrpause oder bei mangelnder Fahrpraxis (wieder) ans Steuer eines Autos zu setzen. Es ist völlig normal, wenn man dabei anfangs aufgeregt ist, vielleicht sogar zittert und schwitzt. Und noch normaler wäre es, wenn sich die Betreffenden einige Auffrischungsstunden in einer Fahrschule sowie eine angemessene Eingewöhnungszeit zugestehen würden.

Übermäßige Angst

Bei vielen Menschen sind aber bestimmte Ängste außer Kontrolle geraten. Sie zittern in manchen Situationen vor Angst, sind wie gelähmt, können nicht mehr sprechen, nehmen ihre Umgebung kaum noch wahr. Das Denken und die Handlungsfähigkeit sind weitgehend blockiert. Diese Art der Angst kann sich im Alltag und auch beim Autofahren auswirken:

> Peter kommt aus einer Familie, in der er immer das schwarze Schaf war. Seine schulischen Leistungen und Anstrengungen wurden vom Stiefvater mit abfälligen Bemerkungen kommentiert, etwa: «Blöd bleibt blöd». Bei Fehlern und Ungeschicklichkeiten gab es Geschrei oder auch Prügel.

Als er 20 Jahre alt ist, zieht er von zu Hause aus, will noch im gleichen Jahr den Führerschein machen. Bei den ersten Fahrstunden ist er schrecklich nervös, traut sich wenig zu. In der fünften Fahrstunde fährt er viel zu schnell auf eine Vorfahrtstraße zu.
Der Fahrlehrer bremst und meint ungeduldig: «Wie oft habe ich dir schon gesagt, dass du beim Zeichen ‹Vorfahrt achten› langsamer fahren sollst. Begreifst du das denn nicht?» Vor der nächsten Fahrstunde ist es Peter morgens schon schlecht. Als er sich ins Auto setzt, ist er noch aufgeregter als sonst. Die Anweisungen des Fahrlehrers nimmt er kaum noch wahr, die Stunde wird katastrophal. Danach steigt er schweißgebadet aus dem Auto, verabschiedet sich hektisch und beschließt, vorerst keinen Führerschein zu machen. In der Folgezeit zieht er sich von einigen seiner Freunde zurück, weil er sich schämt, als Einziger keinen Führerschein zu haben.

Peters Angst ist der Situation und dem, was er erreichen will, sicher nicht angemessen, selbst wenn man seine Nervosität und seine Gefühle aufgrund der Erfahrungen in seiner Familie nachvollziehen kann. Andere Fahrschüler wären vielleicht in dieser Situation gelassen geblieben oder sie hätten sich die wenig professionellen Äußerungen des Fahrlehrers verbeten. Krankhaft wird die Angst dann, wenn sie anfängt, unser Leben zu bestimmen und unseren Verhaltensspielraum immer mehr einengt – wenn z. B. jede Autofahrt zur Qual wird; wenn die Panik beim Autofahren Schwindelgefühle und Konzentrationsschwierigkeiten verursacht; wenn Urlaubsfahrten, die Fahrt zur Arbeit oder in die nächste Stadt nicht mehr möglich sind und wenn schließlich das Fahren ganz gemieden wird.

Generell lässt sich sagen, dass bei Phobien (übermäßige, krankhafte Ängste) die Heftigkeit der Angst den tatsächlichen Gefahren nicht angemessen ist. Es gibt Fahrschüler und Autofahrer, die in Panik geraten, selbst wenn niemand sie kritisiert hat – es ist nur einer der nie zu vermeidenden Fehler passiert. In diesem Fall sind die Angstreaktionen sicherlich übermäßig und unangemessen. Auch ein verständnisvoller und freundlicher Beifahrer oder Fahrlehrer kann hier zunächst wenig helfen.

Übermäßige Angst kann zudem beim Fahren und im Straßenverkehr gefährlich werden: Wir fahren unsicherer, unkonzentriert, die Wahrnehmung verengt sich, wir sind nur noch auf die Angst und die damit verbundenen Körperreaktionen konzentriert. Diese Art von Angst schränkt uns ein, gefährdet uns selbst und auch die anderen, führt häufig zu Rückzug und Mutlosigkeit.

Allerdings: Die Möglichkeit und die Fähigkeiten, diese Ängste zu bewältigen, haben die meisten Menschen. Was man gelernt hat, kann man auch wieder verlernen.

1.4 Die Ursachen. Das Auto als Angstfaktor

Manche Menschen zeigen in Situationen Angst, die die meisten von uns ohne großes Nachdenken bewältigen. Der Grund kann in ererbten Persönlichkeitsmerkmalen liegen oder in Erfahrungen, die Menschen im Laufe ihres Lebens machen.

Manche Kinder kommen zur Welt, schreien viel, sind hyperaktiv, manche sind eher ruhig und still. Ähnlich verhält es sich zum Teil bei der Angstbereitschaft: Manche Kinder sind Draufgänger, stürzen sich in jede neue Situation, andere Kinder sind dagegen eher zurückhaltend und reagieren höchst sensibel. Das heißt, das Verhalten von Menschen wird auch durch *Vererbung* bestimmt.

Ängste entwickeln sich zudem als Reaktion auf bestimmte Erfahrungen – manchmal sind das sehr *traumatisierende und prägende Erfahrungen.* Wenn ich als Kind, eingesperrt in meinem Zimmer und vor Angst zitternd, die Gewalt des Vater gegen die Mutter und das Geschrei erlebt habe, werde ich vielleicht als Erwachsener plötzlich unerklärliche Ängste entwickeln: vor fehlenden Fluchtmöglichkeiten, im Auto, im Stau, in Gegenwart von Menschen oder bei drohenden Konflikten. Menschen, die einen schweren Unfall erlebt haben, fällt es oft schwer, wieder ohne Angst Auto zu fahren oder mit ähnlichen Verkehrssituationen konfrontiert zu sein.

Viele Ängste werden gelernt, sie entwickeln sich über *Erziehung und Modelllernen.* Kinder, die erleben, wie sich ihre Mutter immer beim Autofahren ängstigt und wegen ihrer Ängste lieber zu Hause bleibt, werden eher die gleichen Ängste entwickeln. Eltern, die ein Kind durch einen Unfall oder eine Krankheit verlieren, werden sich gegenüber ihren anderen Kindern eher besorgt und überängstlich verhalten. Sie werden sie vor vielen Situationen warnen und sie entsprechend einengen. Eine solche Angst und die Besorgnis, die sie ihren Kindern zeigen und vorleben, werden diese dann übernehmen. Bei der Entstehung krankhafter Ängste spielt eine große Rolle, wenn die Eltern Modell und «Vorbild» für Vermeidungsverhalten sind, und natürlich wird das auch von den Kindern gelernt.

Ein Teil unserer Ängste sind *Reaktionen auf gesellschaftliche Normen* und Forderungen. Ein 19-Jähriger, dessen Fußballkumpels ganz cool den Führerschein geschafft haben, wird sich möglicherweise nach nicht bestandener Prüfung schämen und Ängste entwickeln. Wenn man Probleme beim Autofahren hat, unsicher fährt, reagiert unser Umfeld in der Regel genervt, aggressiv, kritisch oder mit Spott.

Insgesamt führen prägende Vorerfahrungen und gesellschaftliche Normen bei jedem Menschen zu bestimmten *Grundüberzeugungen und Lebensregeln.* Diese Grundüberzeugungen sind manchmal bewusst, häufig diktieren sie aber unbewusst unser Verhalten. Das sind z. B. nicht bewusste Assoziationen und Überzeugungen wie: «Ich darf nichts falsch machen, muss möglichst perfekt sein, sonst werde ich abgelehnt», oder: «Das Leben überhaupt ist gefährlich, insbesondere das Autofahren.»

Im Zusammenhang mit übermäßigen Ängsten lassen sich fast immer *dysfunktionale Wahrnehmungen und Bewertungen* feststellen. Das heißt, bestimmte Situationen, die soziale Umgebung und die eigene Person werden nicht mehr realitätsgerecht wahrgenommen und bewertet. Solche verzerrten Wahrnehmungsmuster und Überzeugungen tragen viele Menschen ein Leben lang wie einen schweren Rucksack mit sich herum. «Die anderen sollten freundlicher sein!» «Lieber gar nicht erst etwas versuchen, als zu versagen!» «Wenn mein Mann doch endlich vernünftig fahren würde!» Die Folgen sind Unsicherheit, Angst und häufig Handlungsunfähigkeit.

Ein Aspekt, der mit falschen, unrealistischen Denkmustern oft verbunden ist und Ängste außer Kontrolle geraten lässt, ist die *gelernte Hilflosigkeit.* Das heißt, die betroffenen Menschen glauben nicht mehr an ihre Fähigkeit, bestimmte Situationen beeinflussen zu können. Sie fühlen sich als Opfer des Verhaltens anderer, sind selbst nicht mehr in der Lage, zu entscheiden, angemessen zu reagieren und zu handeln. Man steigt immer wieder ins Auto, obwohl der Partner viel zu schnell fährt, und ist danach regelmäßig enttäuscht und wütend. Man wünscht sich – wegen der eigenen Hilflosigkeit – Freundlichkeit, Harmonie und kommt gerade deswegen ständig in Situationen, in denen Konflikte geradezu vorprogrammiert sind.

Schließlich spielen noch *Belastungen in der aktuellen Lebenssituation* eine große Rolle. Wenn man ständigem Stress, akutem Druck oder anhaltenden psychischen Belastungen ausgesetzt ist, kann sich Angst auch in anderen Bereichen entwickeln. Man gerät sozusagen aus dem Gleis. Manchmal genügen dann Kleinigkeiten, um in bestimmten Situationen (z. B. heißer Tag, Autobahn) eine Angstspirale in Gang zu setzen.

Lernen, Gedächtnis und Angst

Menschen behalten weitaus mehr im Gedächtnis, wenn die Lerninhalte in einem emotional positiven oder negativen Zustand gelernt werden. Dies ist durch zahlreiche wissenschaftliche Untersuchungen belegt. Je nach Gefühlslage werden dabei Lerninhalte in unterschiedlichen Hirnregionen gespeichert. Lerninhalte, die in einem positiven emotionalen Zustand gelernt werden, «bleiben … nicht nur am besten im Gedächtnis, sondern werden in einer Region eingespeichert (mehr Aktivierung), in der das Lernen … im Normalfall erfolgt: im Hippocampus [bestimmte Gehirnregion]. Befinden sich Versuchspersonen demgegenüber in einem negativen emotionalen Zustand, werden durchaus Lerninhalte auch (besser) behalten, jedoch geschieht dies im Mandelkern»[2] (= Amygdala, eine andere Gehirnregion). Demnach wäre es gleichgültig, ob wir beim Lernen bestraft oder gelobt werden, ob wir dabei Angst oder Freude haben. Es wäre gleichgültig, ob der Fahrlehrer nur kritisiert oder ob er Erfolge sieht und dafür sorgt, dass das Fahren Spaß macht.

Manfred Spitzer, ein renommierter Hirnforscher, schreibt: «So plausibel diese Idee klingt, so falsch ist sie, führt man sich die Funktion des Mandelkerns vor Augen. Er enthält assoziative Verknüpfungen, die es uns ermöglichen, bei drohender Gefahr mit Angst zu reagieren ... Inhalte, die im Mandelkern gespeichert sind, führen damit bei ihrem Abruf automatisch zu körperlichen Reaktionen des Angstaffektes».[3] Der Körper reagiert unbewusst und blitzschnell auf die vermutete Gefahr, was für unsere Vorfahren in der Steppe und im Urwald sicher ein Überlebensvorteil war. «Wer in dieser Situation lange fackelt, kreative Problemlösestrategien entwirft oder gar die Dinge erst einmal auf sich wirken lässt, lebt nicht lange ... Wer Prüfungsangst hat, der kommt einfach nicht auf die ... Lösung, die er normalerweise leicht gefunden hätte».[4]

Hier wird deutlich, warum Fahrschüler oder Autofahrer im Beisein eines kritisierenden Beifahrers oder bei unvermeidlichen Fehlern manchmal den Kopf verlieren und zunächst einmal gar nicht mehr im Stande sind, weiterzufahren, obwohl sie vielleicht normalerweise gut und sicher fahren würden. Frühere negative Lernsituationen sind bei den betreffenden Menschen überwiegend im Mandelkern gespeichert. Das heißt, man erinnert sich beim Vorgang des Lernens, wenn unvermeidlich Fehler passieren, Kritik und Korrekturen erfolgen, – zumeist unbewusst – an Situationen, die mit negativen und angstvollen Gefühlen verbunden waren. Bin ich früher als Kind oft kritisiert, abgewertet und bestraft worden, waren Lernsituationen mit Misserfolgen, Tränen oder mit Gewalt verbunden, dann wird später, in einem ähnlichen Kontext, das Lernen sofort mit diesen früheren Situationen, mit Gefühlen von Angst assoziiert sein. Das Gehirn schaltet auf «drohende Gefahr» um, man reagiert unvermeidlich mit Angst, die Wahrnehmung, das Denken und das Handeln werden blockiert.

Umso wichtiger ist es für Fahrlehrer, für Beifahrer und für die Betroffenen selbst, diese Zusammenhänge zu berücksichtigen: das heißt, vor allem für Lernsituationen zu sorgen, die Spaß machen und die von Anerkennung, Ermutigung und Erfolg geprägt sind.

---

2 Spitzer 2006, S. 80.

3 Ebd., S. 80

4 Ebd., S. 81 f.

Das Autofahren als Auslöser und Quelle von Angst

Patienten berichten mir regelmäßig, dass ihre Angsterkrankung bei einer Autofahrt begonnen habe. Einige der hier im Buch beschriebenen Ängste, die ja eigentlich andere Ursachen haben, treten besonders und verstärkt beim Autofahren auf. Warum ist das so?

Eine einfache und zutreffende Erklärung ist die, dass das Autofahren ja tatsächlich Gefahren mit sich bringt und dass wir Menschen eigentlich für die damit verbundenen Geschwindigkeiten nicht konstruiert sind. Die Gefahr, in einen Unfall verwickelt zu werden oder einen Schaden zu verursachen ist real. Täglich wird uns diese Tatsache über die Medien vor Augen geführt. Viele Menschen waren in ihrem Leben selbst in einen oder mehrere Unfälle verwickelt oder haben Angehörige oder Freunde, die von einem Unfall betroffen waren. Das bedeutet, dass – häufig im Zusammenspiel mit Stresssituationen oder Belastungen – das Spannungsniveau vieler Menschen beim Fahren und in bestimmten Verkehrssituationen besonders hoch ist und manchmal dann ein kleiner Tropfen das Fass zum Überlaufen bringt.

Eine weitere Ursache sind verschiedene «Eigenarten» des Autos, des Fahrens und des Verkehrs. Hier spielen teilweise mehrere Faktoren zusammen, die, für sich genommen, auch in anderen Lebenssituationen Ängste auslösen und Gefühle des Unwohlseins verursachen können: Menschen reagieren potenziell mit Unbehagen auf Situationen der Enge (Auto, Tunnel), wenn sie mit Menschen zu nahe beisammen sein müssen oder sich aus nächster Nähe beobachtet fühlen (Beifahrer, Fahrlehrer), wenn sie sich ihrer Fluchtmöglichkeiten beraubt sehen (Autobahn, Stau), wenn sie weit weg von ihrer vertrauten Umgebung sind (weite Reisen, fremde Orte), wenn sie hohen Geschwindigkeiten ausgesetzt sind (Gefahr, Schwindelgefühle), wenn sie Fehler machen (passiert häufig beim Fahren) oder wenn sie befürchten, in Konflikte zu geraten (andere Autofahrer, Beifahrer, Polizei). Zudem gibt es viele Menschen, die als Beifahrer leicht unter Symptomen der Reisekrankheit wie Schwindel und Übelkeit leiden. Menschen, die sich, übermäßig ängstlich, wegen solcher Symptome selbst beobachten, z. B. bei einer Panikstörung und Agoraphobie, können dann auf solche alltäglichen und harmlosen Beschwerden mit Panikattacken reagieren.

Mit anderen Worten: *Das Auto, das Fahren, der Straßenverkehr und das Reisen vereinen einige potenziell Stress und Angst auslösende Faktoren.* Es ist von daher nicht verwunderlich, dass krankhafte Ängste gerade beim Autofahren sich eher entwickeln bzw. ausgelöst werden bzw. können.

1.5 Wie sich Ängste festsetzen

Thomas, ein 25-jähriger Schreiner mit eigenem Betrieb, kommt in meine Praxis, weil er seit einigen Wochen nicht mehr in der Lage sei, sich in ein Auto zu setzen. Er berichtet von ihm unerklärlichen Anfällen mit Herzrasen, Übelkeit, starkem Schwindel und Schweißausbrüchen. Alle Arztbesuche und zwei kurzzeitige Klinikaufenthalte seien ohne Ergebnis geblieben. Wenn das so weiterginge, könne er bald seinen Laden dichtmachen. Er müsse ausliefern, Kunden betreuen und seine Leute auf den Baustellen unterstützen.
Sein erster Anfall ist vor zwei Monaten auf der Autobahn nach Stuttgart aufgetreten. Er hat es gerade noch geschafft, die nächste Ausfahrt zu nehmen, hat sich zitternd auf einen Parkplatz gestellt. Dort holten ihn dann sein Vater und sein Bruder ab. Erst gegen Abend ist er etwas ruhiger geworden. In einer Klinikambulanz wird nichts festgestellt. Er macht sich aber bis heute Sorgen, er könne vielleicht doch unter einer Herzerkrankung leiden.
Am übernächsten Tag – nach seinem ersten Anfall – muss er wieder eine Tour machen, die über die Autobahn führt. Am Morgen dieses Tages leidet er unter einer unerklärlichen Unruhe und leichtem Schwindel, hat Sorge, dasselbe könne ihm wieder passieren. Kurz vor der Autobahn werden sein Schwindel und seine Angst so stark, dass er eine kurze Pause einlegt. Er beschließt, über die Landstraße zu fahren, muss dabei aber einen großen Umweg in Kauf nehmen. Je weiter er sich entfernt, desto schlechter fühlt er sich, er ist froh, als er am Abend wieder zurück ist. Am nächsten Morgen gibt er seinem Gesellen den Auftrag, die Fahrt für ihn zu übernehmen.
In den folgenden Wochen übernimmt er nur noch Aufträge in der näheren Umgebung. Nachdem er sich mehrfach bei solchen Fahrten schwindelig fühlt, traut er sich schließlich gar nicht mehr zu fahren. Er befürchtet, beim Autofahren einen seiner Anfälle zu erleiden und womöglich einen Unfall zu verursachen oder nicht schnell genug wegzukommen.
Besonders verunsichert zeigt sich Thomas darüber: «Bisher war ich ein guter und sicherer Autofahrer, das Fahren hat mir Spaß gemacht. Ich weiß nicht, was mit mir los ist, manchmal zweifle ich an meinem Verstand.»

Diese Geschichte beschreibt einige wichtige Ursachen, warum sich Ängste festsetzen und sich auf immer mehr Situationen ausdehnen. Thomas hat die Situation, die ihn ängstigte, fluchtartig verlassen. Danach hat er zunehmend Fahrten mit dem Auto vermieden und eine unrealistische, katastrophisierende Einschätzung der Situation entwickelt.

Diese beiden Verhaltensweisen, *die Flucht* und *das Vermeiden,* machen die Angst vor den betreffenden Situationen immer größer, in der Fachsprache spricht man von (negativer) *Verstärkung.* Je öfter ich flüchte oder vermeide, desto stärker und hartnäckiger wird die Angst und weitet sich meistens auf andere Situationen aus. In der Fachsprache nennt man das *Generalisierung.* Diese Vorgänge, durch die Ängste stärker werden, sich auf andere Situationen ausdehnen, sich festsetzen und schließlich das ganze Leben bestimmen können, sollen etwas genauer erklärt werden.

Natürlich ist die Flucht aus gefährlichen Situationen und deren Vermeidung in vielen Fällen sinnvoll. Wenn ich vermeide, auf der Autobahn bei Tempo 140 zu dicht aufzufahren, ist die Wahrscheinlichkeit höher, lebendig zu Hause anzukommen. Daneben gibt es aber für Menschen in ihrem Alltag Handlungen und Situationen, vor denen sie fliehen oder die sie meiden, obwohl sie eigentlich ungefährlich sind. Die Flucht und die Vermeidung schaffen oft erst die Probleme, die man eigentlich befürchtet.

Das lässt sich etwa bei der Spinnenphobie besonders deutlich machen. Viele Menschen haben Angst vor Spinnen. Zum Teil ist diese Angst angeboren. Sie kann sich aber zusätzlich verstärken und festsetzen, etwa durch das Modell der Mutter, die bei jeder Spinne «Huch!» schreit und ihrer Tochter ein Beispiel gibt, dass diese Tiere gefährlich sind und dass man am besten wegläuft bzw. sie nicht anfasst. Dabei gibt es in Deutschland keine Spinnenart, die wirklich gefährlich ist! Zukünftig wird die Tochter ebenfalls wegrennen (Flucht), wenn sie eine Spinne sieht. Als erwachsene Frau wird sie ihren Mann bitten, die Spinne aus dem Haus zu bringen (Vermeidung). Vielleicht wird sie jeden Abend vor dem Schlafengehen das Zimmer und ihr Bett absuchen (Vermeidung und Generalisierung). Vielleicht wird sie eines Tages bei einem schönen Waldspaziergang an ein Spinnennetz stoßen, die Spinne fällt ihr auf die Bluse. Sie rennt zu ihrem Mann (Flucht) und lässt sich die Spinne wegnehmen (Vermeidung). Schlägt ihr Mann wieder mal einen Waldspaziergang vor, wird sie vielleicht ein leises Unwohlsein erfassen, und sie wird vorschlagen, doch lieber ins Museum zu gehen (Vermeidung). Das heißt, jetzt hat sie Angst nicht mehr nur vor Spinnen, sondern auch vor einem Aufenthalt im Wald (Generalisierung).

Was passiert bei diesem Vorgang? In dem Moment, in dem ich vor der Spinne (oder einer Autobahn!) flüchte, den Kontakt und den Anblick vermeiden kann, wird meine Angst geringer, ich beruhige mich. Mein Gehirn hat gleichzeitig gelernt, dass es mich beruhigt und vermeintlich ungefährlicher ist, wenn ich dieses Tier und alle Situationen, die damit verbunden sind, vermeide. Es geht mir ja dadurch viel besser. Ich bin scheinbar einer Gefahr entronnen, mein Körper fühlt sich wohler, meine Angst verschwindet.

Je öfter sich dieser Vorgang wiederholt, desto mehr werde ich in meinem Verhalten und auch in meiner Wahrnehmung bzw. Bewertung bestärkt, dass die entsprechenden Situationen sehr gefährlich sind und besser gemieden werden. Der beste Beweis dafür ist, dass ich mich danach kurzfristig sehr viel wohler fühle. Es ist fast so, als würde man mir jedes Mal 100 Euro schenken, wenn ich schreiend vor den Spinnen davonlaufe oder nicht mehr im Wald spazieren gehe (oder bei jeder Fahrt die Autobahn vermeide!).

Was ich aber nicht bewusst wahrnehme: Die Angst wird von Mal zu Mal größer, setzt sich langfristig immer hartnäckiger fest und weitet sich auf andere Situationen aus, schließlich habe ich doch viele Male die Erfahrung gemacht, dass es mir wieder gut geht, wenn ich diese ängstigende Situation *vermeide*. Sitzt dann aber eines Abends doch eine dicke, fette Spinne in meinem Bett, dann sind die Angst und der Schreck umso größer – habe ich doch davor die Erfahrung gemacht, einer vermeintlich sehr gefährlichen Situation nur knapp entronnen zu sein. Zudem wurde mein Glaube erschüttert, mit dieser Strategie ein für allemal dieser Gefahr entrinnen zu können; das bedeutet, ich werde noch ängstlicher, muss noch mehr Vorsorge treffen, noch umfangreicher vermeiden. Vielleicht muss ich bald jeden Abend das Bett von meinem Mann untersuchen lassen, vielleicht meine Kinder zum Getränkeholen in den Keller schicken, vielleicht kann ich nie mehr zelten und campen oder muss das ebenerdige Haus verkaufen und eine Stadtwohnung im vierten Stock eines Neubaus nehmen? All das sind konkrete Beispiele aus meiner psychotherapeutischen Praxis!

Die hier beschriebenen Lernvorgänge spielen eine sehr große Rolle, wenn Ängste beim Autofahren immer größer werden, sich festsetzen und sich auf immer mehr Situationen ausdehnen. Zuerst werden nur die Autobahn und Städte mit viel Verkehr gemieden, was kurzfristig zur Beruhigung beiträgt. Danach fährt man nur noch vertraute Strecken im Umkreis des Heimatortes und schließlich vermeidet man das Fahren ganz.

Wichtig zu wissen ist schließlich, dass sich die Ängste nicht nur auf bestimmte Situationen und Objekte ausdehnen, generalisieren können, sondern vor allem auch auf die eigenen Reaktionen: Man entwickelt z. B. nicht einfach nur Angst vor Autobahnen und Staus, sondern vor allem vor den eigenen, als bedrohlich eingeschätzten Reaktionen: die Angst vor dem Schwindel, die Angst vor der Peinlichkeit und schließlich die Angst vor der Angst.

Das nächste Beispiel zeigt, wie Angst und Vermeidung das Leben von Menschen bestimmen können:

Maria ist eine 28-jährige Hausfrau, sie ist verheiratet und hat zwei kleine Kinder. Sie sucht meine Praxis auf, weil sie unter Depressionen und unter sozialen Ängsten leidet. Sie selbst ist in einer Familie groß geworden, in der es fast täglich – meist gewalttätigen – Streit zwischen den Eltern gab. Sie habe als Kind oft wütend und voll Angst in ihrem Kinderzimmer gesessen. Auch das abwertende Verhalten des Vaters, die vielen ungerechten Strafen für kleine Ungeschicklichkeiten und Fehler verfolgten sie bis heute. Unfreundlichkeit und Kritik könne sie kaum aushalten.

Für ihr eigenes Leben und das Zusammenleben mit ihrem Mann und ihren Kindern habe sie sich vorgenommen, alles solle harmonisch und schön sein. Konflikten gehe sie aus dem Weg. Ihre Ehe sei unglücklich, ihr Mann kümmere sich wenig um sie. Er gehe abends zu seinen Kumpeln, lasse sie mit den Kindern alleine zu Hause sitzen. Ein großer Wunsch von ihr sei, dass sie sich wieder traue, Auto zu fahren. Dann könne sie mal wieder in die Stadt zum Einkaufen fahren oder zu ihrer Schwester, die 20 km entfernt wohnt. Allerdings sei sie unsicher, ob ihr Mann damit einverstanden sei. Wenn nicht, würde wohl nichts aus ihren Plänen. Das Autofahren habe sie aufgegeben, nachdem ihr Mann sie einige Male kritisiert habe.

Der Ehemann wird zu einer gemeinsamen Sitzung eingeladen, hat nichts gegen ihre Wünsche einzuwenden: Er habe selbst schon den Vorschlag gemacht, aber seine Frau habe ihm nur wieder die Schuld gegeben, dass sie nicht mehr fahre.

Später stimmt sie dann zu, zunächst einige Fahrstunden zur Auffrischung zu nehmen. In der nächsten Therapiestunde berichtet sie anklagend: Der Fahrlehrer habe sie wiederholt kritisiert (z. B., als sie auf der Landstraße auf den Seitenstreifen kam). Danach sei sie nur noch unsicher gewesen, habe noch mehr Fehler gemacht. Vermutlich sei es doch nicht so gut, wenn sie wieder Auto fahre. Mit ihrer Freundin habe sie über das Verhalten des Fahrlehrers gesprochen (beim Fahrlehrer hatte sie keinen Ton gesagt), die habe ihr geraten, es in einer anderen Fahrschule zu versuchen.

In den weiteren Stunden gelingt es, Maria die Ursachen ihrer Ängste und die Folgen ihres Vermeidungsverhaltens deutlich zu machen. Sie lernt über Selbstbehauptungsübungen und eine Veränderung ihrer zum Teil verzerrten Bewertungen, gelassener und sicherer zu werden. Schließlich schafft sie es, die Fahrstunden erfolgreich zu bewältigen. Ihr abschließender Kommentar: «Eigentlich war mein Fahrlehrer doch ganz nett. Seit ich mich getraut hatte, etwas zu sagen, und weniger Angst vor seinen Anweisungen hatte, ging es mir sehr viel besser.» Ein halbes Jahr später kauft sie sich ein kleines gebrauchtes Auto und geht seither stundenweise arbeiten.

Was kann man aus dieser Geschichte lernen? Es wäre für Maria nicht sehr hilfreich gewesen, sie als armes Opfer zu bedauern: wegen ihrer schlimmen Kindheit, ihres «bösen» Mannes. Sie wäre handlungsunfähig in ihrer vermeidenden Haltung geblieben und hätte selbst nichts für eine Veränderung ihrer Situation tun können. Erst als Maria lernte, ihre Vermeidungshaltung aufzugeben und ihre unrealistischen Bewertungen zu verändern, konnte sie ihre Probleme bewältigen. Anstatt zu klagen und anderen die Schuld zu geben, hat sie angefangen zu handeln, ihre Wünsche zu äußern, und hat sich mit ihrer Angst vor möglichen Konflikten konfrontiert.

Es ist also wichtig, sich seinen Ängsten zu stellen, sich Schritt für Schritt wieder mit den Angst auslösenden Situationen zu konfrontieren. Die gefürchteten Situationen können bewältigt werden, wenn man anfängt, das Vermeiden zu vermeiden!

2 Häufige Ängste beim Fahren

2.1 Warum man seine Angst kennen sollte

Ich habe zahlreiche Menschen befragt, wie sie ihre Fahrschulausbildung erlebt haben. Diejenigen unter den ehemaligen Fahrschülern, die fahrängstlich waren oder während der Ausbildung bestimmte Schwierigkeiten hatten, berichteten übereinstimmend Folgendes: Wenn Probleme auftauchten, wurden die speziellen Situationen immer wieder geübt. Gab es Probleme beim Anfahren am Berg, wurde immer wieder das Anfahren am Berg geübt. Gab es Probleme beim Fahrstreifenwechsel, wurde immer wieder der Fahrstreifenwechsel geübt. Fühlte sich ein Fahranfänger generell unsicher, wurden immer wieder bestimmte Verkehrssituationen geübt. Manchmal waren bis zur Fahrprüfung 60 und mehr Stunden nötig. Das kostet viel Geld und ist nicht immer besonders effektiv.

Natürlich werde ich beim Autofahren ebenfalls sicherer, wenn ich «überlerne», d. h. einen bestimmten Vorgang immer wieder übe. Aber welch ein großer Zeitaufwand ist dafür oft nötig! Wie viele Frustrationen, wie viele unsichere und gefährliche Situationen muss ich ertragen, nur weil das wirkliche Problem nicht erkannt worden ist?

Das Problem von Autofahrern und Fahrschülern sind oft nicht Fahrfehler (etwa beim Fahrstreifenwechsel oder beim Anfahren am Berg), Unvermögen oder Ungeschicklichkeit, sondern dass sie eine Situation der Unsicherheit und Angst nur schwer bestehen. Häufiges Üben «ins Blaue hinein» ist meist kein besonders wirksames Mittel bei verborgenen Ängsten und bringt nicht die gewünschte Sicherheit beim Fahren. Vielleicht kommt die Unsicherheit eines Fahranfängers oder Autofahrers in Wirklichkeit daher, dass er große Angst hat, Fehler zu machen? Vielleicht hat er generell im Leben Angst vor allen möglichen Gefahren und sorgt sich, zu Schaden zu kommen oder andere zu schädigen? Vielleicht hat er früher einen Unfall erlitten, bringt aber plötzlich auftretende Angstsymptome nicht bewusst mit der Situation von damals in Verbindung? Vielleicht fährt eine Autofahrerin sehr gut, hat aber große Angst vor Konflikten und fängt erst an, unsicher zu fahren, wenn sie von ihrem Beifahrer kritisiert wird?

Wüssten die Fahrschüler, die Fahrlehrer, die Autofahrer oder die Beifahrer, was sich wirklich hinter manchen vermeintlichen Fahrfehlern und Unsicherheiten verbirgt, könnten sie sich vielleicht anders verhalten. Die Betreffenden könnten dann lernen, mit Ängsten und den sie belastenden Situationen gelassener umzugehen und ihr wirkliches Geschick beim Autofahren zu zeigen. Dazu kann es sogar notwendig sein, eine Fehlersituation nicht nur nicht zu vermeiden, sondern sie sogar absichtlich herbeizuführen. Probleme könnten dann schneller oder überhaupt erst gelöst werden. Würden diese Menschen ihre eigentlichen Ängste und Unsicherheiten erkennen und diese bewältigen, gäbe es wesentlich mehr sichere Autofahrer und Autofahrten. Konflikte und Kummer könnten vermieden, Geld und Zeit gespart werden.

Wussten Sie, dass viele Menschen mit Flugangst gar keine Angst vor einem möglichen Absturz haben? Die meisten meiner Patienten, die dieses Problem belastet, haben vielmehr Angst vor dem Eingeschlossensein oder fürchten, im Flugzeug einen Panikanfall zu erleiden, nicht fliehen zu können, wenn der Schwindel und das Herzrasen kommen. Ihre größte Sorge ist der Kontrollverlust, die Peinlichkeit, keine Fluchtmöglichkeit zu haben, nicht schnell genug medizinische Hilfe zu bekommen. In Seminaren gegen Flugangst und in entsprechenden Selbsthilfebüchern wird vorrangig vermittelt, dass technisches Versagen und Abstürze kaum möglich sind und Angst deswegen nicht nötig ist. Dann werden noch einige Entspannungstechniken eingeübt.

Nützt diese Vorgehensweise den Menschen etwas, die tödliche Angst vor ihren eigenen Symptomen haben, die in Panik geraten, wenn sie in dieser Situation nicht entfliehen können? Ich behaupte, dass diese Art der Angstbewältigung in solchen Fällen wenig nützt – und wenn, dann eher zufällig. Es käme vielmehr darauf an, sich mit der Angst vor bestimmten Körpersymptomen und seiner Angst an sich zu konfrontieren oder immer wieder Situationen aufzusuchen, aus denen eine Flucht nur schwer möglich ist.

Dasselbe gilt fürs Autofahren. Bei zugrunde liegenden Ängsten hilft es oft nicht, die Technik des Fahrens zu beherrschen und immer nur das Fahren zu üben. Vielmehr sollten die Ängste, die zu Unsicherheiten führen, aufgedeckt und dann entsprechende Übungen durchgeführt werden. Oft werden das Übungen sein, die nichts mit dem Autofahren zu tun haben, die aber dennoch wesentlich zum sicheren Fahren beitragen können.

2.2 Autofahren und Angst

In Bezug auf ängstigende Situationen gibt es große Unterschiede zwischen Fahrschülern, «normalen» Autofahrern und der großen Gruppe von Menschen mit krankhaften Ängsten. Manche Situationen, die bei der Fahrausbildung von den Betroffenen als sehr belastend erlebt werden, spielen im normalen Autofahrerleben nicht diese dominierende Rolle. Dazu gehören etwa die Reaktion auf Anweisungen, Kritik und die panische Angst, Fehler zu machen. Problemsituationen, die Autofahrer täglich unter Stress setzen, werden dagegen in der Fahrschulausbildung zum Teil wenig oder gar nicht geübt, häufig, weil es kaum Gelegenheiten dazu gibt, oft aber nur deswegen, weil dafür keine Zeit vorgesehen ist. Dies führt dann immer wieder dazu, dass die Führerscheinneulinge nur unvollkommen auf schwierige Verkehrssituationen vorbereitet sind.

Dagegen leiden Menschen mit krankhaften Ängsten nicht nur in ihrem Alltag, sondern ebenso beim Fahren und als Beifahrer unter starken Ängsten, die häufig mit dem Fahren selbst nichts zu tun haben. Die Ursachen liegen meistens woanders.

Was macht Fahrschüler unsicher?

Folgende Punkte sind für viele Fahrschüler besonders problematisch und führen zu Unsicherheit und Angst:

- die praktische Fahrprüfung;
- die erste Fahrstunde;
- Fahrstreifenwechsel, links abbiegen, große Kreuzungen, dichter Verkehr;
- Autobahneinfahrten, Autobahn, schnelles Fahren;
- Anweisungen, Korrekturen und Kritik des Fahrlehrers;
- eigenständige und eigenverantwortliche Entscheidungen;
- Einparken.

Diese Einschätzung ergab sich aus der Befragung von Fahrschülern, ehemaligen Fahrschülern und Fahrschullehrern. Die Aufzählung ist nicht unbedingt repräsentativ, gibt aber eine Tendenz wieder. Die meisten Fahrlehrer haben berichtet, dass die erste Fahrstunde, die ersten Autobahnfahrten, unübersichtliche Verkehrsverhältnisse und die Fahrprüfung bei fast allen Fahrschülern größeren Stress verursachten. Hinter allen genannten Problempunkten stecken nicht immer die mangelnde Beherrschung bestimmter Lernvorgänge und Fahrsituationen oder sogar Unvermögen, vielmehr können etwa soziale Ängste oder verborgene Unfallangst mit an den auftretenden Schwierigkeiten beteiligt sein.

Was setzt Autofahrer unter Stress?

Hier sind die folgenden Punkte zu nennen (Reihenfolge gibt nicht die Häufigkeit wieder):

- Jemand drängelt, fährt bei hoher Geschwindigkeit zu dicht auf;
- riskante Überholmanöver;
- Angst auf der Autobahn: Autobahneinfahrten, enge Baustellen, Stau, Panne;
- Nachtfahrten, vor allem bei Regen und Nässe;
- Polizeikontrollen, Polizeifahrzeuge, die vor oder hinter einem herfahren;
- Fahrten bei Eis, Schnee und Nebel.

In einer repräsentativen Umfrage des Deutschen Verkehrssicherheitsrates gaben 66 % der Autofahrer an, große Angst vor zu dichtem Auffahren und riskanten Überholmanövern zu haben.[5] Im Magazin *Focus* wird eine Forsa-Umfrage dazu zitiert, was Autofahrern am meisten Stress bereitet. Die meisten, d. h. 78 %, nannten «Hintermann fährt zu dicht auf», 69 % nannten «voreiliges Hupen» und 53 % «die Parkplatzsuche».[6] Etwa ein Drittel aller Autofahrer hat Angst vor langen Tunnels (s. a. Kap. 2.3).

Die Situationen beim Fahren, die durchschnittlichen Autofahrern und Fahrschülern Stress bereiten, unterscheiden sich also zum Teil erheblich. Es wäre sinnvoll, Fahrschüler noch besser auf die Situationen vorzubereiten, die im späteren Autofahrerleben Stress und Probleme bereiten: z. B. Fahrten bei Dunkelheit, bei Nässe und bei Schnee, das Überholen auf zweispurigen Straßen, plötzliche Bremsmanöver und das Alleinefahren (wie bei der Motorradausbildung).

5 Deutscher Verkehrssicherheitsrat 2005.
6 Focus 9/2005, S. 16.

Krankhafte Ängste, die das Autofahren beeinträchtigen

Die dritte zu Beginn von Kapitel 2.2 erwähnte Gruppe sind Menschen mit übermäßigen und krankhaften Ängsten. Die Betreffenden fühlen sich in der Regel in verschiedenen Lebensbereichen sehr beeinträchtigt und belastet, die meisten von ihnen mehr oder weniger stark auch beim Autofahren.

Wenn man von der Häufigkeit übermäßiger Ängste ausgeht, dann kommen *Panikattacken* und *Agoraphobie* mit an erster Stelle. Wie aus heiterem Himmel treten plötzlich Herzrasen, Schwindelgefühle, Übelkeit und ein Gefühl von Todesangst auf, oft während einer Autofahrt. Die Betroffenen haben das Gefühl, die Kontrolle zu verlieren, plötzlich ohnmächtig zu werden, zu sterben oder verrückt zu werden. Dazu tritt ein starker Drang auf, die Situation, in der man sich befindet, fluchtartig zu verlassen, um schnell nach Hause oder zu einem Arzt zu kommen. Weite Plätze, Autobahnen, Staus, öffentliche Verkehrmittel und große Entfernungen von Zuhause werden zunehmend gemieden. Viele können nur noch in Begleitung fahren, fahren nur in der nächsten Umgebung oder meiden das Auto ganz.

Menschen, die unter *Klaustrophobie* (Angst vor Enge, Eingeschlossensein) leiden, fürchten Tunnels, Parkhäuser, die Nähe von großen Lastwagen und Staus auf der Autobahn. Sie fühlen sich beengt und unwohl, wenn mehrere Menschen mit im Auto sitzen, achten ebenfalls in vielen Situationen auf Fluchtmöglichkeiten.

Eine weitere krankhafte Angst, die das Autofahren beeinträchtigen kann, ist die *Höhenangst*. Die Angst vor Höhen geht manchmal so weit, dass die Betroffenen nicht mehr über Brücken, in hohe, offene Parkhäuser, auf an Berghängen entlangführenden Straßen oder über Bergpässe fahren können.

Daneben gibt es viele Menschen, die generell ängstlich sind, sich über alles Sorgen machen und in der ständigen Katastrophenerwartung leben, ihnen und ihrer Familie könnte etwas Schreckliches zustoßen. Man spricht hier von *generalisierter Angst*. Auch das Autofahren erleben sie in der Angst, ihren Angehörigen könnte etwas passieren oder sie selbst könnten einen Unfall verursachen. Als Beifahrer befinden sie sich ständig in Anspannung, machen den Fahrer auf alle möglichen Gefahren aufmerksam.

Eine große Gruppe Fahrängstlicher bilden die Menschen mit *Phobien und Ängsten nach einem Unfall*. Die Belastungen und Folgen eines Unfalls sind für etwa ein Drittel der Unfallopfer so stark, dass man von einer *posttraumatischen Belastungsstörung* spricht. Die Betreffenden haben Albträume, durchleben die schreckliche Situation immer wieder und erleben das Autofahren in der ständigen Furcht vor einem neuerlichen Unfall. Als Folge von Unfällen werden oft spezielle Situationen gefürchtet, z. B. hohe Geschwindigkeiten, rote Ampeln oder unübersichtliche Kreuzungen. Auch als Beifahrer fallen Menschen mit Unfallängsten durch ihre Anspannung und Schreckhaftigkeit auf.

Möglicherweise die größte Gruppe mit übermäßigen Ängsten beim Autofahren sind Menschen mit *sozialen Ängsten* und *sozialen Phobien.* Das sind z. B. Ängste, etwas falsch zu machen, sich zu blamieren, zu versagen, kritisiert zu werden, in einen Konflikt zu geraten. Beim Autofahren geraten sie schnell in Panik, wenn sie das Gefühl haben, etwas falsch zu machen. Nach einer Kritik des Beifahrers oder des Fahrlehrers sind sie oft so verunsichert und getroffen, dass erst mal gar nichts mehr geht. Manche setzen sich nach einem solchen «Versagen» nur noch ungern oder überhaupt nicht mehr an das Steuer.

Menschen mit diesen Ängsten ist die Befürchtung gemeinsam, die Kontrolle über sich und das Geschehen zu verlieren. Treten dann beim Autofahren plötzlich Ängste auf, so werden sie und die entsprechenden Körpersymptome häufig so gedeutet, dass man die Kontrolle verlieren und etwas Schlimmes passieren könnte.

Eine weitere Angststörung soll der Vollständigkeit halber aufgeführt werden, obwohl sie vermutlich nicht allzu häufig Ängste beim Autofahren verursacht. Die Rede ist von *Zwangshandlungen und Zwangsgedanken.* Das sind aufdringliche, quälende und sich stereotyp wiederholende (Kontroll-) Handlungen und Gedanken, mit denen die Betroffenen einen vermeintlichen Schaden oder Unheil bei sich oder anderen abzuwehren versuchen: Zum Beispiel werden Menschen mit einem Waschzwang von dem Gedanken und der Furcht beherrscht, sie könnten sich oder andere infiziert haben. Manche Menschen mit Zwangsgedanken haben die furchterregende Vorstellung, sie würden oder müssten gegen einen Baum fahren, obwohl sie eigentlich am Leben hängen. Bei manchen setzt sich der Gedanke fest, sie könnten ein Auto beschädigt oder einen Menschen angefahren haben, obwohl nichts geschehen ist. Diese Zwangsgedanken können so aufdringlich sein, dass die Betroffenen immer wieder zurückfahren und kontrollieren, ob wirklich nichts geschehen ist. Je öfter sie diese Zwangshandlung (zurückfahren und kontrollieren) ausführen, desto größer wird ihre Angst und umso mehr setzen sich die Zwangsgedanken und -handlungen fest.

Ein früherer Patient von mir fuhr an manchen Tagen bis zu zehn Mal zu bestimmten Stellen auf der Straße zurück, an denen er vermeintlich irgendein Auto beschädigt hatte. Beim Fahren blickte er eher in den Rückspiegel als auf die Straße, aus Angst, er hätte etwas oder jemanden überfahren. Das Einparken dauerte meistens sehr lange und löste bei engeren Parklücken starke Angst aus. Parkhäuser mied er ganz. Schließlich sah er sich gar nicht mehr in der Lage, selbst zu fahren.

Zwänge schränken immer sehr stark auch andere Lebensbereiche ein und können nur verhaltenstherapeutisch, ergänzend auch medikamentös, behandelt werden. Beim Autofahren hindern sie natürlich die Betreffenden daran, sich auf das Fahren und den Verkehr zu konzentrieren, und schränken damit auch die Sicherheit ein.

Nicht unbedingt immer krankhaft, aber doch sehr häufig ist die *Unsicherheit und Angst nach langer Fahrpause und aufgrund mangelnder Fahrpraxis.* Zum Problem wird diese Angst bei Wiedereinsteigern dann, wenn sie diese Unsicherheit und Angst etwa dem eigenen Unvermögen zuschreiben und nicht selbstverständlich einfach wieder das Fahren üben.

Manche Menschen sind vielleicht auch einfach überfordert, angesichts der Vielzahl von Eindrücken, die beim Fahren, im Straßenverkehr oft blitzschnell zu bewältigen sind. Sie haben möglicherweise Probleme, die vielen Wahrnehmungen und Informationen gleichzeitig zu verarbeiten und schnell darauf zu reagieren. Sie könnten in der Folge befürchten, die Kontrolle zu verlieren und in einen Unfall verwickelt zu werden.

Schließlich gibt es sicherlich eine verbreitete Angst vor dem Fahren und dem Verkehr an sich: Das Autofahren ist ja tatsächlich potenziell gefährlich, die Möglichkeit einen Unfall oder einen Schaden zu verursachen ist durchaus real. Vielleicht entwickeln dann manche Menschen vor diesem Hintergrund tatsächlich isolierte *krankhafte Ängste vor dem Autofahren und dem Verkehr,* etwa so wie manche vor potenziell gefährlichen Objekten und Situationen wie Schlangen oder Höhen Phobien eine Phobie haben. Diese Fahrphobien und Verkehrsängste sind jedoch nach meiner Erfahrung überwiegend ursächlich verknüpft mit den oben aufgeführten Phobien, bzw. den Ängsten nach einem Unfall. Im Falle einer sogenannten Fahrphobie sollte daher immer überprüft werden, ob sich diese vor dem Hintergrund anderer Ängste entwickelt hat.

Ängste beim Autofahren: Ein Tabuthema

«Angst vor dem Autofahren ist ein gesellschaftliches Tabuthema» (Zitat aus einem aktuellen Zeitungsartikel): «nicht nur bei den Betroffenen selbst», möchte man hinzufügen. Während es etwa über Flugängste und deren Behandlung mindestens ein Dutzend Bücher gibt, sind Ängste beim Autofahren bislang kaum untersucht oder publik gemacht worden; dabei lässt sich das Fliegen vermeiden. Das Autofahren ist dagegen Teil unseres Alltags und lässt sich manchmal nur schwer umgehen (viele tun es trotzdem!).

Zahlreiche Menschen sind wegen Panikattacken oder anderer Ängste in psychotherapeutischer Behandlung. In der Regel werden in einer Therapie auch die damit verbundenen Einschränkungen beim Autofahren zur Sprache kommen. Nach meiner Kenntnis wird dieses Thema aber eher beiläufig mitbehandelt, obwohl es für zahlreiche der Betroffenen mit der wichtigste Grund ist, überhaupt eine Therapie zu beginnen. Häufig geht es den Betroffenen nach einer Therapie dann insgesamt besser, die Angst vor dem Autofahren besteht aber in vielen Fällen weiterhin.

In den Fahrschulen fallen meist nur prüfungsängstliche Fahrschüler auf, oder man ist verwundert, ungeduldig, wenn nach Fehlern gar nichts mehr läuft. Andere Ängste werden meistens nicht gesehen, erkannt und werden schon gar nicht in die Fahrschulausbildung mit einbezogen. Die Einschätzung ist dann eher: «Der/die lernt es nie.» Die soziale Umgebung spricht dann einfach davon, der oder die Betreffende sei eben ein schlechter Autofahrer bzw. eine schlechte Autofahrerin, und die Betroffenen selbst sehen sich dann oft ebenso.

Immer wieder erzählen mir Patienten, sie schämten sich für ihre Ängste, besonders auch für die beim Autofahren, und versuchten, sie zu verheimlichen. Angst vor dem Fliegen oder vor Schlangen? Kein Problem! Das kann jeder leicht zugeben; diese Ängste haben ja viele, sie gelten als normal. Aber Ängste und Unsicherheiten beim Autofahren? «Lächerlich, versteh ich nicht! Bleib einfach ruhig!» Oder die Ängste nach einem Unfall: «Ich fahr doch gar nicht so schnell, da brauchst du doch wirklich keine Angst zu haben.» Irgendwann möchte man dann gar nichts mehr sagen, schweigt lieber, fühlt sich unverstanden. Oder die Angst im Auto, dass andere die peinlichen Angstsymptome bemerken könnten: den plötzlichen Schwindel, die Übelkeit, das Erröten, das übermäßige Schwitzen oder den plötzlichen und häufigen Drang, zur Toilette zu gehen. Wer würde das schon gerne zugeben?

Eine weitere Erklärung dafür, dass so wenig über Ängste beim Autofahren bekannt ist, ist, dass die zugrunde liegenden Ängste, die sich auch auf das Fahren und den Aufenthalt im Auto erstrecken, häufig weder von den Betroffenen selbst noch von ihrer Umgebung erkannt werden. Etwa bei Panikattacken und Agoraphobie – hier richtet sich das Augenmerk, auch der Ärzte, ausschließlich auf die körperlichen Angstsymptome und eine vermutete organische Erkrankung. Die Betroffenen unterziehen sich dann zahlreichen, zum Teil aufwändigen medizinischen Untersuchungen, oft ohne Befund oder ohne zutreffende Diagnose, d. h. die Angststörung wird nicht erkannt.

Bei einer generalisierten Angststörung ist es den Betroffenen meistens selbst nicht bewusst, dass sie unter einer ernsthaften psychischen Störung leiden. Sie betrachten ihre exzessiven Sorgen und Befürchtungen als normal, suchen aber gleichzeitig wegen ihrer ständigen Anspannung, Unruhe, wegen Rückenschmerzen, wegen Schlafstörungen oder Konzentrationsschwierigkeiten ihren Hausarzt auf, der in der Regel die zugrunde liegende Angststörung auch nicht erkennt.

Gesellschaftlich sind Fehler und Unsicherheiten beim Autofahren geächtet, werden mit Blamage, Aggressionen und Ungeduld von Seiten anderer assoziiert. Sätze wie «Die fährt wie der letzte Mensch» und «Der wird das Autofahren nie lernen» sind uns allen wohlbekannt. Nicht zu vergessen die täglichen Beschimpfungen wie «Blödmann» und «Idiot», die Autofahrer anderen Autofahrern bei wirklichen und vermeintlichen Fehlern hinterherrufen.

Das heißt: Wer Ängste hat und unsicher fährt, muss mit Spott, Abwertung, Belehrung und Aggressionen rechnen, schämt sich selbst dafür oder fühlt sich sofort angegriffen. Wer würde unter solchen Voraussetzungen zugeben, dass er Probleme beim Autofahren hat? Lieber versucht man (oder frau) die Unsicherheit zu verbergen oder meidet das Autofahren ganz.

Zusammenfassend lässt sich sagen, dass die beschriebene Mischung aus Unkenntnis, Scham, gesellschaftlicher Abwertung und falschen Zuschreibungen («schlechter Autofahrer») einen offensiven Umgang der Betroffenen mit ihren Ängsten und eine angemessene Behandlung des Themas durch die soziale Umgebung und in der Öffentlichkeit verhindert.

2.3 Wie häufig sind Ängste beim Autofahren?

In einem Artikel in *Auto Bild* wird geschätzt, etwa 800 000 Autofahrer in Deutschland seien von schwerwiegenden Ängsten beim Autofahren betroffen.[7] Im Internet wird der ADAC zitiert, der von etwa 1 Million Betroffener ausgeht.[8]

Meines Erachtens liegen diese Zahlen weitaus höher. Alleine die Zahl der Menschen, die unter einer der oben genannten Phobien leiden, ist um ein Mehrfaches höher. Die Mehrzahl dieser Phobien beinhaltet mehr oder weniger starke Ängste beim Autofahren. *Nach Schätzung des Autors sind mindestens vier bis fünf Millionen Menschen in Deutschland im Verlaufe ihres Lebens von zum Teil massiven Ängsten beim Autofahren betroffen. Das ist aber nicht immer gleichbedeutend mit Ängsten vor dem Fahren selbst oder davor, den Straßenverkehr nicht beherrschen zu können. Viele der Betroffenen fahren eigentlich sicher und gut, vorausgesetzt, sie werden nicht von ihren Ängsten beeinträchtigt. Zudem leiden viele der Betroffenen nicht als Fahrer, sondern als Mit- und Beifahrer unter starken Ängsten beim Autofahren. Von einer Flugangst sind ja auch in erster Linie die Fluggäste betroffen.*

Im Folgenden werden für die einzelnen Phobien Zahlen aus verschiedenen Untersuchungen angeführt. Daraus lassen sich grobe Schätzwerte ableiten, wie viele der Betroffenen gleichzeitig unter Ängsten beim Autofahren leiden. Der weiter unten gebrauchte Begriff der *Lebenszeitprävalenz* bezieht sich darauf, wie viel Prozent der Bevölkerung im Verlaufe ihres Lebens vorüber-

7 Auto Bild, Nr. 34/2005, S. 20.

8 Gesundheitswerkstatt 2007.

gehend oder dauerhaft an der jeweiligen Störung erkranken. Bezogen auf die Bevölkerungszahl, die 2006 in Deutschland bei etwa 82 Millionen[9] lag, ergeben sich daraus grobe Schätzwerte für die genannten Angststörungen. Die Angaben der einzelnen Untersuchungen weichen zum Teil voneinander ab; ich habe jeweils nur die Mittelwerte bzw. die untersten Werte angenommen.

Panikstörung und Agoraphobie: Die Lebenszeitprävalenzen werden für die Panikstörung mit Werten zwischen 1,9 % und 3,6 %[10] angegeben, für die Agoraphobie liegen die Zahlen im Mittel bei 5,4 %.[11] Da diese Störungen fast immer gemeinsam auftreten, kann man von mindestens zwei bis drei Millionen Betroffenen ausgehen, die irgendwann bzw. längerfristig von einer Panikstörung und/oder Agoraphobie betroffen sind.

Aus der Praxiserfahrung und den Ausführungen in Fachbüchern ergibt sich, dass die Mehrzahl der Betroffenen zugleich an starken Ängsten beim Autofahren leidet.[12] Ich selbst habe in meiner Praxis in den letzten fünf Jahren 93 Patienten mit den Diagnosen *Panikstörung* und *Agoraphobie* behandelt. Davon hatten 86 Patienten, also 92 %, gleichzeitig starke Ängste auch beim Autofahren. – Das heißt, insgesamt könnte man, bei vorsichtiger Schätzung, von möglicherweise etwa *1,5 bis 2 Millionen Betroffenen* ausgehen, die aufgrund der Diagnosen *Panikstörung* und *Agoraphobie* gleichzeitig auch unter übermäßigen Ängsten beim Autofahren leiden.

Traumatisierung und Ängste nach Unfällen: Im Jahr 2007 gab es 2,3 Millionen polizeilich erfasste Verkehrsunfälle, dabei wurden 440 000 Personen verletzt, etwa 5000 getötet.[13] «Nach bisherigen Untersuchungen … ist wahrscheinlich mit psychischen Beeinträchtigungen wie posttraumatische Belastungsstörungen, Depressionen und … Vermeidungsverhalten bei bis zu einem Drittel der Verletzten zu rechnen».[14] Dazu kommen die vielen Beifahrer und Fahrer, die körperlich nicht verletzt wurden, sowie die betroffenen Zuschauer und Helfer bei Unfällen – all diese Menschen werden häufig ebenfalls traumatisiert oder leiden danach unter phobischen Reaktionen in Bezug auf das Autofahren und den Verkehr. In einer Untersuchung wurde ermittelt, dass etwa 25 % der Bevölkerung Zeugen eines Unfalls waren und bei 7 % davon,

9 Statistisches Landesamt Baden-Württemberg 2007
10 Angenendt et al. 2004, S. 640
11 Ebd.
12 Bandelow 2004, S. 61.
13 ADAC Motorwelt 2/2008, S. 10.
14 Frommberger et al. 2004, S. 718.

d. h. über einer Million Menschen, das Risiko bestand, an einer Posttraumatischen Belastungsstörung zu erkranken.[15] Nicht eingerechnet sind hier alle die Menschen mit geringfügigeren Ängsten, die häufig nach Unfällen zurückbleiben, den Betreffenden aber oft nicht bewusst sind.

Posttraumatische Belastungsstörungen und die Ängste nach einem Unfall belasten die Betroffenen oft über Jahre, manchmal ein ganzes Leben lang. Nimmt man hier die Population eines Fünf-Jahres-Zeitraums an, kommt man auf über *1 Million Betroffene.*

Generalisierte Angststörung: Bei einer Studie mit 18 000 Hausarztpatienten wurde festgestellt, das 1,3 % dieser Patienten unter einer schweren generalisierten Angststörung litten, d. h. sie erfüllten sämtliche Diagnosekriterien.[16] Becker und Margraf geben eine Prävalenz von 2 bis 3 % an, dabei wurden verschiedene Untersuchungen zusammengefasst.[17] Hochgerechnet sind damit mindestens 1 bis 2 Million Menschen in Deutschland von dieser Störung betroffen. Bei fast allen – ob als Fahrer oder als Beifahrer – treten diese Ängste gerade auch in Bezug auf das Autofahren auf, dabei oft sogar besonders stark.

Soziale Ängste und Phobien: Neuere Studien schätzen die Anzahl der Betroffenen, die unter einer sozialen Phobie leiden, auf 3 bis 4 %,[18] andere Autoren zitieren Studien, die sogar von einer Jahresprävalenz von etwa 8 % ausgehen[19] – das wären in Deutschland mehr als 6 Millionen Menschen. Etwa 2 % der Bevölkerung empfinden ihre sozialen Ängste als so schwerwiegend, dass sie sich in Behandlung begeben.[20] Allerdings lässt sich bei sozialen Ängsten nur schwer sagen, inwieweit sich diese auch auf das Autofahren auswirken, da oft sehr verschiedene Bereiche und Verhaltensweisen davon betroffen sind. Deshalb lassen sich hier kaum Schätzwerte angeben. Allerdings dürfte die Zahl der Betroffenen, die auch beim Autofahren bzw. in Gegenwart anderer Menschen (andere Autofahrer, Beifahrer) unsicher und ängstlich reagieren, hoch sein.

Eine größere Gruppe von Menschen leidet zwar nicht unter einer krankhaften sozialen Angst, ist aber generell unsicher und sozial etwas ängstlich. Es wird geschätzt, dass sich mindestens 20 % der Gesamtbevölkerung durch

15 Freyberger et al. 2003, S. 105.
16 Siegl & Reinecker 2004, S. 185.
17 Becker & Margraf 2002.
18 Stangier et al. 2006, S. 8.
19 Alsleben & Hand 2006, S. 10.
20 Juster et al. 1996, S. 44.

Sozialängste beeinträchtigt fühlen.[21] In den speziellen Fahrschulen für Fahrängstliche und bei den sogenannten «Wiedereinsteigern» überwiegt vermutlich die Zahl der Menschen, die zur Gruppe der sozial ängstlichen und unsicheren Autofahrer gehören; die Mehrzahl von ihnen sind Frauen.[22]

Klaustrophobie und Höhenphobie: Etwa 7 bis 8 % der Bevölkerung leiden unter einer Klaustrophobie.[23] In einem Gutachten des Verkehrssicherheitsrates werden folgende Zahlen genannt: 32,7 % der Autofahrer haben Angst davor, im Tunnel könne ein Feuer ausbrechen, 30,5 % haben Angst vor der langen, dunklen Röhre und 27 % fürchten, im Tunnel eine Panne zu haben.[24] Für die Höhenphobie konnten keine Zahlenangaben gefunden werden, allerdings ist wohl auch hier die Zahl der Betroffenen hoch.[25] Vermutlich gibt es aber bei beiden Ängsten starke Überschneidungen mit anderen Phobien (z. B. Agoraphobie). Bei Höhenphobikern ist zudem unklar, inwieweit sich ihre Angst auch auf das Autofahren erstreckt. Eine Schätzung ist deshalb schwierig. Insgesamt dürfte aber die Zahl der Betroffenen, die unter einer spezifischen Klaustrophobie oder einer Höhenphobie leiden, ebenfalls bei *1 bis 2 Millionen Menschen* liegen. Patienten, die unter einer Klaustrophobie leiden, berichten fast immer auch von starken Ängsten vor Tunnels, Parkhäusern und Staus auf der Autobahn.

Diese Zahlen kann man nun nicht einfach zusammenrechnen, da sich häufig Überschneidungen zwischen den genannten Angststörungen ergeben. Viele der Betroffenen zeigen «Mischformen», sind gleichzeitig von mehreren dieser Ängste betroffen. Zum Beispiel ist eine Panikstörung oft mit sozialen Ängsten verbunden: Die körperlichen Angstsymptome werden nicht nur als lebensbedrohlich bewertet, sondern man empfindet sie auch als überaus peinlich, wenn sie von anderen bemerkt werden können. Höhenängste und Schwindelgefühle oder Klaustrophobie und der damit verbundene Fluchtreflex treten ebenfalls oft gemeinsam mit Panikattacken und einer Agoraphobie auf. Oder: Die Umstände und Angstreaktionen im Zusammenhang mit einem Unfall können nach meinen Erfahrungen noch Jahre später mit dazu beitragen, dass sich andere Angsterkrankungen entwickeln, etwa eine Panikstörung.

---

21 Pfingsten 2005, S. 555.
22 Deutsche Angst-Zeitschrift (daz) 35/2006, S. 9.
23 Öst 2006, S. 31.
24 Deutscher Verkehrssicherheitrat 2001, S. 7.
25 Öst 2006, S. 31.

Es kann jedenfalls grob geschätzt werden, dass in Deutschland mehrere Millionen Menschen eine Zeitlang oder dauerhaft wegen einer der genannten Phobien auch beim Autofahren erheblich eingeschränkt sind und zum Teil deswegen zusätzlich Fahrängste entwickeln. Viele der Betroffenen leiden, als Fahrer oder Beifahrer, beim Autofahren unter Panik, viele fahren unter ständiger Anspannung und Angst. Zahlreiche Betroffene meiden schließlich das Fahren ganz.

Dazu kommt eine ebenfalls große Gruppe von Menschen mit leichteren Ängsten, Menschen, die in bestimmten Situationen beim Fahren unsicher, ängstlich und mit wenig Selbstvertrauen reagieren. Das betrifft u. a. Fahrschüler, viele Beifahrer sowie Menschen, die nach langer Fahrpause oder aufgrund mangelnder Fahrpraxis verunsichert sind. Die immer zahlreicher werdenden Fahrschulen für Fahrängstliche belegen dies.

Solche Schätzungen deuten das Ausmaß an, wie sehr Ängste beim Autofahren verbreitet sind. Erstaunlich, dass zu diesem Thema keine konkreten Untersuchungen existieren!

Um das noch einmal deutlich zu sagen: Diese Ängste im Auto und beim Fahren haben mit dem Auto an sich oder dem fahrerischen Können der Betreffenden ursächlich oft wenig zu tun. Das heißt, man sollte in vielen Fällen, in denen sich eine bestimmte Angststörung auch auf das Autofahren erstreckt, eigentlich nicht von einer Fahrangst oder Fahrphobie sprechen, auch wenn sich diese Angst letztlich auf das Autofahren auswirkt.

Wenn jemand beim Fahren unter starken Schwindelgefühlen und Panikattacken leidet und befürchtet, diese Symptome könnten zu einer Ohnmacht oder zu einem Herzinfarkt führen, leidet er primär nicht unter einer Fahrangst, sondern unter einer Panikstörung und den damit verbundenen körperlichen Angstsymptomen. Meistens ist das eher eine «Stehprobie» (Stau, fehlende Fluchtmöglichkeit). Allerdings können diese Ängste – zum Teil massiv – die Konzentration, das Fahrvermögen und die Fahrsicherheit beeinflussen. Das wiederum führt dann zu einer gesteigerten Unsicherheit beim Autofahren, der Angst vor einem möglichen Kontrollverlust und damit schließlich auch zu Fahrängsten. Der Einfachheit halber spreche ich deshalb doch gelegentlich von einer Fahrangst, zumal sich dieser Begriff inzwischen auch eingebürgert hat.

Wissenswert an den dargestellten Untersuchungsergebnissen ist zudem, dass bei den meisten der genannten Phobien der Anteil der Frauen deutlich höher ist als derjenige der Männer. «Das Verhältnis von Frauen zu Männern wird auf mindestens 2:1 geschätzt. Insbesondere die Agoraphobie weist mit 80 bis 90 % einen hohen Anteil von Frauen gegenüber Männern auf.» [26] Ins-

26 Angenendt et al. 2004, S. 640.

gesamt entspricht das auch der Tatsache, dass es überwiegend Frauen sind, die wegen solcher krankhaften Ängste in psychotherapeutische Praxen kommen oder sich wegen der damit verbundenen Fahrängste in den speziellen Fahrschulen und Autoclubs für Fahrängstliche anmelden. Allerdings kann Letzteres auch daran liegen, dass sich das Angebot ausdrücklich und überwiegend nur an Frauen richtet.

2.4 Checklisten

Im diesem Kapitel finden Sie einige Checklisten, die Ihnen weiterhelfen können. Bitte kreuzen Sie im Folgenden die Aussagen an, die eindeutig auf Sie zutreffen. Wenn mehrere dieser Aussagen in einer Checkliste auf Sie zutreffen, lesen Sie bitte auch in Kapitel 4 bei den für Sie relevanten Ängsten nach. Dort finden Sie weitere Hinweise zur Frage, ob Sie möglicherweise unter einer der genannten Angststörungen leiden. Wenn Sie den Verdacht haben, dass Ihre Ängste schwerwiegender sind, sollten Sie einen Therapeuten konsultieren. *Die Checklisten und Hinweise in diesem Buch können die Diagnose oder die Therapie durch einen Fachmann/eine Fachfrau auf keinen Fall ersetzen!*

Sie können anhand der ausgefüllten Checklisten zusätzlich erkennen, wo Ihre speziellen Vermeidungsstrategien beim Autofahren liegen. Zusammen mit Ihrem Therapeuten oder mit Ihrem Fahrlehrer können Sie sich so einen genauen Plan erstellen, wie Sie schrittweise ein solches Vermeidungsverhalten abbauen können.

Checkliste 1
Panikattacken: Schwindel, Herzrasen. Horror Autobahn und Stau

☐ Sie haben im Auto oder an anderen Orten (Supermarkt, Menschenmengen, öffentliche Verkehrsmittel) einmal oder mehrfach einen Anfall mit starken Panikgefühlen und Symptomen wie Schwindel, Herzrasen, Atemnot und Übelkeit erlebt.

☐ Wegen dieser Anfälle waren Sie schon mehrfach beim Arzt oder im Krankenhaus. Medizinische Untersuchungen blieben aber ohne Befund.

☐ Sie meiden Autobahnen und Schnellstraßen, weil Sie befürchten, bei einem Anfall nicht von dort wegzukommen.

☐ Sie ängstigen sich vor jeder Autofahrt, weil Sie befürchten, wieder einen Anfall zu erleiden.

- ☐ Schnelle Beschleunigung oder Geschwindigkeiten über 100 km/h machen Ihnen Angst.
- ☐ Der Gedanke an einen möglichen Stau macht Ihnen Angst.
- ☐ Vor roten Ampeln oder an Kreuzungen länger warten zu müssen macht Sie unruhig.
- ☐ Lastwagen vor oder neben Ihnen flößen Ihnen ein Gefühl der Enge und der Angst ein.
- ☐ Parkhäuser meiden Sie, Sie fürchten die Enge, die dunklen Ecken und die fehlende Fruchtmöglichkeit.
- ☐ Sie fahren nur noch kurze, bekannte Strecken in Ihrer Umgebung, zum Einkaufen oder zur Arbeit.
- ☐ Sie fahren nach Möglichkeit nicht alleine Auto, weil Sie befürchten, beim Auftreten von Schwindelgefühlen ohne Hilfe zu sein.
- ☐ Bei Fahrten mit fremden Menschen befürchten Sie einen unkontrollierten Panikanfall, Schwindel, Übelkeit oder einen plötzlichen Drang, zur Toilette gehen zu müssen. Wenn es geht, fahren Sie nur mit vertrauten Personen.
- ☐ Sie vermeiden längere Fahrten, Urlaubsreisen und Fahrten in unbekannte Orte, suchen einen Vorwand, um Ihren Partner zu überreden, zu Hause zu bleiben. Wenn Ihnen das nicht gelingt, leiden Sie schon wochenlang vorher unter Angstgefühlen.
- ☐ Wenn sich der Urlaub nicht umgehen lässt, planen Sie ihn so, dass Sie keine einsamen Gegenden aufsuchen müssen (Arzt oder Krankenhaus müssen erreichbar sein).
- ☐ Sie fürchten die Überfahrt auf einer Fähre oder vermeiden sie.
- ☐ Große, weite Plätze, mehrspurige Autobahnen, große Autobahnkreuze oder der Blick von einer Kuppe in die weite Landschaft verursachen Ihnen Unbehagen oder Schwindel.
- ☐ Sie schalten Ihr Handy beim Fahren nur deswegen ein, um im Notfall schnell Ihren Partner oder medizinische Hilfe erreichen zu können.

- ☐ Bei manchen Fahrten muss das Autofenster geöffnet sein, weil Ihnen nicht wohl ist und Sie ein Gefühl von Atembeklemmung haben.
- ☐ Sie haben beim Fahren ständig etwas zu trinken dabei, weil Ihr Mund so trocken wird.
- ☐ Sie nehmen bei jeder Fahrt Traubenzucker oder eine Kleinigkeit zu essen mit, um einem möglichen Unwohlsein oder Schwindelgefühlen vorzubeugen.
- ☐ In Ihrer näheren Umgebung sind Ihnen die wichtigsten Adressen von Ärzten und Krankenhäusern bekannt. Sehen Sie sich zu einer längeren Fahrt gezwungen, suchen Sie zuvor Adressen von Krankenhäusern und Ärzten heraus, die an der Strecke liegen.
- ☐ Wegen Ihrer Anfälle waren Sie schon mehrfach beim Arzt oder im Krankenhaus.
- ☐ Fahrten durch Tunnels fürchten Sie und versuchen sie zu vermeiden.
- ☐ Fahrten über Brücken sind Ihnen unangenehm oder ängstigen Sie.
- ☐ Sie gehen vor jeder Autofahrt mehrfach auf die Toilette. Unterwegs denken Sie ständig an dieses Problem und verspüren ebenfalls den Drang, eine Toilette aufzusuchen.
- ☐ Vor längeren Fahrten essen und trinken Sie nichts mehr, aus Angst vor Übelkeit und einem möglichen Drang, zur Toilette zu gehen.
- ☐ Sie trinken vor Fahrten keinen Kaffee mehr, weil Sie befürchten, dass Ihre Symptome dadurch schlimmer werden.
- ☐ Wegen Ihrer Angst vermeiden Sie es ganz, im Auto oder in öffentlichen Verkehrsmitteln zu fahren.

Falls Sie drei oder noch mehr Punkte angekreuzt haben, lesen Sie bitte bei Kapitel 4.1, Kapitel 4.3 und Kapitel 4.4 weiter.

Checkliste 2
Soziale Angst und Selbstunsicherheit: Angst vor Beobachtung, vor Fehlern, Kritik und Blamage

Falls Sie einen Führerschein haben und schon einige Zeit Auto fahren, füllen Sie bitte die Checkliste für Autofahrer aus. Wenn Sie gerade die Fahrschule absolvieren, kreuzen Sie die zweite Checkliste für Fahrschüler an.

Autofahrer

- ☐ Als Sie nach bestandener Fahrprüfung anfingen, alleine zu fahren, fühlten Sie sich lange Zeit ängstlich und unsicher. Nach Möglichkeit fahren Sie nur auf Ihnen vertrauten Straßen.

- ☐ Sie geraten schnell unter Druck und in Stress, wenn Fehler beim Fahren passieren oder wenn schwierige Verkehrssituationen auftauchen.

- ☐ Andere Menschen im Auto machen Sie meist unsicher und nervös.

- ☐ Nach Möglichkeit fahren Sie nur mit einer sehr vertrauten Person, alleine zu fahren trauen Sie sich eher nicht.

- ☐ Wenn andere Autofahrer hupen und drängeln, versetzt Sie das in Stress und Angst.

- ☐ Autofahrer neben oder hinter Ihnen machen Sie nervös. Sie fühlen sich beobachtet, haben Angst, etwas verkehrt zu machen und aufzufallen.

- ☐ Kommen Sie an rote Ampeln, so macht Sie das nervös. Sie fürchten, nicht schnell genug wegzukommen oder sogar den Motor abzuwürgen.

- ☐ Auf Kritik und Korrekturen eines Beifahrers reagieren Sie eher gekränkt und unsicher. Manchmal würden Sie dann am liebsten gar nicht mehr fahren.

- ☐ Bei Fahrten überlassen Sie gerne Ihrem Partner das Steuer, weil Sie sich unsicher fühlen und Kritik und Fehler beim Autofahren fürchten.

- ☐ Sie meiden längere Fahrten alleine, weil Sie eine Panne oder sonstige Zwischenfälle fürchten. Sie haben Angst, dann mit fremden Menschen sprechen zu müssen.

- ☐ Sie fahren seit vielen Jahren nicht mehr, weil Sie sich beim Autofahren schon immer unsicher fühlten.

- ☐ Beim Autofahren kommt es öfters zu einem oder mehreren der im Folgenden genannten körperlichen Symptome: zu Schwitzen, Erröten, Übelkeit oder dem häufigen und heftigen Drang, auf die Toilette gehen zu müssen.

- ☐ Besonders stark treten die Angst und Körpersymptome dann auf, wenn sich andere Menschen mit im Auto befinden oder wenn keine Fluchtmöglichkeiten bestehen (Autobahn, Stau, Busfahrten, Fahrprüfung). Es wäre Ihnen schrecklich peinlich, wenn andere Ihr Missgeschick bemerkten.

- ☐ Nach langer Fahrpause fühlen Sie sich so unsicher, dass Sie sich das Autofahren oder Auffrischungsstunden in einer Fahrschule überhaupt nicht mehr zutrauen.

- ☐ Sie haben nach einer Fahrpause mehrfach versucht, wieder fahren zu lernen, haben es aber nach anfänglichen Schwierigkeiten schnell wieder aufgegeben.

Fahrschüler

- ☐ Sie haben sich lange Zeit nicht zugetraut, den Führerschein zu machen.

- ☐ Vor der ersten Fahrstunde waren Sie schrecklich aufgeregt, haben öfters überlegt, doch keinen Führerschein zu machen.

- ☐ Während der meisten Fahrstunden sind Sie sehr aufgeregt, befürchten, etwas falsch zu machen, sich zu blamieren.

- ☐ Wenn Sie etwas falsch gemacht oder übersehen haben und der Fahrlehrer Sie deswegen anspricht, geraten Sie danach manchmal in Panik, machen danach noch mehr Fehler.

- ☐ Nach Fahrstunden, die schiefgelaufen sind, überlegen Sie, ob Sie nicht ganz aufhören sollten.

- ☐ Wenn der Fahrlehrer Sie korrigiert oder kritisiert hat, ärgern Sie sich jedes Mal, widersprechen ihm und diskutieren häufig.

- ☐ Sie können sich nur dann einigermaßen entspannen, wenn Ihnen alles geglückt ist und der Fahrlehrer Sie mehrfach gelobt hat.

- ☐ Wenn der Fahrlehrer respektlos ist oder Sie kritisiert, ärgern Sie sich tagelang. Sie sprechen mit anderen über das Problem, aber nicht mit Ihrem Fahrlehrer.

- ☐ Es ist Ihnen äußerst unangenehm, wenn andere Fahrschüler oder Personen mit im Auto sitzen. Sie fühlen sich beobachtet, fahren unsicher und befürchten, rot zu werden, zu zittern oder zu schwitzen.

- ☐ Die Theoriestunden und die Theorieprüfung fürchten Sie, weil so viele Menschen mit im Gruppenraum sitzen oder weil Sie vor anderen sprechen sollen.

- ☐ Sie haben Ihre Fahrstunden in den Urlaub oder zeitlich so gelegt, dass die Wahrscheinlichkeit gering ist, dass andere Fahrschüler mitfahren könnten.

- ☐ Wenn andere Autofahrer hupen, schimpfen oder drängeln, reagieren Sie sofort gestresst und werden beim Fahren unsicher.

- ☐ Die praktische Prüfung bereitet Ihnen schon wochenlang vorher Angst. In den Nächten vor der Prüfung schlafen Sie schlecht, denken immer wieder daran, was schiefgehen könnte und ob Sie durchfallen werden.

- ☐ Sie schwitzen während der Fahrstunden öfter, Ihre Hände sind verkrampft, oder bei manchen Fahrten zittert besonders Ihr linkes Bein (Kupplung) oder verkrampft sich. Sie befürchten, dass Sie bei der bevorstehenden Prüfung diese Körpersymptome nicht verbergen und kontrollieren können.

Falls Sie als Autofahrer oder als Fahrschüler drei oder mehr Punkte angekreuzt haben, lesen Sie bitte weiter bei Kapitel 4.2 und Kapitel 4.3.

Checkliste 3
Ängste nach Unfällen

Die folgenden Fragen sind zum Teil offen, d. h. Sie sollten versuchen, sich an bestimmte Situationen und Umstände zu erinnern.

- ☐ Waren Sie irgendwann in einen oder mehrere Unfälle verwickelt: mit dem Auto, mit dem Motorrad, mit dem Fahrrad oder als Fußgänger?

☐ Welche? Was für Unfälle waren das? Wie alt waren Sie?

....

....

....

☐ Wurden Sie bei diesem Unfall verletzt? Wurden andere verletzt oder getötet?

☐ Waren Sie Zeuge oder Helfer eines Unfalls, bei dem Menschen verletzt oder getötet wurden?

☐ Bitte erinnern Sie sich möglichst genau an alle Umstände dieses Unfalls; Stichworte: welche Wegstrecke, Vorfahrt genommen, Auffahrunfall selbst verursacht oder erlitten, Wetterbedingungen, an einer roten Ampel gestanden, hohe Geschwindigkeit, Autobahn, mit dem Auto überschlagen, selbst durch die Luft geschleudert worden, eingeklemmt, Krachen und andere Geräusche, Farbe der Autos, geringer Abstand, große LKW, Signaltöne von Rettungs- und Polizeifahrzeugen, Dunkelheit, Nebel, waren Sie Beifahrer oder sind Sie selbst gefahren, usw.

....

....

....

....

☐ Versetzen Sie eine(r) oder mehrere dieser Umstände, Situationen und Erinnerungen in Anspannung oder Angst, wenn Sie selbst fahren bzw. Beifahrer sind?

☐ Sind Sie ein «schlechter» Beifahrer und möchten ständig den Fahrer auf mögliche Gefahrensituationen aufmerksam machen? Auf welche?

....

☐ Fühlen Sie sich als Fahrer oder als Beifahrer schreckhafter und angespannter als vor dem Unfall?

☐ Reagieren Sie sensibel oder angstvoll auf bestimmte Geräusche, Lichtempfindungen und Körpersymptome, z. B. Benommenheit, Schwindel, Herzrasen?

- ☐ Erinnern Sie sich in bestimmten Verkehrssituationen immer wieder an den Unfall?
- ☐ Kommen Ihnen auch sonst bestimmte Bilder des Unfalls immer wieder in den Sinn?
- ☐ Haben Sie seit dem Unfall Schlafstörungen, manchmal Albträume?
- ☐ Fällt es Ihnen grundsätzlich schwer, anderen das Steuer zu überlassen?
- ☐ Sind Sie als Fahrer oder Beifahrer die meiste Zeit beim Fahren angespannt und ängstlich?
- ☐ Lösen Unfallberichte in den Medien Unbehagen oder Angst bei Ihnen aus?

Wenn Sie in Ihrem Leben bereits Unfälle erlitten haben und zwei oder mehr Punkte angekreuzt haben, kann es sein, dass Sie unter einer posttraumatischen Belastungsstörung und/oder unter phobischen Reaktionen in Bezug auf das Autofahren und einen möglichen Unfall leiden. Lesen Sie bitte bei Kapitel 4.5 weiter.

Checkliste 4
Generalisierte Angst: Ständiges Sorgen. Angst in jeder Lebenslage

- ☐ Sie überlassen Ihrem Partner das Steuer, weil Sie sich insgeheim fürchten, Sie könnten einen Unfall verursachen. Es ist Ihnen lieber, keine Verantwortung haben.
- ☐ Bei alltäglichen Verkehrssituationen, wie unübersichtliche Kreuzungen, plötzliches Bremsen, Hupen und Drängeln, geraten Sie ins Zittern, würden am liebsten gleich wieder nach Hause fahren.
- ☐ Sie sind bei längeren Fahrten schon 30 Minuten vor der Abfahrt fertig, drängen Ihre Kinder und Ihren Mann, ebenfalls vor der Abfahrtszeit fertig zu sein, um auf alle Eventualitäten und Notfälle vorbereitet zu sein.
- ☐ Als Beifahrer machen Sie den Fahrer ständig auf mögliche Gefahrensituationen aufmerksam, ermahnen ihn auf der Autobahn, nicht über 120 km/h zu fahren.
- ☐ Bei Autofahrten sind Sie ständig angespannt und in Alarmbereitschaft und befürchten, etwas könnte schiefgehen oder passieren.

- ☐ Sie schalten Ihr Handy beim Fahren ständig ein, um bei einem befürchteten Notfall schnell Ihren Partner erreichen oder Hilfe holen zu können.
- ☐ Besonders stark ist Ihre Angst meistens dann, wenn Ihre Kinder mit im Auto sitzen.
- ☐ Nach Autofahrten, vor allem wenn Sie selbst am Steuer waren, fühlen Sie sich oft erschöpft und wie ausgebrannt.
- ☐ Sie versuchen, Ihren Partner/Ihre Kinder unter Vorwänden von Fahrten abzubringen.
- ☐ Sie warnen besonders immer wieder Ihre Kinder vor möglichen Gefahren beim Fahren und geben ihnen Ermahnungen mit auf den Weg.
- ☐ Sind Familienmitglieder im Auto unterwegs, müssen diese sich sofort nach der Ankunft am Ziel telefonisch bei Ihnen melden.
- ☐ Kommen Familienmitglieder von irgendwoher nach Hause, nötigen Sie sie, kurz vor der Abfahrt Bescheid zu sagen. Schon lange vor der Ankunft schauen Sie ständig auf die Uhr oder rufen sie unterwegs auf dem Handy an.
- ☐ Auch wenn Sie oder Ihre Familie nicht Auto fahren, machen Sie sich viele Sorgen um vergangene und mögliche zukünftige Ereignisse, auch ums Autofahren.
- ☐ Sie leiden auch im Alltag unter einer übermäßigen Anspannung, Unruhe, unter Schlafstörungen, Konzentrationsschwierigkeiten, manchmal unter Reizbarkeit und reagieren selbst auf kleinere Problemsituationen übertrieben schreckhaft.

Wenn Sie drei oder mehr Punkte angekreuzt haben, leiden Sie vielleicht unter einer generalisierten Angststörung. Lesen Sie bitte weiter bei Kapitel 4.7.

Klaustrophobie: Angst vor Enge und Tunnels

Eine gesonderte Checkliste ist hierzu nicht erforderlich. Sie fürchten sich unter Umständen vor Tunnels, vor Parkhäusern und versuchen diese nach Möglichkeiten zu vermeiden. Vielleicht bereiten Ihnen auch große Lastwagen, die neben oder hinter Ihnen fahren, Staus auf der Autobahn oder das enge Zusammensein mit mehreren Menschen im Auto Unbehagen oder Angst. Manche der Betroffenen haben auch Probleme damit, sich im Auto anzuschnallen. Generell fürchtet man sich vor Situationen und dem Gefühl der Enge, gerät mitunter bei fehlenden Fluchtmöglichkeiten in Panik. Wenn einer oder mehrere dieser Punkte auf Sie zutreffen, leiden Sie möglicherweise unter einer Klaustrophobie; bitte lesen Sie bei Kapitel 4.6 weiter.

Prüfen Sie sich zudem mit Checkliste 1 und lesen Sie weiter bei Kapitel 4.1. Manchmal können solche Ängste auch Anzeichen einer Panikstörung und Agoraphobie sein. Des Öfteren treten klaustrophobe Reaktionen zusammen mit Panikattacken auf. Gemeinsam ist beiden Angststörungen der starke Fluchtreflex in Situationen, die man tatsächlich oder vermeintlich nicht sofort verlassen kann.

Akrophobie: Angst vor Höhen und Brücken

Auch hier ist keine gesonderte Checkliste erforderlich. Sie ängstigen sich vor Brücken, besonders wenn sie sehr hoch und sehr lang sind, und meiden sie vielleicht ganz. Nach Möglichkeit versuchen Sie Umwege zu fahren. Hohe, offene Parkhäuser, Hochstraßen, Fahrten in die Berge oder über hohe Pässe fürchten Sie ebenfalls oder vermeiden sie nach Möglichkeit. Lesen Sie bitte bei Kapitel 4.6 weiter.

Menschen, die Höhenängste und die damit verbundenen Schwindelgefühle haben, leiden manchmal gleichzeitig unter Panikattacken und Agoraphobie. Bitte überprüfen Sie sich zusätzlich mit Checkliste 1 und lesen Sie bei Kapitel 4.1 weiter.

3 Erfolgsprogramm für entspanntes Fahren

Mut bedeutet nicht, dass man keine Angst hat.
Mut bedeutet, dass man handelt, obwohl man Angst hat!
A. Matthews

Die folgenden Abschnitte geben einen Überblick über die wichtigsten Prinzipien und Möglichkeiten der Angstbewältigung. Ich habe versucht, diese Ausführungen möglichst konkret und praxisnah zu halten. Die Beispiele und Vorschläge beziehen sich fast alle auf Ängste, die typischerweise bei Fahrschülern und später beim Autofahren auftreten.

Die Kapitel sind so aufgebaut, dass die verschiedenen Methoden der Angstbewältigung Schritt für Schritt erklärt werden. Die Kenntnis dieser Methoden und eine Vielzahl von Tipps können nicht nur bei leichteren Fahrängsten helfen, sondern verweisen auch auf zahlreiche Selbsthilfemöglichkeiten für die Bewältigung der phobischen Ängste, die in Kapitel 4 beschrieben werden.

3.1 Grundprinzipien der Angstbewältigung

Zahlreiche Methoden der Angstbewältigung stammen aus der Verhaltenstherapie und sind nachgewiesen bei Ängsten, bei Depressionen, Essstörungen und weiteren psychischen Erkrankungen effektiv. Diese Methoden lassen sich erfolgreich auch bei alltäglichen Ängsten und bei Fahrängsten anwenden, zudem bieten sie viele Möglichkeiten zur Selbsthilfe. Im ersten Kapitel wurden bereits die beiden wichtigsten Prinzipien angedeutet:

1. Angst wird verlernt, wenn man sich seinen Ängsten stellt und sich mit ihnen konfrontiert. Das kann in der Vorstellung und im wirklichen Leben geübt werden.

Viele Fahrschüler sind vor der ersten Fahrstunde ängstlich und aufgeregt. Sie steigen ins Auto, fahren los und üben mit ihrem Fahrlehrer zunächst in ruhigen, verkehrsarmen Straßen oder auf großen, leeren Parkplätzen. Manchmal würgen sie das Auto ab, finden die Gänge nicht und fühlen sich anfangs sehr unsicher.

Je länger man fährt, je öfter man sich diesen schwierigen Situationen stellt, desto routinierter und sicherer wird man. Die Angst und die Stressgefühle lassen nach, man lernt und gewöhnt sich an das Autofahren. Das heißt, man übt, lernt schrittweise, mit dem Auto und dem Verkehr umzugehen, und gleichzeitig findet eine Art Angstkonfrontation statt, ohne dass man sich dessen bewusst ist. Die Nervosität, die Angst werden immer weniger, man lernt, mit den verschiedenen Anforderungen umzugehen, gewöhnt sich an die Situation und gewinnt zunehmend an Sicherheit.

2. Eigene negative und verzerrte Wahrnehmungs- und Denkmuster müssen erkannt und verändert werden.
Ist Ihnen schon einmal aufgefallen, wie unterschiedlich die Einstellungen von Menschen sind, wenn sie Auto fahren? Zwei Beispiele:

> Mike ist 19 Jahre alt, hat endlich genug Geld beisammen, um sich den Führerschein zu leisten. Seine Kumpel haben alle schon ein Auto, sie basteln viel an ihren Autos rum, lieben schnelles Fahren. Als Mike seine erste Fahrstunde hat, kennt seine Freude keine Grenzen, der Fahrlehrer muss ihn immer wieder ermahnen, langsamer zu fahren.
>
> Gerda ist 45 Jahre alt, ihr Mann ist gestorben. Sie fühlt sich unsicher und überfordert. Viele Entscheidungen hatte sie ihrem Mann überlassen, das Autofahren sowieso. Der Bus zu ihrer Arbeitsstelle fährt über viele Dörfer, mit einem Auto würde sie täglich eine Stunde Zeit sparen. Gerda beschließt, den Führerschein zu machen. In den Nächten vor ihrer ersten Fahrstunde kann sie nicht schlafen. Als sie dann das erste Mal Auto fährt, fühlt sie sich panisch und unsicher. Als der Fahrlehrer in einer Situation etwas ungeduldiger reagiert, fängt sie an zu weinen.

Die Beispiele zeigen, wie unterschiedlich man die gleiche Situation erleben kann. Die Angst entsteht oft nicht aus den Situationen selbst, sondern sie resultiert aus unseren Einstellungen und Vorerfahrungen. Wenn ich z. B. die Einstellung habe, körperliche Symptome könnten gefährlich sein, und ich meide die Autobahn, weil mir dort plötzlich schwindelig und übel geworden ist, dann werde ich am Ende auch unrealistische Gedanken haben, etwa: «Wenn ich dort wieder fahre, könnte mir etwas Schlimmes passieren. Besser ist, ich fahre nicht auf der Autobahn, dort komme ich im Notfall nicht schnell genug ins Krankenhaus. Außerdem baue ich in dieser Verfassung sicher einen Unfall!»

Unter anderem über die Technik der Konfrontation kann der Betreffende schließlich auch gedanklich lernen, dass diese körperlichen Symptome eigentlich ungefährlich sind. Er sollte trotz seiner Angst wieder über die Autobahn fahren, vielleicht anfangs mit einem Fahrlehrer, später in Begleitung und am Ende wieder alleine. Er wird dabei lernen: «Dieser Schwindel ist nur vorübergehend und nicht gefährlich. Er ist nur Ausdruck meiner momentanen Angst. Wenn es wirklich schlimmer werden sollte, kann ich immer noch rechts ranfahren und mein Warndreieck aufstellen. Eigentlich werde ich von Tag zu Tag sicherer.» Auf diese Weise gewinnt man wieder die Kontrolle über Situationen, denen man zuvor scheinbar hilflos ausgeliefert war.

Was passiert bei der *Konfrontation?* Hat man beispielsweise nach einem Unfall viele Male vermieden, sich zu anderen ins Auto zu setzen oder selbst zu fahren, dann lernt man über diese kurzfristige Beruhigung, dass es scheinbar besser ist, nicht mehr mit in einem Auto zu fahren. Gleichzeitig setzt sich aber die Angst fest, wird größer. Konfrontiert man sich nun zum ersten Mal wieder mit dieser Situation, und fährt man täglich immer längere Strecken mit dem Auto, dann wird anfangs die Angst groß sein, sie lässt aber mit der Zeit nach. Dieses Geschehen aus *Konfrontation – Angst – Nachlassen der Angst* wird sich in der ersten Zeit und in den verschiedenen Situationen wiederholen, je nachdem, wie groß die Angst zuvor war und welchen neuen, schwierigen Situationen man sich aussetzt.

Autofahrer, die aus Angst vor dichtem und schnellem Verkehr nur auf kleinen Landstraßen fahren und die Autobahn meiden, müssten lernen, ihr Vermeidungsverhalten aufzugeben. Sie sollten zunehmend wieder auf größeren Straßen, Bundesstraßen und schließlich wieder auf Autobahnen fahren, auch wenn sie zunächst Angst davor haben.

Mit jedem Mal wird die Wahrscheinlichkeit größer, dass die Angst nachlässt, weniger wird. Zudem verändern sich bei einer erfolgreichen Konfrontation die Wahrnehmung und das Denken. Man schätzt das Autofahren allmählich wieder realistischer ein, nicht mehr als so gefährlich wie nach dem Unfall oder nach einer langen Vermeidungszeit und wie es die Gedanken als Folge einer ständigen Vermeidung vorgegaukelt haben. Vor allem lernt man, dass sich diese Situationen bewältigen und kontrollieren lassen. Vielleicht wird man trotzdem in bestimmten Situationen vorsichtiger sein als zuvor. Aber das ist gut so!

Daneben ist es sinnvoll, bei der Bewältigung Angst auslösender Situationen *Entspannungsmethoden und hilfreiche Atemtechniken* anzuwenden. Dadurch lassen sich unmittelbar starke Stressreaktionen und Körpersymptome vermindern (vgl. Kap. 3.9).

Neben den oben genannten wichtigsten Prinzipien der Angstbewältigung gibt es noch eine Fülle von Möglichkeiten, wie man lernen kann, seine Ängste beim Autofahren zu kontrollieren und abzubauen. Die wichtigsten davon finden Sie in den folgenden Kapiteln. Es werden zahlreiche konkrete Vorschläge und Techniken beschrieben, die Sie beim Umgang mit Ihren

Ängsten anwenden können. Zudem werden wichtige Regeln genannt, die bei der erfolgreichen Bewältigung von Ängsten beachtet werden müssen.

3.2 Wie funktioniert eine Konfrontation?

Christine litt unter Panikattacken und starken Schwindelgefühlen, hatte u. a. panische Angst vor Autobahneinfahrten, Autobahnen und Schnellstraßen. Bei einer gemeinsamen Fahrt mit einem Fahrlehrer versuchten wir, ihre Probleme und Ängste genauer zu bestimmen: Sowohl das Beschleunigen wie das Einfädeln in die Autobahn und die hohen Geschwindigkeiten bereiteten ihr die größten Ängste, ebenso – wie bei vielen Panikpatienten – die fehlenden Fluchtmöglichkeiten. Gemeinsam mit dem Fahrlehrer stellten wir einen Stufenplan auf: Sie sollte zunächst auf einsamen, ruhigen Landstraßen das Beschleunigen üben. Dabei traten schon die ersten Probleme auf: Sie verspürte ein «komisches Kribbeln» im Bauch, geriet in Angst, verspürte Schwindelgefühle. Nachdem sie das Beschleunigen oft geübt hatte und der Fahrlehrer ihr gleichzeitig immer wieder vermittelte, wie wichtig ein «peripheres Sehen» sei (d. h.: man blickt weiter nach vorne, «klebt» nicht mit seinen Blicken an etwas, das sich unmittelbar vor dem eigenen Auto befindet; vgl. Kap. 5.1), gelang ihr das Beschleunigen auf normalen Straßen schließlich ganz entspannt.
Parallel zu diesen Übungen versuchte sie täglich in verschiedenen Situationen ihre befürchteten Körpersymptome, vor allem Schwindel, zu provozieren und dehnte diese Übung dann auf das Fahren aus, natürlich nur im Beisein des Fahrlehrers und in übersichtlichen, ungefährlichen Verkehrssituationen. Gleichzeitig übte sie, was ihr besonders schwerfiel, sich in Situationen zu begeben, aus denen sie nicht so schnell fliehen konnte: Sie ging in Veranstaltungen mit vielen Menschen, fuhr als Beifahrerin mit ihrem Freund absichtlich in Staus und auf längere Autobahnabschnitte, wo es keine Ausfahrt gab. Schließlich hatte sie den Mut – zunächst in einem Fahrschulauto – sich selbst als Fahrerin auf die befürchteten Einfahrten und Autobahnen zu wagen. Die nächste Stufe bestand dann darin, dass sie alleine mit dem Auto vorausfuhr und ihr Freund sowie eine Freundin in einem zweiten Auto hinterherfuhren. Später übte sie dann häufig alleine. Sehr motivierend für sie war, dass sie durch ihre wieder gewonnene Freiheit über die Autobahn zur Arbeit fahren konnte und sich ihr Weg dorthin um täglich eine Stunde verkürzte.

Anhand dieses Beispiels lassen sich verschiedene Wirkfaktoren der Angstkonfrontation verdeutlichen. Was genau passiert in dem beschriebenen Beispiel, und warum wird die Angst immer geringer?

- Wie bereits beschrieben, gewöhnt man sich an die gefürchtete Situation, und die zuvor unrealistische Bewertung verändert sich dabei: «Es ist doch nicht so schlimm, ich lebe noch, es geht mir besser, wenn ich nicht gleich wegfahre oder vermeide.» Man macht die Erfahrung, wie die Situation bewältigt werden kann und dass sie eigentlich nicht so gefährlich ist wie man gedacht hat. Die Angst lässt nach.

- Die Konfrontation und der Abbau der Angst gelingen besser, wenn man sich den gefürchteten Situationen in kleinen, überschaubaren und immer schwierigeren Schritten aussetzt.
- Im Körper werden nach der anfänglichen Gefahrenmeldung Stresshormone ausgeschüttet. Diese Stresshormone erschöpfen sich nach einiger Zeit, die Angst lässt nach, man beruhigt sich allmählich wieder.

Einige Leser werden einwenden, dass sie schon des Öfteren den Versuch gemacht haben, sich ihren Ängsten zu stellen. Sie haben immer wieder versucht, sich ins Auto zu setzen, und haben dann aufgegeben, weil die Angst, die körperlichen Symptome zu heftig geworden sind. Sie sind auf die Autobahn gefahren, haben sich aber dann so panisch gefühlt, dass sie schnell die nächste Ausfahrt genommen haben und diese Situation danach weiterhin gemieden haben. Oder: Es wurde ihnen immer schwindelig und übel, sobald sie sich ins Auto setzten und eine längere, unbekannte Strecke fahren mussten. Sie haben es immer wieder probiert, die Angst kam doch immer wieder, und schließlich sind sie nur noch bekannte, kurze Strecken gefahren. Andere haben immer wieder versucht, in Gegenwart eines ungeduldigen und belehrenden Beifahrers ruhig zu bleiben, was ihnen aber nicht gelungen ist. Schließlich haben sie es aufgegeben, sich dieser Situation zu stellen, und setzen sich vielleicht deswegen gar nicht mehr ans Steuer.

Ein nicht ganz glaubwürdiges Beispiel für eine vermeintliche Konfrontation beschreibt H. Schrieber unter der Überschrift «Wenn die Angst mitfährt»:

> «Angstforscher Bandelow rät Betroffenen, möglichst lange zu fahren, sich nicht umzudrehen, die Zähne zusammenzubeißen. Wohin das führen kann, zeigt die Geschichte von Vivienne Vanderwalt-Hudson (44). Die Britin fuhr 2001 von England nach Nordfrankreich, geriet auf der Autobahn in Panik, hatte Angst, abzufahren und sich zu verirren, und fuhr 5000 Kilometer durch Europa. Ihre Irrfahrt endete in Gibraltar. Sie konnte nichts dagegen tun.»[27]

Wie Sie vielleicht selbst schon erkannt haben, war das keine Konfrontation, sondern ein klassisches Beispiel für Vermeidungsverhalten. Alleine die Zähne zusammenzubeißen funktioniert bei der Angstbewältigung sowieso nicht.

Die meisten Menschen wissen auch ohne schlaue Bücher, dass es eigentlich gut ist, sich seinen Ängsten zu stellen. Viele stellen jedoch nach Miss-

27 Schrieber 2005.

erfolgen ihre Versuche ein und kommen zu der Meinung, dass eine Konfrontation nichts nützt. Zudem sind die Verhältnisse beim Autofahren und im Verkehr oft unübersichtlich und zum Teil mit möglichen Gefahren verbunden – anders, als wenn man sich etwa mit seiner Angst vor Spinnen konfrontieren wollte.

Die Konfrontation und der damit verbundene Abbau von Ängsten gelingen aber fast immer, auch beim Autofahren, wenn man weiß, wie vorzugehen und was zu beachten ist, falls man sich diesen ängstigenden Situationen aussetzt. Hätte Frau Vanderwalt die nachfolgenden Konfrontationsregeln gekannt und hätte sie vor ihrer Fahrt entsprechend geübt, wäre sie vermutlich rechtzeitig von der Autobahn abgefahren.

3.3 Zehn Regeln im Umgang mit der Angst

1. **Ohne Konfrontation geht's nicht.**
2. **Seine Angst kennen, das Richtige tun.**
3. **Die Motivation überprüfen.**
4. **Ziele in kleine Schritte aufteilen.**
5. **Häufiges Üben hilft.**
6. **Bleiben, bis die Angst nachlässt.**
7. **Nur wer Angst hat, lernt sie zu bewältigen.**
8. **Besser zurückgehen als flüchten.**
9. **Rückfälle sind so schlimm, wie man sie bewertet.**
10. **Ermutigung und Erfolgserlebnisse.**

Zur Beachtung: *Wenn Sie in Angstsituationen unter starken Körpersymptomen wie etwa Schwindel, Übelkeit, Herzrasen leiden, sollten Sie sich vor möglichen Konfrontationsübungen medizinisch untersuchen lassen. Manchmal werden Ängste von organischen Erkrankungen mit verursacht oder beeinflusst. Zudem können Konfrontationsübungen sehr anstrengend sein; Voraussetzung zur Durchführung dieser Übungen ist deswegen, dass man körperlich gesund ist. Wenn die Angst und die damit verbundenen Körpersymptome sehr heftig sind oder Ihnen beim Fahren als gefährlich erscheinen, ist dringend anzuraten, bestimmte Konfrontationsübungen in Absprache mit einem Verhaltenstherapeuten und gegebenenfalls in Begleitung eines Fahrlehrers durchzuführen! Selbsthilfe ist nicht immer möglich. Es ist keine Schande sondern beweist Mut, sich einzugestehen, dass man professionelle Hilfe braucht.*

Regel 1
Ohne Konfrontation geht's nicht

Grundsätzlich dürfte inzwischen klar sein: Nur wenn man sich seinen Ängsten stellt, sich mit ihnen konfrontiert, kann man lernen, sie zu bewältigen, und wieder entspannt Auto fahren. Die dabei auftretenden Angstgefühle und Körpersymptome werden subjektiv oft als sehr bedrohlich und belastend erlebt, sie sind aber weder schädigend noch gefährlich. Machen Sie sich klar: Sie sind weder körperlich krank noch verrückt!

Regel 2
Seine Angst kennen, das Richtige tun

Im zweiten Kapitel wurde bereits darauf hingewiesen, wie wichtig es ist, die eigene Angst genau zu erkennen und die notwendigen Ziele daraus abzuleiten. Ein Beispiel dazu:

> Anke fährt nicht mehr alleine auf der Autobahn. Vor Jahren war ihr, nach 10-stündiger Heimfahrt aus dem Urlaubsort, plötzlich schwindelig und übel geworden. Sie war übermüdet, und es hatte fast unaufhörlich geregnet. Einige Male hatte es Streit mit ihrem Mann gegeben, u. a. weil sie sich verfahren hatten. Überhaupt kriselte es in letzter Zeit heftig in ihrer Ehe. Anke konnte oft nicht einschlafen, fühlte sich die meiste Zeit stark angespannt und gleichzeitig erschöpft. Als sie einige Wochen nach dem Urlaub wieder auf die Autobahn fahren wollte, wurde ihr schon zuvor schwindelig und übel und sie beschloss beunruhigt, umzudrehen und wieder nach Hause zu fahren. In der Folgezeit fuhr sie nur noch auf kleineren Straßen in der Nähe ihres Wohnorts.

Anke muss nun keineswegs üben, sicherer mit dem Auto zu fahren. Muss sie üben, möglichst oft auf die Autobahn zu fahren und sich dieser Angst zu stellen? Jein! Es wäre zwar hilfreich, aber sobald ihre Symptome wie Schwindel und Übelkeit wiederkämen, würde sie sofort wieder flüchten. Was müsste sie also üben?

Sie müsste als Erstes verstehen lernen, woher ihre Ängste und ihre körperlichen Symptome kommen. Sie war übermüdet, angespannt und ärgerte sich über die Bemerkungen ihres Ehemannes. Als sie plötzlich Schwindel und Übelkeit verspürte, befürchtete sie eine unerkannte Krankheit und wollte sich diesen «Anfällen» und der Gefahr eines Unfalls nicht mehr aussetzen. Sie beruhigte sich kurzfristig damit, dass sie die Autobahn mied und bekannte kleine Straßen benutzte. Die ersten Übungen könnten daher sein, sich – ohne Auto – mit der Angst vor ihren Körpersymptomen zu konfrontieren, sich z. B. möglichst oft selbst schwindelig zu machen, bis ihre Angst davor abnehmen würde (siehe auch Kap. 4.1 und 4.4). Vielleicht brauchten sie und ihr Mann eine Eheberatung, um ihre allgemeine Anspannung zu verringern. Dann könnte sie versuchen, möglichst oft die Autobahn zu benutzen, vielleicht zunächst in verkehrsarmen Zeiten.

Ein weiteres Beispiel:

> David macht den Führerschein und ist im Moment mit seinem Fahrlehrer dabei, das Einparken zu üben. Es will jedoch auch nach der dritten Stunde üben nicht klappen: Manchmal fährt er fast auf den Bürgersteig, dann ist er zu weit davon weg, oder er fährt viel zu schräg in die Parklücke. Vielleicht wird er sicherer, wenn er das viele Dutzend Male geübt hat. Vielleicht gerät er aber auch immer mehr ins Schwitzen, wird immer unsicherer und entwickelt eine immer größere Angst vor der Fahrprüfung.

Auch David und sein Fahrlehrer müssten zuerst wissen, wo das Problem liegt. Vielleicht ist David schon nach den zwei ersten Fehlversuchen ängstlich geworden, weil er einen Fehler gemacht hat. Vielleicht ist er jemand, der alles «hundertprozentig» und perfekt machen will, der sich nie einen Fehler erlauben darf? Dann wäre es eigentlich das Ziel, zu lernen, dass er sich manchmal Fehler erlauben darf – z. B. beim Einparken dreimal hintereinander auf den Bürgersteig fahren oder schief einparken. (Ich höre alle Fahrlehrer stöhnen: «Mein gutes Auto! Zu so was haben wir keine Zeit in der Fahrschule!»)

Vielleicht hat David ein Problem, wenn er korrigiert oder kritisiert wird? Dann wäre es gut, wenn der Fahrlehrer z. B. – als «Rollenspiel», in beiderseitigem Einverständnis – beim Einparken öfter nörgeln und ihn kritisieren würde. David könnte dann lernen, dabei ruhig zu bleiben, und verlöre beim Einparken oder in anderen Situationen nicht sofort den Kopf.

Gerade bei unsicheren und ängstlichen Autofahrern ist es wichtig zu erkennen, worin eigentlich das Problem besteht, und nicht einfach immer nur das Fahren oder bestimmte Verkehrssituationen zu üben. Natürlich ist ein solches Üben auch wichtig. Wenn das Problem aber woanders liegt, kostet diese Vorgehensweise unter Umständen viel Geld, viel Nerven und befähigt die Betreffenden nicht, später in ähnlichen Situationen sicher und gelassen zu reagieren. – Wie wird Anke fahren, wenn sie einmal wieder überfordert ist und entsprechende Körpersymptome bemerkt? Wie wird David fahren, wenn er einmal einen Fehler macht und Autofahrer hinter und neben ihm ärgerlich hupen? Wahrscheinlich werden beide eher wieder unsicher und mit Angst reagieren!

Wenn man z. B. weiß, dass man unsicher wird, wenn man von jemandem beobachtet wird, dann sollte man *genau das* in verschiedenen Situationen üben. Man könnte bei vielen Gelegenheiten üben, sich beobachten lassen und sich den Blicken anderer auszusetzen: an einer Supermarktkasse mit viel

Kleingeld bezahlen, auf der Straße und bei öffentlichen Veranstaltungen anderen Leuten in die Augen und ins Gesicht schauen, anstatt wie sonst mit gesenktem Kopf herumlaufen. Nur durch solche gezielten Übungen kann man lernen, sich bei solchen Ängsten auch im Auto wieder entspannter zu fühlen.

Die Ziele, die man sich bei einer notwendigen Konfrontation setzt, sollten konkret sein und positiv formuliert werden. Es reicht nicht zu sagen: «Ich fühle mich unsicher», oder: «Mein Fahrlehrer ist doof». Würden Sie in ein Reisebüro gehen und als Reiseziel nur angeben: «Ich möchte weg von hier»? Sie würden vermutlich z. B. sagen: «Ich möchte fünf Tage zusammen mit meiner Frau nach Rom, ruhiges und preiswertes Hotel, Anreise mit dem Flugzeug.»

Ein konkretes Ziel, etwa für die kommende Fahrprüfung, wäre es, wenn Sie formulierten: «Ich möchte mich sicher und ruhig fühlen, wenn ich von jemand (z. B. dem Fahrlehrer oder dem Beifahrer) beobachtet werde und beim Fahren Fehler mache.» Das ist konkret, und dazu können sinnvolle Übungen ausgedacht und durchgeführt werden!

Regel 3
Die Motivation überprüfen

Zunächst sollte man sich überprüfen, ob man überhaupt Auto fahren will. Es ist völlig legitim, nicht selbst Auto fahren zu wollen! Manchmal wird von Familienangehörigen oder Freunden Druck ausgeübt, es doch wieder mit dem Fahren zu versuchen. Das ist manchmal fast so, wie wenn man in Gesellschaft gedrängt wird, doch ein Gläschen Sekt mitzutrinken. Es kann die Angst vor dem Autofahren nehmen, wenn man lernt, dazu zu stehen, dass man nicht selbst Auto fahren will und es nicht braucht. Es gibt Taxis, öffentliche Verkehrsmittel, Freunde mit Autos – und fast jeder Mensch hat zwei Beine.

Als «frischgebackener» Therapeut wollte ich manchmal meine Patienten in eine bestimmte Richtung verändern, ohne zu merken, dass sie selbst das eigentlich gar nicht wollten. Das war frustrierend, aber ich habe gelernt, dass manche Menschen nicht unbedingt das wollen, was sie zu wollen glauben. Manche Menschen möchten sich schon ändern, haben aber – oft nicht bewusst – das Motto: «Wasch mir den Pelz, aber mach mich nicht nass.» Und manche wollen sich eigentlich überhaupt nicht ändern. So wie es ist, ist es dann am besten.

> Frau Rot möchte nach einigen Jahren Pause wieder Auto fahren, hat aber Angst davor. Sie nimmt einige Auffrischungsstunden bei einer Fahrschule, ist aber unzufrieden, weil ihr der Fahrlehrer nicht sensibel genug ist. Ihr Mann macht den

Vorschlag, auf einem Verkehrsübungsplatz und auf stillen Straßen zu üben. Frau Rot willigt zögernd ein, nachdem aber die ersten Probleme und Fehler auftreten, bricht sie die Versuche ab. Danach gibt sie das Fahren endgültig auf. In einem Gespräch mit ihr wird dann deutlich: Sie kann Kritik und Fehler nur sehr schwer aushalten. Zudem hat sie sehr große Angst, beim Autofahren einen Unfall zu verursachen. Deswegen fährt sie viel lieber mit dem Zug.
Eigentlich kann Frau Rot auch gut mit dem Bus zu ihren Freundinnen fahren. Zudem merkt sie, dass ihr Mann sich im Grunde genommen schwer damit tun würde, sie ans Steuer zu lassen. Genau genommen verspricht sie sich nicht wirklich etwas davon, wieder Auto fahren zu können. Zunächst war ihr das aber nicht so klar. Ihr einziges Motiv wäre gewesen, ab und zu zum Einkaufen oder zu Freundinnen fahren zu können. Dieses Motiv war aber nicht stark genug, dass sie es dafür auf sich genommen hätte, sich ihren Ängsten zu stellen.

Interessant an dieser Geschichte ist, dass Frau Rot als junge Frau jahrelang alleine Auto gefahren ist, unfallfrei und über lange Strecken. Damals gab es wichtige Motive für sie. Ihre beiden Kinder waren noch klein. Sie wollte, dass sie einen guten Kindergarten besuchten, dieser Kindergarten war aber nur schwer mit öffentlichen Verkehrsmitteln zu erreichen. Ihr Mann war zu dieser Zeit oft im Ausland auf Montage.

Warum ist sie damals so ohne weiteres mit dem Auto gefahren, hat sich mit ihren Ängsten konfrontiert? Es war ihr, wegen ihrer Kinder, ungeheuer wichtig, Auto fahren zu können, anders als jetzt. Nun wurde deutlich, dass ihre Fahrversuche unter den aktuellen Voraussetzungen nur halbherzig sein konnten, aber ihr war das bis dahin nicht klar gewesen.

Besonders bei Wiedereinsteigern (Menschen, die lange nicht gefahren sind oder kaum Fahrpraxis haben) merkt man, welche große Rolle die Motivation spielt: Sie sind oft jahrelang nicht gefahren und haben allerlei Gründe vorgebracht, selbst nicht Auto fahren zu müssen. Sobald Kinder da sind oder ein Haus abseits öffentlicher Verkehrsmittel bewohnt wird, eine tolle Arbeit in einer anderen Stadt gefunden ist, ist die Motivation wieder groß genug.

Noch etwas ist wichtig: Der Druck von außen, die eigenen hohen Ansprüche oder starke Angstgefühle können jede Motivation, zu üben, zunichte machen. Wählen Sie kleine, zu bewältigende Schritte (siehe Regel 5), bei denen Sie mit hoher Wahrscheinlichkeit Erfolgserlebnisse haben. Das kann, etwa nach einem Unfall, zunächst nur die kurze Fahrt auf einem Verkehrsübungsplatz sein. Es kann auch, wenn man erstmals nach langer Fahrpause den Entschluss gefasst hat, wieder Auto zu fahren, die Fahrt auf einem einsamen Feldweg im Beisein einer guten Freundin sein. Wichtig ist, dass Sie diese Schritte aufeinanderfolgend planen und Ihren Möglichkeiten anpassen.

Sehr motivierend können auch selbstgewählte und materielle Anreize sein: eine Reise, mit der man sich belohnen wird, ein neuer Fotoapparat, ein Wellness-Wochenende, ein Zoobesuch.

Hanna, 17 Jahre alt, war durch ihre Panikattacken und ihre Agoraphobie sehr stark eingeschränkt: Die Lehre hatte sie wegen ihrer Angsterkrankung abbrechen müssen, seit einem halben Jahr hatte sie – trotz der Bitten und der Drohungen ihrer Eltern - keinen Schritt mehr vor die Tür gemacht. In den ersten Gesprächen erzählte sie mir unter anderem, dass ihr großer Traum ein eigenes Moped sei. Das und die Aussicht, ihre Freundinnen wieder besuchen zu können, war dann Anreiz genug, damit sie die ersten kleinen Konfrontationsübungen wagte. Einige Wochen später absolvierte sie dann die entsprechenden Theoriekurse für den Mopedführerschein und fuhr für die Prüfung einige Runden auf dem Moped, obwohl sie dabei starken Schwindel und Panik hatte.

Falls Sie also, trotz Ihrer Ängste, wieder Auto fahren wollen, überprüfen Sie vorher genau Ihre Motive und Ihre Motivation! Diese sollten stark genug sein, um die anstrengende Konfrontation mit den eigenen Ängsten aufzunehmen und durchzuhalten!

Regel 4
Ziele in kleine Schritte aufteilen

In der Verhaltenstherapie wird manchmal die Technik der *massierten Konfrontation* eingesetzt. Dabei werden Patienten schon bald den Situationen mit der höchstmöglichsten Angst ausgesetzt. Das heißt, man geht – anfangs in Begleitung eines Therapeuten – gleich auf den höchsten Kirchturm oder in die Mitte des längsten Tunnels und hält sich dort auf, bis die Angst nachlässt oder bis sie aufhört. Dieses Konzept verspricht oft eine sehr viel kürzere Behandlung und stabilere Heilungserfolge, es ist aber nicht für alle geeignet.

Für die Ängste beim Autofahren und für die dabei mögliche Selbsthilfe ist dieses Konzept kaum geeignet, unter Umständen sogar ausgesprochen gefährlich. Nehmen wir z. B. die häufige Angst, im Auto und auf der Autobahn einen Panikanfall zu bekommen, mit starken Schwindelgefühlen, Herzrasen, Zittern, Gefühlen von Atemnot. Ohne die Zusammenhänge zu kennen, wäre es sicher gefährlich, alleine direkt auf die Autobahn zu fahren, um die Angst vor Fahrten auf der Autobahn zu reduzieren.

Sinnvoll wäre es, die Konfrontation in kleine, aufeinander folgende und zu bewältigende Schritte aufzuteilen. Man könnte als ersten Schritt täglich dreimal für kurze Zeit schnell atmen (hyperventilieren), sich im Kreis drehen, mit geschlossenen Augen auf einem Bein stehen, damit die Angst vor Schwindelgefühlen nachlässt. Man könnte sich zunächst in Supermärkte begeben und an vollen Kassen anstellen, damit der Fluchtreflex nachlässt. Danach könnte man in Begleitung eines Fahrlehrers auf die Autobahn fahren, später eine kurze Strecke auf der Autobahn alleine im Auto fahren, während ein Freund bzw. eine Freundin im anderen Auto nachfolgt. Schließlich könnte man eine kurze Strecke ganz alleine fahren. – Versuchen Sie daher *vor* möglichen Konfrontationsübungen, ihre Angst und die dazugehörigen Übungen in kleine, aufeinander folgende und zu bewältigende Schritte aufzuteilen.

Manche Menschen haben Angst vor hohen Geschwindigkeiten und vor dem Beschleunigen, reagieren deshalb in bestimmten Situationen unsicher und mit Fehlern. Sie könnten zunächst mit Ihrem Fahrlehrer oder einem Begleiter auf großen Plätzen, auf ruhigen, übersichtlichen Straßen immer wieder eine kurze Beschleunigung üben. Ein nächster Schritt wäre es vielleicht, auf einer wenig befahrenen Landstraße ein längeres Beschleunigen zu üben – immer in dem Bewusstsein, dass Sie die Angst davor abbauen und damit an Fahrsicherheit gewinnen wollen. Natürlich sollen Sie im Normalverkehr nicht «wie wild» beschleunigen oder zum Raser werden, sondern angepasst fahren. Ebenso wichtig für Ihre Sicherheit sind aber Angstfreiheit und ein sicheres Gefühl, wenn Sie beschleunigen müssen oder schnell fahren.

Regel 5
Häufiges Üben hilft

Agoraphobischen Patienten, die sich kaum noch aus dem Haus trauen, rate ich, möglichst viel, lange und regelmäßig zu üben. Dabei werden dann konkrete Übungsmöglichkeiten besprochen. Auf die Frage, wie die Übungen verlaufen sind, bekomme ich dann manchmal zur Antwort: «Ich bin jeden Samstag in Begleitung meines Mannes zum Supermarkt gefahren. Allerdings war ich heilfroh, als ich wieder zurück war. Die Übung hat mir nichts gebracht!» Auf Nachfragen höre ich dann, dass die Patientin diese Fahrten sowieso jeden Samstag macht. Nützen würde es, wenn sie täglich, zunehmend alleine und möglichst lange üben würde, mit dem Auto immer größere und weniger bekannte Strecken zurückzulegen.

Über die *Gewohnheitsbildung* lernt das eigene, überschießende Alarmsystem im Gehirn, sich zu adaptieren, sich wieder an eine Situation zu gewöhnen, die eine übermäßige Gefahr vorgaukelt. Man kann sich das eigene Vermeidungssystem bildlich wie einen tief eingespurten Feldweg im Gehirn vorstellen. Damit eine neue Spur entsteht, bzw. damit neue Reaktionen automatisiert und zur Gewohnheit werden, ist es notwendig, täglich mit Ausdauer und Regelmäßigkeit diesen neuen Weg zu begehen, auch wenn es anfangs vielleicht nur kurze Strecken sind. «In diesem Punkt sind sich alle Experten einig: Zur Verringerung einer Fahrphobie muss man fahren, fahren, fahren – daran führt kein Weg vorbei. Nur durch diese Expositionsstrategie, das Sich-der-Angst-Aussetzen, lassen sich erlernte Fahrängste wieder verlernen.»[28] Und natürlich gilt das auch für die erfolgreiche Bewältigung anderer Ängste.

Regel 6
Bleiben, bis die Angst nachlässt

Sie haben inzwischen anhand einiger Beispiele sehen können, was passiert, wenn man wegen seiner Angst flüchtet oder ängstigende Situationen vermeidet. Die Flucht, die Vermeidung verursachen oft erst den jahrelangen Einstieg in eine noch viel größere Angst und ein eingeschränktes Leben. *Das Flüchten und das Vermeiden sollten unbedingt vermieden werden!* Nur wenn man lange genug in der ängstigenden Situation bleibt, kann man sich daran gewöhnen und lernen, die Angst zu akzeptieren.

Ein solches Verlernen der Angst beruht auch auf einem körperlichen Vorgang: Die Speicher für Stresshormone, z. B. die Nebennieren, erschöpfen sich weitgehend nach etwa 15 bis 20 Minuten. Die Panik lässt nach, manchmal schon nach wenigen Minuten, wenn man nicht flüchtet. Etwas Angst kann durchaus weiter auftreten. Das heißt, man macht auch so die Erfahrung, dass die Angst irgendwann nachlässt, zu bewältigen ist und die Situation nicht so gefährlich ist wie gedacht. Ihr Körper und Ihr Gehirn *adaptieren*, gewöhnen sich an die ängstigende Situation. Diese Regel lässt sich an einer Erfahrung verdeutlichen, die zahlreiche Fahranfänger machen:

> Lukas befindet sich in der ersten Fahrstunde, der Fahrlehrer hat ihm noch einmal alles Wichtige erklärt und ermutigt ihn. Lukas ist schrecklich nervös und ein bisschen zittrig. Der Fahrlehrer fordert ihn freundlich, aber sehr bestimmt auf loszufahren und ermuntert ihn später weiterzufahren, obwohl Lukas inzwischen schweißnass ist und nicht mehr weiß, worauf er achten soll. Im Laufe der Zeit wird er ruhiger, schließlich beendet er, stolz und mit viel weniger Angst, seine erste Fahrstunde.

Vielleicht wird es Ihnen ebenso ergehen, wenn Sie das erste Mal auf einer großen, verkehrsreichen Straße fahren, trotz leichter Schwindelgefühle die erste längere Tour wagen oder wenn Sie sich nach einem Unfall die ersten Male wieder in ein Auto setzen. Nehmen Sie sich vor, in dieser Situation zu bleiben und Ihre Angst zu akzeptieren. Am Ende wird in der Regel das gleiche Ergebnis stehen: Ihre Angst nimmt ab und Ihre Sicherheit nimmt zu! Angst und Unwohlsein dürfen dabei ruhig sein, schließlich haben viele

---

28 Goede 2006, S. 6.

Fahranfänger ähnliche Gefühle und Körpersymptome, wenn sie das erste Mal fahren. Erinnern Sie sich noch daran, wie Sie das Fahrradfahren oder Schwimmen gelernt haben? Genauso funktioniert es mit der Angstbewältigung beim Autofahren.

Menschen, die unter besonders starken Ängsten leiden, sollten sich zudem Folgendes klarmachen: Ihre Ängste bestehen vielleicht schon seit vielen Jahren. Sie sollten sich deshalb selbst genügend Zeit geben, in kleinen Schritten vorgehen und besonders häufig üben, um diese Ängste wieder loszuwerden. Sie können nicht erwarten, in ein paar Tagen das zu verlernen, was Sie jahrelang eingeübt haben, durch Vermeidung und unrealistische Gedanken!

Regel 7
Nur wer Angst hat, lernt sie zu bewältigen

Es ist schön, wenn Sie üben und dabei manchmal keine Angst haben. Auch solche Übungen können hilfreich sein. Die Angst vor der Angst und damit die Wahrscheinlichkeit von Rückfällen werden aber bleiben. Der schnellste Erfolg tritt ein, je öfter und je länger Sie sich Ihren Ängsten und Ihren Angstsymptomen aussetzen. Jeder Versuch zählt! Am besten wäre es, wenn Sie jede Gelegenheit *suchten* und *herbeiwünschten*, bei der Sie sich Ihrer Angst aussetzen könnten. Nur so verschwindet die Angst vor der Angst.

Ich behandle in meiner Praxis Patienten mit den verschiedensten Ängsten: Manche haben Angst vor dem Eingeschlossensein, meiden das Fliegen und können nicht durch Tunnels fahren. Manche Patienten haben einen schweren Verkehrsunfall erlitten, geraten in Panik, wenn sie überhaupt Auto fahren sollen. Manche fürchten sich so sehr vor anderen Menschen und einer möglichen Blamage, dass sie gemeinsame Fahrten mit anderen meiden.

Wenn die Therapie zu einem weitgehenden Angstabbau geführt hat, lassen sich die meisten Patienten zwei Gruppen zuteilen: Die Patienten der Gruppe eins erklären mir, dass es ihnen gut geht und dass sie sich, wo immer es geht, gerade den schwierigen und angstbesetzten Situationen aussetzen. Sie üben dies gerade dann, wenn sie sich schlecht fühlen und immer noch Angst vor der Angst haben. Diese Patienten erleiden in der Regel keine gravierenden Rückfälle mehr und sie kommen auch nicht wieder in meine Praxis.

Die Patienten der Gruppe zwei erklären mir, sie hätten schon seit einiger Zeit keine Angst mehr gehabt, wollten aber nie wieder Situationen erleben, in denen sie Angst haben. Hier ist es nicht gelungen, das Prinzip zu vermitteln, dass man Angst haben und sich ihr stellen muss, um sie bewältigen und überwinden zu können. Es kommt dann immer wieder zu Rückfällen. In einer meist kurzen Nachbehandlung heißt das Ziel dann «Rückfallprophylaxe»: Das heißt, man muss doch noch lernen und begreifen, dass man seinen Ängsten nicht davonlaufen kann und soll – dass es darum geht, die Angst, wenn sie denn da ist, zu akzeptieren und sich ihr, wo immer es geht, auszusetzen.

Konfrontationsübungen alleine reichen nicht aus. Es geht auch um einen veränderten gedanklichen Umgang mit den Angstgefühlen und den entsprechenden körperlichen Symptomen, wenn man sich konfrontiert. Man muss lernen, die Angst und die Körpersymptome zu akzeptieren, ohne ihnen ausweichen, ja, sie geradezu herbeizuwünschen. – Ein Beispiel für diese Regel:

Angenommen, Sie hatten einen schweren Unfall auf einer unübersichtlichen Landstraße. Es kann sein, dass sie bei den ersten zehn, zwanzig oder sogar hundert Versuchen, wieder auf einer Landstraße zu fahren, Angst empfinden. Versuchen Sie sich klarzumachen: Diese Angst und die damit verbundenen Körpersymptome sind völlig normal und sie werden nach einiger Zeit nachlassen. Sie werden umso erfolgreicher sein, je öfter Sie sich trotz Ihrer Angst dieser Situation gestellt haben. Erfolg besteht bei einer gelungenen Konfrontation nicht darin, dass man zufällig keine Angst mehr hat, sondern er hat damit zu tun, wie oft und wie lange man sich den entsprechenden Situationen gestellt hat, und besteht darin, dass einen die Angst und die körperlichen Symptome immer weniger erschrecken können!

Statt zu sagen: «Heute fühle ich mich schlecht, ich übe lieber wieder, wenn es mir gut geht», sollte man denken: «Heute fühle ich mich nicht wohl, heute ist es besonders wichtig zu üben.» Wir fühlen uns vor schwierigen und beängstigenden Situationen ja immer unwohl, also würden wir mit der oben genannten vermeidenden Einstellung niemals üben! Wir sagen vielleicht: «Wenn ich nicht mehr müde bin und mehr Energie habe, werde ich anfangen, mich sportlich zu betätigen!» Mit dieser Einstellung wird man irgendwann unter Muskelschwund und Kreislaufschwäche leiden. Eine entsprechende Haltung beim Autofahren ist: «Wenn mein Mann mich nicht mehr kritisiert oder wenn ich sicher sein kann, dass ich nie einen Unfall baue, werde ich wieder Auto fahren.» Die Wahrscheinlichkeit, dass Sie es tatsächlich tun, ist dann gleich null. Der Abbau der Angst und die Sicherheit kommen erst dann, wenn man trotz der Schwierigkeiten übt und dabei die Freude spürt, dass es immer besser gelingt. Schwimmen lernt man nur im Wasser!

Regel 8
Besser zurückgehen als flüchten

Sie haben den Führerschein, sind vielleicht seit vielen Jahren nicht mehr gefahren. Ihr Mann, der immer gefahren ist, hat einen komplizierten Beinbruch erlitten, wird längere Zeit nicht mehr fahren können. Um alle Besorgungen und Termine erledigen zu können, müssen Sie wieder lernen, mit dem Auto zu fahren. Vielleicht nehmen Sie einige Fahrstunden, das geht ganz gut. Nun fahren Sie zum ersten Mal alleine, befinden sich auf einer verkehrsreichen Straßenkreuzung vor der Ampel. Beim Anfahren geht der Motor aus, und hinter Ihnen hupen einige ungeduldige Autofahrer. Sie geraten in Panik und würden am liebsten aussteigen, nach Hause laufen und nie wieder selbst Auto fahren.

Sie ahnen schon: Das wäre das Verkehrteste, was Sie tun können! Wenn Sie im Notfall Ihre Panik nicht mehr aushalten können, ist es günstiger, einen oder zwei Schritte in der Angsthierarchie zurückzugehen (zu «fahren») und dort so lange zu bleiben, bis Ihre Angst nachgelassen hat. Versuchen Sie lieber, das Auto bis zum nächsten Parkplatz zu fahren. Dort könnten Sie bleiben, bis Sie sich etwas beruhigt haben, und dann so lange in stilleren Straßen (ein Schritt zurück) oder notfalls auch nur um Ihren Häuserblock (zwei Schritte zurück) fahren, bis sich Ihre Angst gelegt hat.

Falls Sie am nächsten Tag immer noch nervös sind, sollten Sie erst recht üben und sich vielleicht einen Plan machen, wie Sie Ihre Übungen in noch kleinere, zu bewältigende Schritte unterteilen können. Vielleicht könnten Sie am Anfang auf dem Land üben, auf kleinen, ruhigen Straßen? Vielleicht hilft es Ihnen, eine Freundin mitzunehmen? Vielleicht bereiten Ihnen drängelnde und hupende Autofahrer das größte Problem? Dann könnten Sie jemanden bitten, hinter Ihnen herzufahren und Sie ab und zu an Kreuzungen von hinten anzuhupen, damit Sie sich an Drängler und vermeintliche Fehler gewöhnen.

Trotz guter Vorsätze kommt es immer wieder vor, dass man wegen seiner Angst flüchtet oder eine Übung abbricht. Es ist zwar nicht sehr günstig, aber normal und menschlich. In solchen Fällen ist es sehr wichtig, am selben oder am nächsten Tag mit dem Üben weiterzumachen, besonders, wenn man sich schlecht und hoffnungslos fühlt.

Sie leiden beispielsweise unter der Angst vor beengenden Situationen, können nicht durch lange Tunnels fahren. Sie haben beschlossen, sich endlich Ihrer Angst zu stellen, und haben geübt, immer längere Tunnels zu durchfahren. Sie haben zur Übung Höhlen aufgesucht, sind mit dem Fahrstuhl gefahren, wo immer es ging. Sie haben sich tapfer Ihrer Angst gestellt, obwohl es manchmal nur schwer auszuhalten war. Nun kommen Sie in einen Tunnel, den Sie schon einigermaßen angstfrei durchfahren konnten. Mitten im Tunnel geraten Sie plötzlich in einen Stau, kommen total in Panik und bitten Ihren Partner oder Ihre Partnerin, das Steuer zu übernehmen. Am Ende des Tunnels sind Sie so mit den Nerven fertig, dass Sie Ihren Partner bitten, sofort und direkt nach Hause zu fahren. Zu Hause geht es Ihnen dann noch schlechter, weil Sie denken, dass *alles* umsonst war, weil Sie vor der Situation geflohen sind.

Solche Erfahrungen sind völlig normal und kommen immer wieder vor. Es ist äußerst wichtig, das Geschehene nicht zu einer Katastrophe zu machen. Genau diese Gedanken führen zu verstärkten Ängsten (nicht der Tunnel, nicht der Stau) und dazu, dass sich diese vorübergehend wieder festsetzen. Sagen Sie sich einfach, dass es jetzt eben passiert ist und dass es viel wichtiger ist, am gleichen oder am nächsten Tag verstärkt zu üben. Das wird, nach einer Flucht, zunächst etwas mühsamer sein. Sie werden vielleicht in den Folgetagen wieder vermehrt unter Ihren Ängsten leiden. Sie waren vielleicht schon weiter. Mit verstärkter Übung und einer realitätsgerechten Einschätzung sind Sie aber schnell wieder auf einem guten Stand.

Regel 9
Rückfälle sind so schlimm, wie man sie bewertet

Stellen Sie sich darauf ein, dass es während der Übungsphase und auch später, wenn man meint, über den Berg zu sein, immer wieder zu Rückfällen kommen kann. Auch wenn Sie schon lange wieder sicher und entspannt fahren, können immer wieder unvorhergesehene Momente auftauchen, in denen Sie plötzlich wieder starke Angstgefühle verspüren und ernsthaft überlegen, zu Ihrer früheren Schon- und Vermeidungshaltung zurückzukehren. Hier ein Beispiel:

> Frau A., eine Arzthelferin, litt unter Panikattacken und Agoraphobie. Sie konnte nicht mehr U-Bahn und Auto fahren, mied Kaufhäuser und hatte aufgrund ihrer Angstsymptome die Befürchtung, zu sterben oder verrückt zu werden. Die ersten Besuche in meiner Praxis waren nur in Begleitung ihres Mannes möglich. Nach etwa einem halben Jahr Therapie konnte sie sich wieder überall frei bewegen und hatte schon länger ihre Arbeit wieder aufgenommen. Einige Zeit später wurde die Therapie beendet. Sogar weitere Reisen waren ihr, nach vielen Jahren der Angst und des Rückzugs, wieder möglich.
>
> Einige Monate nach dem Ende der Therapie rief sie verzweifelt an: «Mir geht es sehr schlecht, es ist alles wie am Anfang, die ganze Therapie war umsonst.» In einer Nachfolgestunde erzählte sie mir dann Folgendes: Im Urlaub war sie mit ihrem Mann in die Berge gefahren. Dort hatten sie einen Ausflug in einer Seilbahn auf einen höheren Berg unternommen – früher hätte sie sich das nie getraut. Auf der Rückfahrt geriet die Seilbahn in ein Gewitter, die Kabine kam heftig ins Schaukeln und wurde sogar für einige Minuten gestoppt. Beim Aussteigen war sie

schreckensblass, zitterte am ganzen Körper. Nach einigen Momenten kam plötzlich das erschreckende Gefühl, es könne sich bei ihren Symptomen wieder um die früheren Panikanfälle handeln. Sie konzentrierte sich während der Nachhausefahrt auf ihren körperlichen Zustand und stellte schnell fest, dass sie sich ängstlich, zitterig und schwindelig fühlte. Vor ihrer ersten Fahrt mit der U-Bahn zur Arbeit nach diesem Geschehnis konnte sie die Nacht nicht schlafen, war unruhig und voller Angst, wie es verlaufen würde. Einer ihrer Gedanken war: «Wenn das jetzt alles wiederkommt, kann mir niemand mehr helfen, dann kann ich mich gleich umbringen!»

Was war passiert? Frau A. hatte Angstgefühle in einer Situation erlebt, in der fast jeder erschrecken würde. Die richtige Interpretation wäre gewesen: «Das war schrecklich, aber es ist völlig normal, in solchen Situationen mit Panik und Zittern zu reagieren.» Frau A. glaubte stattdessen, es handele sich um ihre bekannten Panikattacken, und gab sich keine Chance mehr. Das heißt, sie hatte Katastrophengedanken und empfand in einer Situation Hoffnungslosigkeit, in der Ängste normal sind. Ausschließlich wegen dieser hoffnungslosen Gedanken geriet sie so heftig in Panik. Nachdem sie das begriffen hatte und nach einigen weiteren Konfrontationsübungen war sie dann wieder angstfrei.

Typisch bei Rückfällen sind auch Gedanken wie: «Das hört nie mehr auf, so kann ich nicht leben», oder: «Diese Übelkeit kommt jetzt schon über Jahre, das muss doch endlich aufhören». oder auch: «Wenn ich immer wieder einen so starken Schwindel habe, werde ich arbeitslos, werde kein Geld mehr haben, ich muss alles aufgeben, mein Leben hat so keinen Sinn mehr.» Wer solche Gedanken solche hat, reagiert mit den gleichen Angstsymptomen – Schwindel, Herzrasen, Zittern – wie jemand, der von einer schweren Krankheit oder mit dem Tode bedroht wird. Nur dass Menschen, die unter Panik oder quälenden Angstsymptomen leiden, nicht ihre eigenen Gedanken dafür verantwortlich machen, sondern die Symptome selbst. Sie reagieren – bildlich gesprochen – jedes Mal auf ein (alltägliches oder selbsterzeugtes) Knacken im Gebüsch und meinen, jetzt komme Bruno der Bär und fresse sie. Sie merken nicht, dass *sie sich selbst* gedanklich zu Tode erschrecken, und wenn sie dann logischerweise mit Schwindel und Herzrasen reagieren, sehen sie sich in all ihren Befürchtungen und Katastrophenphantasien bestätigt.

Darüber hinaus ist es wichtig, normale Alltagssituationen, in denen – lebenslänglich – immer wieder Nervosität, Angst oder Körpersymptome auftreten (Prüfungen, Konflikte, zuviel Kaffee), wieder realitätsgerecht zu bewerten und nicht jedes Mal eine Panikattacke dahinter zu vermuten. Hier kann z. B. die Übung «Vierspaltentechnik» (siehe Kap. 3.5) helfen.

Rückfälle sind völlig normal und können selbst nach langer angstfreier Zeit plötzlich unvermutet auftreten. Wichtig ist, zu begreifen, dass solche

Situationen mit einer realistischen Einschätzung und verstärkten Konfrontationsübungen schnell bewältigt werden können. *Ziel ist nicht die völlige Angstfreiheit, sondern eine immer erfolgreichere Bewältigung der Angst.*

Regel 10
Ermutigung und Erfolgserlebnisse

Bei dieser Regel denken Sie jetzt sicher an Ihren Fahrlehrer, der Sie häufiger loben soll, oder an Ihren Partner, Ihre Partnerin, die endlich mit dem Meckern aufhören sollen. Natürlich ist die Anerkennung anderer für fast alle Menschen unverzichtbar, besonders im Umgang mit der Angst. Man fühlt sich gut, wenn man von anderen gelobt und ermutigt wird, die Angst wird weniger, das Lernen geht schneller und macht mehr Spaß.

Man sollte aber den (gedanklichen) Umgang *mit sich selbst,* die manchmal ständig stattfindende Selbstbewertung nicht vergessen und unterschätzen. Viele Menschen laufen durchs Leben, empfinden sich als nicht liebenswert, kritisieren sich selbst für jedes Missgeschick. Sie nehmen dabei selbst nicht wahr, wie verheerend sich die eigenen negativen Selbstgespräche auswirken.

Nehmen wir an, jemand fährt zum ersten Mal nach langen Jahren wieder Auto, traut sich selbst aber wenig zu. Er sagt sich: «Das Anfahren hat überhaupt nicht funktioniert. Die ganzen Fehler hätten nicht passieren dürfen, vielleicht bin ich einfach zu unbegabt fürs Fahren, hoffentlich hat mich niemand gesehen.» Wie würde er reagieren, wenn ein Außenstehender solche Sätze zu ihm sagte? Vermutlich wäre er wütend! Für viele Menschen gilt die Regel: Man darf sich selbst abwerten und entmutigen, für Lob und Ermutigung sind dagegen die anderen zuständig! Man bringt sich selbst damit in die Lage eines Rauschgiftsüchtigen: Wenn der «Dealer» (der- oder diejenige, der/die einen loben soll) nicht kommt (bei manchen kommt er viel zu selten!) bleibt der tägliche «Schuss» aus. Kein Lob, keine Ermutigung, kein Lächeln! Es kommt zu Entzugserscheinungen, man fühlt sich deprimiert und ohne Selbstvertrauen. Und natürlich sind daran die anderen, die «Dealer», schuld, die den zustehenden «Schuss» Lob und Nachsicht nicht gegeben haben.

Neben dem Lob und der Ermutigung sind natürlich auch Erfolgserlebnisse wichtig, wenn man schnell und mit Spaß lernen will und wenn man seine Ängste loswerden will. Man kann, ja man sollte Erfolgserlebnisse und die nötige Ermutigung (selbst) planen und regelrecht herbeiführen. (Weitere Ausführungen und Übungen dazu finden Sie in Kap. 3.8.)

An dieser Stelle möchte ich noch einige abschließende Bemerkungen zu diesen Konfrontationsregeln und zu den weiteren Vorschlägen und Tipps machen. Es ist gut möglich und sogar wahrscheinlich, dass Sie zum Teil die hier vorgeschlagenen Übungen nicht so bewältigen, wie Sie das möchten und wie es hier beschrieben wird. Vielleicht sind Sie nicht gleich erfolgreich, fallen immer wieder in Ihre Angst zurück. Das ist kein «Beinbruch», sondern eher normal. Vielleicht sind Ihre Ängste mit bedrohlichen (unbewussten) Erinnerungen verknüpft, vielleicht haben Sie lange Zeit oder sogar ein ganzes Leben lang versucht, sich gegen unangenehme und ängstigende Situationen zu schützen, und hatten als Kind tatsächlich keine andere Chance, als zu vermeiden oder zu flüchten. Wichtig ist, dass Sie sich Zeit lassen, diese mitunter eingeschliffenen Verhaltensweisen zu ändern. Und denken Sie daran: Der Erfolg besteht nicht darin, dass Sie schon morgen alle Situationen angstfrei bewältigen (natürlich wünsche ich Ihnen das!). Ein riesengroßer Erfolg kann es schon sein, wenn Sie so mutig sind, sich schwitzend und zitternd ins Auto zu setzen und eine kleine Runde fahren. Und ein Erfolg ist es, wenn Sie die Bewältigung dieser bedrohlichen Gefühle und dieses vermeintlich kleinen Schritts als das akzeptieren, was es ist: mutig und erfolgreich!

3.4 Übertreiben statt vermeiden

Wenn Sie z. B. Angst haben, beim Autofahren im Beisein von anderen Menschen vor Aufregung zu schwitzen, dann wird genau diese Erwartungsangst bewirken, dass Sie wirklich schwitzen, was natürlich Ihre ursprüngliche Angst bestätigt und verstärkt. Der österreichische Psychiater Viktor Frankl hat dagegen die Methode der «paradoxen Intention» (der Erfahrung zuwiderlaufende Absicht) entwickelt. Er hat seine Patienten aufgefordert, sich genau das, wovor sie so sehr Angst hatten, absichtlich vorzunehmen, zu wünschen und zu übertreiben.

In seinem Buch *Die Psychotherapie in der Praxis* wird der Fall eines Kollegen geschildert, der bei Seminaren sehr unter starken Schweißausbrüchen litt. Weil er befürchtete, die anderen könnten dies merken, musste er dann noch mehr schwitzen. Nachdem er das Prinzip der paradoxen Intention kennengelernt hatte, gab er sich während eines Seminars selbst die Anweisung: «Bisher habe ich nur einen Liter zusammengeschwitzt, jetzt werde ich meinen Kollegen mal richtig was vorschwitzen. Ich werde jetzt mal versuchen, 10 Liter herauszuschwitzen.»[29] Es verging nur kurze Zeit, und er konnte beobachten, wie seine Haut trocken wurde.

Das Ganze erinnert an das Prinzip der Angstkonfrontation, geht aber noch darüber hinaus. Wir fürchten uns so sehr vor der Angst, vor dem Kontrollverlust, dass wir innerlich mit allen Mitteln dagegen ankämpfen.

29 Frankl 1986, S. 41.

Wir befinden uns damit in einem Teufelskreis: Je mehr wir gegen unsere Angst, gegen unsere Symptome ankämpfen, desto stärker werden sie und umso größer wird unsere Erwartungsangst. Am Ende fühlen wir uns in unseren Befürchtungen bestätigt.

Wenn die Symptome bewusst herbeigewünscht, ja absichtlich ausgeführt werden, statt sie zu bekämpfen, kann die Angst wie ein Kartenhaus in sich zusammenfallen. Man verhält sich wie ein geschickter Kämpfer, der die Energie des Gegners nutzt, mit ihr mitgeht. Man kann es auch so beschreiben: Bisher haben mich die Symptome kontrolliert, jetzt führe ich sie absichtlich aus und gewinne dadurch Kontrolle über sie.

Bei Therapien erlebe ich immer wieder, dass es Schritt für Schritt Fortschritte gibt, wenn Patienten üben, sich zu konfrontieren, wenn sie lernen, sich zu entspannen, und wenn sie ängstigende Situationen wieder realitätsgerecht einzuschätzen vermögen. Manchmal gibt es aber von heute auf morgen die schnellsten und größten Veränderungen, wenn dieses (paradoxe) Prinzip begriffen wird: wenn man sich z. B. bei Schwindelattacken sagt: «Jetzt fall ich eben um» oder: «Dann soll das halt mein ganzes Leben so bleiben» oder: «Dann sterbe ich jetzt halt, möglichst auf der Stelle.» Vielleicht fällt Ihnen diese Haltung und dieses Vorgehen zunächst schwer. Die paradoxe Intention ist kein Trick, um die Panik wegzubekommen. Erfolgreich kann man seine Angst erst dann bewältigen, wenn man lernt und begreift, dass das verzweifelte innerliche Ankämpfen gegen die Symptome ebendiese verursacht. Hier ein weiteres Beispiel:

> Ein Fahrlehrer berichtete mir von einer Fahrschülerin, die nach einem Beinaheunfall auf der Autobahn Schwindelgefühle entwickelte. Ihr Auto war ins Schlingern geraten und dabei fast umgekippt. Danach traten bei ihr auf der Autobahn, selbst bei geringen Geschwindigkeiten, immer wieder Ängste und Schwindelgefühle auf. Sie hatte das Gefühl, die Autobahn schwanke unter dem Auto. Eine der Übungen, die er mit ihr zusammen ausführte, war «starkes Schlingern üben», zunächst auf einem großen, leeren Parkplatz, bis sie fast das Gefühl hatte, das Auto könne umkippen.[30]

Man hätte diese Übung noch erweitern können, indem man diese Fahrschülerin täglich «Schwindelübungen» zunächst *ohne* Auto durchführen ließe: sich um sich selbst drehen, mehrmals am Tag kurze Zeit absichtlich hyperventilieren (schnelle, flache Atmung), die Augen schließen und auf einem Bein stehen usw. Wenn sie aufgrund von Panik möglicherweise Gefühle der Luftnot hätte, könnte man sie bitten, extra lange die Luft anhalten. Man könnte mit ihr als Beifahrerin(!) auf die Autobahn fahren. Dort könnte sie

30 Persönliche Mitteilung F. Müller (2005), Fahrschule «Schaffen wir».

dann gedanklich und per Hyperventilation ihren Schwindel noch verstärken, sich vornehmen, ohnmächtig im Sitz zusammenzusinken, damit sie lernt, ihre Angst davor zu verlieren. Nur so hat sie eine Chance, die Kontrolle darüber zu bekommen. Natürlich sind diese Übungen nicht geeignet, wenn man selbst fährt, weder auf der Autobahn noch sonst wo (ausgenommen etwa ein Schleudertraining bei einem Autoclub). Vielleicht lässt sich aber ein Parkplatz ansteuern, dort könnte man absichtlich versuchen, sich (gedanklich, in der Vorstellung) schwindelig zu machen, und dabei gleichzeitig versuchen, ohnmächtig zu werden. Wenn die Angst und die Symptome nachgelassen haben, könnte man dann wieder weiterfahren. Allerdings ist das nur eine Übung für «Fortgeschrittene».

Wenn man große Angst davor hat, während der Fahrstunde zu schwitzen oder zu zittern, könnte man sich vornehmen, das Lenkrad so glitschig zu machen, dass das Wasser richtig runtertropft, den Fuß am Bodenblech so zittern zu lassen, dass der Fahrlehrer denkt, ein Specht sitze im Auto. Natürlich ist es gut, wenn man durch viel Üben lernt, die Technik und den Umgang mit dem Auto zu beherrschen. Neigt man in Stress-Situationen dazu, viele Fehler zu machen, etwa sich zu verschalten, die Kupplung zu schnell kommen zu lassen, beim Anfahren rückwärtszurollen, dann sollte man sich gerade vornehmen, zunächst viele solche Fehler zu machen – natürlich mit dem Einverständnis des Fahrlehrers. Man könnte sich für eine gewisse Zeit vornehmen, der beste Motor-Abwürger und Falsch-Einparker der Fahrschule zu werden oder sich in einer Fahrstunde mindestens 10-mal zu verschalten – man wird dadurch gelassener.

Um Missverständnisse auszuschließen: Sie sollen jetzt nicht absichtlich 10-mal bei Rot über die Ampel fahren, Sie sollen nicht durch Fehler andere zur Verzweiflung bringen und gefährden. Sie sollen nicht auf der Autobahn oder beim Fahren absichtlich hyperventilieren. Diese Übungen sollten sich auf Situationen beschränken, bei denen Sie andere nicht gefährden. Man kann solche Übungen auch in anderen Situationen als beim Fahren durchführen, und trotzdem können sie danach für das Fahren sehr hilfreich und nützlich sein.

Zudem können Sie die befürchteten Situationen auch ausschließlich in Ihrer Vorstellung übertreiben (siehe auch Kap. 3.6). Stellen Sie sich z. B. vor, Sie wären durch die Führerscheinprüfung gefallen: Alle Leute, die Sie kennen, wechseln die Straßenseite, wenn sie Sie sehen, Ihr Partner trennt sich von Ihnen und Sie müssen fortan – weil ohne Auto – von der Sozialhilfe leben. Diese Übungen funktionieren, wenn Sie das nur so oft und lange machen, bis Ihre Angst nachlässt. Zudem werden Sie dann vielleicht erkennen, wie nahe ihre eigenen Befürchtungen manchmal diesen Szenarien, wie absurd diese Vorstellungen sind.

3.5 Die Macht der Gedanken

Stellen Sie sich zwei verschiedene Menschen vor, die eine lange Fahrt nach Italien vor sich haben. Der eine freut sich, kann es kaum erwarten, bis der Abfahrtstag da ist, der andere kann die Nächte davor nicht schlafen, ist nur noch nervös. Der eine denkt: «Endlich kann ich so lange Auto fahren, wie ich will, das macht Spaß!» Der andere denkt: «Hoffentlich passiert nichts! Werde ich die Fahrt ohne Unfall überstehen? Was mache ich, wenn ich eine Panne habe? Ich kann ja überhaupt kein Italienisch!» Eine der Hauptursachen für übermäßige Ängste ist die Art, wie wir bestimmte Ereignisse wahrnehmen und sie bewerten, meistens lassen sich dann verzerrte, negative Wahrnehmungs- und Denkmuster feststellen.

Jeder von uns hat z. B. schon Situationen erlebt, in denen Angstsymptome – wie Schwindel, Herzrasen oder der plötzliche Drang, zur Toilette zu gehen – auftraten. Aber welche Bedeutung solche Symptome bekommen, hängt sehr von unseren Gedanken und Wahrnehmungen ab. Der eine, der solche Symptome erlebt, sagt: «Das war blöd heute, mir war richtig schwindelig. Ich warte bis morgen und schlafe eine Nacht. Das wird schon wieder besser werden.» Der andere sagt: «Warum ist mir heute so schwindelig? Es gibt doch gar keinen Grund. Vielleicht habe ich einen Hirntumor? Vielleicht werde ich wegen dieses Schwindels nicht mehr Auto fahren können. Was passiert, wenn ich nicht mehr zur Arbeit fahren kann?»

Die erste Person wird am nächsten Tag eher keinen Schwindel mehr haben, die zweite wird sich und ihren Körper auch am nächsten Tag noch ängstlich beobachten, bei den geringsten Symptomen Angst haben. Wegen der Angst wird dann erneut Schwindel beim Autofahren auftreten und sich in den nächsten Wochen und Monaten vermutlich noch steigern. Die verzerrte Wahrnehmung bewahrheitet sich: eine sich selbst erfüllende Prophezeiung!

Solche meist nicht bewussten Bewertungen verursachen oft große Angst und auch Depressionen. Ein besonders beeindruckendes Beispiel für die schlimmen Folgen solcher Überzeugungen erzählte mir ein Fahrprüfer:

> Am Ende einer Prüfungsfahrt und nach der Besprechung des Prüfprotokolls bat der Prüfer eine junge Frau, Frau W., auszusteigen. Sie war jetzt bereits zum dritten Mal durch die Fahrprüfung gefallen. Sie blieb aber weinend sitzen und sagte schluchzend: «Ich steige nicht aus, bis ich meinen Führerschein habe. Ich bringe mich um, wenn ich keinen Führerschein bekomme. Mein Freund hat gesagt, er trennt sich von mir, wenn ich noch mal durch die Prüfung falle.» Erst nach einer halben Stunde guten Zuredens gelang es dem Prüfer, die Frau zum Aussteigen zu bewegen. Abschließend meinte er noch zu ihr: «Schicken Sie lieber Ihren Freund zum Teufel, dann bestehen Sie auch die Prüfung!» Ein halbes Jahr später bestand sie die Prüfung, sie war zu diesem Zeitpunkt schon einige Monate von ihrem Freund getrennt.

Stellen Sie sich vor, wie Sie Auto führen oder gar eine Prüfung bestehen sollten, wenn Sie sprichwörtlich um Ihr Leben fahren müssten! Frau W. hatte gleich mehrere falsche Überzeugungen: Sie könne ohne ihren Freund nicht leben, die Liebe hänge tatsächlich nur vom Führerschein ab und sie bekäme möglicherweise überhaupt nie mehr einen Freund.

Die Folgen falscher Wahrnehmungs- und Denkmuster sind oftmals verheerend. Man begegnet anderen Menschen ständig mit Angst und Vorsicht. Man schätzt viele Situationen als bedrohlich ein, die es in Wirklichkeit nicht sind. Das Verhalten, den Gesichtsausdruck anderer Menschen bezieht man auf sich selbst, bewertet sie als negativ, gefährlich und verhält sich misstrauisch und ablehnend. Das innere Bewertungssystem gaukelt einem ständig Gefahren vor, die es so nicht gibt. Die logischen Reaktionen der Umgebung, ebenfalls distanziert und ablehnend, bestätigen einen nur noch mehr in den eigenen verzerrten Annahmen. Fängt man dann auch noch an, diese vermeintlich bedrohlichen Situationen zu vermeiden, verfestigen sich diese unangemessenen Überzeugungen und damit die Angst noch weiter.

Es gibt mehrere Möglichkeiten, die falschen und unrealistischen Wahrnehmungs- und Denkmuster, die für die Entstehung von Ängsten mitverantwortlich sind, zu verändern. Die wichtigsten Punkte sind:

Die drei großen A: Akzeptanz, Alternativen, andere Bewertung

Warum ist Akzeptanz so wichtig?

Den meisten von uns ist es peinlich, wenn sie Angst zeigen, vor anderen weinen müssen oder Fehler machen. Je nach Vorerfahrung versuchen wir entsprechende Ereignisse zu vermeiden, bekämpfen diese Gefühle und wollen sie weghaben. Manchmal sind wir nur noch damit beschäftigt. Wir wollen jederzeit cool bleiben, souverän den Führerschein machen, das Autofahren beherrschen. Der Preis, den man zahlt, wenn man vor anderen keine Schwächen zeigen will, ist sehr hoch. Man muss seine vermeintlichen Fehler stets bekämpfen, hat zugleich die Garantie, dass man sich erst recht unsicher fühlt.

Werden wir selbst von anderen wegen unserer vermeintlichen Fehler verspottet, dann haben wir meist ein gesundes Empfinden dafür, dass dies nicht in Ordnung ist. Genauso wenig in Ordnung ist es aber, wenn wir uns selbst für Schwächen und Fehler verurteilen. Wir tun uns selbst dann das an, was wir bei anderen als falsch erkannt haben. Dabei ist die Wirkung solcher «Selbstbeschimpfungen» meist viel schlimmer und nachhaltiger. Anders gesagt: Seine vermeintlichen Schwächen kann man meist nicht abstellen, jeder macht Fehler, jeder hat seine kleinen oder größeren «Macken». Man kann aber etwas dafür tun, dass man sich nicht ständig dafür verurteilt und schämt. Das Zauberwort für eine dauerhafte Veränderung Ihrer Probleme heißt *Akzeptanz.*

Auf die verschiedenen Ängste beim Autofahren angewandt: Solange Sie innerlich dagegen ankämpfen, dass Sie Angst haben, werden Sie die Angst nicht verlieren. Solange Sie sich nicht erlauben können, Fehler zu machen – etwa den falschen Gang einlegen –, solange werden Sie erst recht Fehler machen. Wenn Ihr Fahrlehrer oder Ihr Partner Sie für Ihre Fahrkünste kritisiert und abwertet, heißt das nicht, dass Sie dasselbe tun müssen. Sie haben einen großen, wenn nicht den größten Schritt getan, wenn Sie sich erlauben, Angst zu haben, vor anderen zu schwitzen, wegen Übelkeit anzuhalten, notfalls auch durch die Prüfung zu fallen.

Alternativen gibt es immer

Frau Schweiger glaubt, solange ihr Mann neben ihr im Auto meckere, könne sie nie Auto fahren lernen. Frau Sorger glaubt, wenn sie eine Beule in ein anderes Auto fahre, komme Furchtbares auf sie zu. Herr Meiderling befürchtet, nachdem er einen Verkehrsunfall erlitten hat, das passiere erneut, wenn er wieder Auto führe. All diesen Menschen ist gemeinsam, dass sie meinen, keine Alternativen zu haben. Deswegen müssen sie sich dauernd mit Ärger oder Angst herumplagen. In allen Situationen, in denen wir Ärger oder Angst verspüren, ist es wichtig, zu fragen, welche alternativen Möglichkeiten wir haben, um den eigenen Zustand zu ändern. Was passiert wirklich, wenn dieses oder jenes eintritt? Ist man wirklich so hilflos diesen Situationen ausgeliefert, ist die Lage wirklich so aussichtslos, wie man glaubt? – Ein Beispiel, wie wichtig Alternativen sind:

> Frau Y. wurde mir in meine Praxis überwiesen. Sie litt unter starken Depressionen, u. a. sei die Beziehung zu ihrem Mann am Ende. Zu Hause und natürlich auch beim Autofahren versuche er ständig, Vorschriften zu machen. Es gebe oft Streit. Sie halte das nicht mehr aus, denke oft an Trennung. Alleine sein könne sie aber auch nicht. Es sei alles so aussichtslos. Ich fragte sie: «Wenn ich zaubern könnte und Ihnen drei Wünsche erfüllen würde, was wünschten Sie sich dann?» Ihr etwas überraschender Hauptwunsch war, eine Million Euro im Lotto zu gewinnen. «Was würde das denn für Sie bedeuten?» Sie antwortete: «Ich würde mir ein kleines Blumengeschäft aufbauen und wäre endlich unabhängig von meinem Mann.» «Würden Sie sich dann von ihm trennen?», fragte ich. Sie antwortete: «Nein, eigentlich liebe ich ihn, aber ich würde mir vielleicht mein eigenes Auto kaufen und könnte endlich öfter meine Schwester besuchen.»
>
> Ein Teil der Therapie bestand in der Nachfolgezeit darin, daran zu arbeiten, dass sie sich diese Wünsche erfüllen konnte – ohne die Million. Sie fand in einem Blumenladen eine Arbeit, die ihr gut gefiel, und lernte darüber eine nette Freundin

kennen. Ihr Mann beschrieb sie in einer gemeinsamen Sitzung als viel fröhlicher, entspannter und weniger «nörgelig» als zu Beginn. Beide berichteten, es käme kaum noch zu Streitereien.

Sobald man anfängt, nach Alternativen zu suchen, sieht die Welt wieder freundlicher aus. Die lähmende Hoffnungslosigkeit verschwindet, man wird wieder handlungsfähig und ist der Situation auf einmal nicht mehr ohnmächtig ausgeliefert. Alternativen zur Angst und zum Unglücklichsein gibt es genug.

Andere Bewertungen lernen

In der Fahrschule Pfister sollen zwei Fahrschüler heute zum ersten Mal seitliches Einparken lernen. Bei beiden misslingen die ersten Versuche komplett. Sie sind entweder zu weit vom Bordstein entfernt oder kommen völlig schräg in die Lücke. Sarah, die eine Fahrschülerin, denkt nach der Stunde: «Ich habe heute alles falsch gemacht, was denkt Herr Pfister von mir? Peinlich, peinlich! Wenn das so weitergeht, schaff ich die Fahrprüfung nie!» Sarah fühlt sich nach der Stunde niedergeschlagen und mutlos, in der nächsten Fahrstunde fährt sie unsicher. – Max, der andere Fahrschüler, denkt sich: «So ein Mist, Herr Pfister hätte mir das besser erklären können. Macht nichts, übe ich eben ein paar Mal mit meinem Kumpel Peter auf dem Übungsplatz. Das Fahren war heute wieder toll, ich freu mich schon auf mein erstes Auto!» Max hat die Geschichte mit dem Einparken beim Aussteigen schon fast vergessen, freut sich auf die nächste Fahrstunde. Er nimmt sich vor, Herrn Pfister noch einmal genau auszufragen, ob es Tricks gibt, wie das Einparken besser gelingen könnte.

Eine identische Situation, aber unterschiedliche Bewertungen und deswegen völlig unterschiedliche Gefühle. *Oft sind es nicht die Dinge und Situationen selbst, die uns ängstigen und aufregen, sondern die Gedanken, die wir darüber haben.*

Die folgende kleine Übung kann dabei helfen, unangemessene Gedanken zu überprüfen und zu lernen, realistische Gedanken dagegenzusetzen.

Übung: *Die Wahrheit von negativen Gedanken überprüfen – Situationen neu bewerten.* Diese Übung sollte man über einige Wochen durchführen und sich täglich zehn Minuten Zeit dafür nehmen. Verzerrte Denkmuster und negative Einstellungen werden oft von klein auf gelernt, zum Teil über schmerzliche Erfahrungen. Durch häufige Vermeidung wurde das entsprechende innerliche Bewertungssystem perfektioniert und verfestigt. Das lässt sich nicht einfach in ein oder zwei Stunden ablegen wie ein gebrauchtes Hemd. Die vorgeschlagene Übung nennt sich *Vierspaltentechnik.* Man notiert täglich entsprechende Situationen sowie Gedanken und Gefühle dazu, jeweils von A nach D. Unterteilen Sie dazu ein Blatt Papier in vier Spalten. Ganz links notieren Sie das betreffende Ereignis bzw. die Situation, daneben Ihre Gedanken dazu und schließlich, rechts, mögliche alternative Bewertungen oder Handlungsmöglichkeiten. Notieren Sie sich täglich etwa zwei bis drei Situationen, die Sie beim Autofahren geängstigt oder verunsichert haben. Es folgt ein Beispiel dafür, wie diese Übung aussehen könnte:

A. Situation/ Ereignis	**B. Gedanken**	**C. Gefühle**	**D. Realistische Gedanken, alternative Lösungen**
Fahre nach acht Jahren zum ersten Mal wieder im Auto. Versuch abgebrochen, Angst zu groß.	Das war ja alles schrecklich. Ich kann froh sein, dass ich keinen Unfall gebaut habe. Vielleicht kann ich einfach nicht Auto fahren.	Niedergeschlagen, ängstlich, mutlos, Bedürfnis, auch weiterhin das Autofahren zu vermeiden.	Es ist normal, nach so langer Zeit unsicher zu sein. Eigentlich war ich ganz schön mutig. Vielleicht habe ich mich etwas übernommen und mir zu viel zugemutet. Ich werde meine Freundin Anna fragen, ob sie mit mir auf den Verkehrsübungsplatz fährt!

Es ist sicher nicht ganz einfach, das für einen längeren Zeitraum durchzuhalten. Bedenken Sie: Erfolge stellen sich erst allmählich ein. Ich vergleiche das manchmal mit dem Erlernen einer Fremdsprache. Für viele Menschen ist dieses Umlernen tatsächlich ebenso mühsam, wie wenn man eine andere Sprache lernt. Seien Sie also nicht gleich entmutigt, wenn Sie diese «Sprache» nach einigen kurzen Versuchen nicht gleich beherrschen. Seien Sie nett und vor allem geduldig sich selbst gegenüber!

Sorgen- und Grübelkontrolle

Manche Menschen verbringen viel Zeit mit Grübeln: Vor der Fahrprüfung, in belastenden Lebenssituationen, vor längeren Autofahrten – besonders bei sozialen Ängsten und der generalisierten Angst. Dieses «Kopfradio» mit ständigen inneren Dialogen macht die Betroffenen mürbe und ängstlich.

Wenn man als Kind gelernt hat, dass alles, was man sagt, was man sich wünscht, abgewertet oder ignoriert wird, wird man irgendwann aufhören, sich zu äußern. Wenn es zur Bestrafung geführt hat, dass man widersprochen hat, wird man in Zukunft gar nichts mehr sagen. Aber man lernt zu grübeln, in der Hoffnung, doch Lösungen zu finden oder einem Konflikt aus dem Weg zu gehen. Irgendwann hat man dann vergessen, wie man handelt,

Wünsche äußert und dass man als erwachsener Mensch nicht mehr hilflos wie ein Kind ist.

Der Fahrlehrer lässt vielleicht während der Fahrstunde sein Radio mit Musik dudeln oder telefoniert ständig mit dem Handy. Sie fühlen sich gestört und abgelenkt. Lieber sagen Sie nichts, stattdessen sind Sie ärgerlich und grübeln später darüber nach. Falls Sie die Gedanken an eine bevorstehende Prüfung oder das, was Sie belastet, nicht aus dem Kopf kriegen, möchte ich Ihnen folgende Übung vorschlagen.

Tipp: *Grübelkontrolle.* Sollten Sie momentan viel grübeln, dann nehmen Sie sich täglich mindestens eine halbe Stunde zu einer festgesetzten Zeit, in der Sie ungestört sind, und setzen sich an einen Tisch. Vielleicht steht Ihnen eine längere Autofahrt bevor, die Sie beunruhigt und zum Grübeln bringt. Fangen Sie jetzt an, genauso darüber zu nachzugrübeln, wie Sie es sonst auch tun. Nehmen Sie sich für diesen Teil etwa 20 Minuten Zeit. Die letzten zehn Minuten benutzen Sie bitte dazu, um über mögliche Lösungen und Handlungsalternativen für Ihr Problem nachzudenken.

Natürlich wird diese Übung alleine nicht dazu führen, dass Sie mit dem Grübeln aufhören. Bitte führen Sie in den nächsten Wochen ein Vokabelheft oder einen kleinen Notizblock mit sich. Wann immer Sie sich dabei ertappen, in längere Grübeleien zu verfallen, machen Sie sich eine Notiz über das Thema und heben Sie Ihre Grübeleien für die dafür vorgesehenen zwanzig Minuten auf.

Der Trick bei dieser Übung ist: Sie fangen an, Ihre Grübeleien anfangs auf eine bestimmte Zeit zu reduzieren, übernehmen selbst die Kontrolle darüber und werden zukünftig nicht mehr so automatisch in diese Gewohnheit verfallen. Gleichzeitig beschäftigen Sie sich mit dem, was wirklich wichtig ist: Sie suchen nach Lösungen und Handlungsmöglichkeiten.

Tipp: *Grübelstopp.* Ziel dieser Übung ist es ebenfalls, Grübeleien und Erwartungsängste unter Kontrolle zu bringen. Sobald die negativen oder Angst erzeugenden Gedanken kommen, sagen Sie sich sofort innerlich stopp und stellen sich dann intensiv ein Stoppschild vor, auf dem das Wort stopp steht. Diese Gedankenunterbrechung und das energische stopp lassen sich z. B. noch dadurch unterstützen, dass Sie ein kleines Gummiband um das Handgelenk schmerzhaft schnalzen lassen. Wenn die negative Gedankenkette unterbrochen ist, atmen Sie einige Atemzüge wie bei der Entspannungsatmung (Kap. 3.9) beschrieben und versuchen sich dabei gleichzeitig etwas Neutrales oder Positives vorzustellen. Manchen Menschen mit starken Erwartungsängsten («Wird mir beim Fahren wieder übel werden?») kann diese Übung helfen.

Nächtliches Grübeln und Schlafstörungen

Viele Menschen, die unter starken Ängsten beim Autofahren leiden und entsprechend belastende Situationen zu bewältigen haben, z. B. eine längere Urlaubsfahrt, leiden auch unter nächtlichen Grübeleien und Schlafstörungen. Der Schlafmangel verstärkt dann die Empfindlichkeit und Anspannung noch mehr. Man gewöhnt sich daran, im Bett zu grübeln, und irgendwann beginnt die Grübelei sofort reflexartig, wenn man sich ins Bett legt. Das Bett sollte aber zum Schlafen und anderen angenehmen Tätigkeiten da sein und nicht zum Grübeln. Mit ein paar einfachen Maßnahmen können Sie lernen, dieses Problem auch ohne Schlafmittel zu kontrollieren:

1. Wenn Sie nach ca. zehn Minuten merken, dass Sie grübeln, statt einzuschlafen, stehen Sie sofort auf und ziehen sich an. Dann können Sie lesen, Hausarbeiten verrichten, Ihr Zimmer aufräumen oder fernsehen.

2. Sind Sie dann richtig müde geworden, gehen Sie wieder ins Bett. Wenn Sie nach zehn bis fünfzehn Minuten immer noch grübeln, stehen Sie wieder auf und verfahren wie unter Punkt eins.

3. Dieser Vorgang kann sich in den ersten Nächten mehrmals wiederholen, bis Sie wieder schlafen können. Stehen Sie bitte morgens genauso früh auf wie sonst.

4. Halten Sie in dieser Zeit, in der Sie sich wieder an einen ungestörten Schlaf gewöhnen wollen, keinen Mittagsschlaf. Legen Sie sich auch tagsüber nicht aufs Sofa. Der Körper holt sich dadurch vorab seine Erholung, Sie würden nachts wieder schlecht schlafen.

5. Es kann manchmal ein bis zwei Wochen dauern, bis Ihr Schlafreflex wieder funktioniert. Sie brauchen sich wegen eines vorübergehend stärkeren Schlafmangels nicht zu beunruhigen. Davon wird man nicht krank.

Eine einfachere Möglichkeit besteht darin, die Schlafdauer zunächst verkürzen (z. B. um 23 Uhr ins Bett zu gehen und um 4 Uhr wieder aufzustehen). Wenn sich dann der Schlaf wieder einstellt, kann die Zeitdauer sukzessive wieder erhöht werden. Auch hier gilt: absolutes Ruhe- und Schlafverbot am Tag und am Abend.

Ist Ihnen das alles zu viel? Bedenken Sie: Möglicherweise haben Sie bisher täglich und auch nachts stundenlang gegrübelt. Vorübergehend tun Sie es nur noch eine halbe Stunde lang oder nehmen einige Nächte Unannehmlichkeiten in Kauf, mit der Aussicht, Ihre Grübeleien zeitlich zu begrenzen, Ihre Ängste zu reduzieren und nachts wieder schlafen zu können.

3.6 Der Kopf als Simulator

Piloten werden während ihrer Ausbildung und später in ihrer Berufspraxis mehrmals jährlich im Flugsimulator mit allen erdenklichen Komplikationen und Notfallsituationen konfrontiert. Das Höhenruder klemmt, plötzlich treten heftige Turbulenzen auf oder ein Instrument zeigt falsche Werte an. Kürzlich habe ich ein Interview mit einem Piloten gelesen, der nach besonders schwierigen Situationen beim Fliegen gefragt wurde. Er berichtete von einem Flug, bei dem kurz nach dem Start ein Triebwerk ausgefallen war. Das Flugzeug musste wieder zum Flughafen zurückkehren. Dabei sei er völlig ruhig geblieben. Er führte dieses ruhige und besonnene Handeln vor allem auf sein ständiges Training im Simulator zurück. Das heißt, mögliche Schwierigkeiten werden nicht ausgeblendet, sondern zu Ende gedacht, entsprechende Bewältigungsstrategien werden überlegt und trainiert.

Leider gibt es für Fahrschüler und Autofahrer noch keinen entsprechenden technischen Simulator, den man jederzeit benutzen könnte. Dafür können sich Menschen bildliche, manchmal sehr lebhafte und realistische Vorstellungen von früheren und zukünftig möglichen Geschehnissen machen. Sportler etwa nutzen diese bildlichen Vorstellungen für die Vorbereitung optimaler Bewegungsabfolgen.

Autofahrer mit übermäßigen Ängsten erleben bestimmte Umstände beim Fahren mit der unbestimmten Befürchtung, es könnte etwas ganz Schlimmes passieren. Man reagiert mit Panik, denkt aber meistens die möglichen Geschehnisse nie realistisch zu Ende. Vielmehr werden verzweifelt (gedanklich) nur kurzfristige, äußere Möglichkeiten gesucht, wie man der Angst entrinnen könnte. Man hat keinen Blick mehr dafür, was tatsächlich passiert und was schlimmstenfalls passieren könnte, wenn die befürchtete Katastrophe einträte. Durch dieses ständige innerliche, gedankliche Flüchten und Vermeiden werden die vermutete Katastrophe und die Angst aber nur noch größer.

Statt innere Horrorfilme zu produzieren, wäre es sinnvoller, den Kopf, die eigene Vorstellungskraft wie einen Simulator zu benutzen, dabei die schwierigen Situationen realistisch zu Ende zu denken und sich entsprechende Lösungsmöglichkeiten zu überlegen. Man würde vielleicht auch lebensechte Ängste empfinden, könnte sich aber gleichzeitig innerlich damit konfrontieren. In aller Ruhe ließen sich dabei entsprechende Strategien ausdenken, wie den tatsächlichen und vermeintlichen Gefahren wirksam begegnet werden kann. Bestimmte Abläufe ließen sich, wie in einem inneren Film, immer durchspielen, üben. Auf diese Weise verändert sich dann auch die innere Einstellung: Man wird ruhiger, kann im Notfall überlegt handeln, wie ein Pilot, der ein regelmäßiges Simulatorentraining absolviert.

Das Befürchtete realistisch zu Ende denken

Es ist hilfreich, sich klar zu machen, was wirklich geschehen würde, wenn die befürchteten Ereignisse und Angstsymptome einträten. Was könnte passieren, wenn man die Fahrprüfung nicht besteht? Ist man tatsächlich ein solcher Versager, wie es im Moment erscheinen mag? Wird man von Freunden, Angehörigen wirklich gemieden und lächerlich gemacht? Wird man finanziell und nervlich so am Ende sein, dass man nie mehr eine zweite oder dritte Prüfung ablegen kann? Welche Folgen wird es haben, wenn man nach langer Fahrpause wieder fährt? Werden alle Passanten herschauen und einen auslachen, wenn man schief einparkt? Werde ich tatsächlich in Streitereien verwickelt, wenn ich etwas langsamer fahre als die anderen? Wie reagieren die Freunde oder Geschäftskollegen, wenn man bei einer Autofahrt wegen Übelkeit eine Pause machen will oder sich tatsächlich einmal erbrechen muss? Werden sie sich vor uns ekeln? Kann man sich danach auf der Arbeit nicht mehr blicken lassen? Wird man sogar den Arbeitsplatz verlieren? Diese Beispiele sind nicht weit hergeholt, sondern die beschriebenen Befürchtungen werden so und ähnlich von Patienten geäußert.

Realistisch zu Ende gedacht, sind die Verhältnisse anders, als man denkt. Selbst wenn es tatsächlich einmal richtig schlimm kommen sollte, gibt es immer noch genug mögliche Alternativen. Falls die Fahrprüfung schiefgegangen ist: Man könnte die nächsten Fahrstunden und Prüfungen ohne das Wissen von Freunden und Angehörigen durchführen – das ist häufig sowieso ratsam. Man könnte im Laufe der Monate wieder genügend Geld sammeln, um weitere Fahrstunden und eine weitere Prüfung möglich zu machen. Falls man tatsächlich lächerlich gemacht wird: Wäre es gut, solche «Freunde» zu haben?

Und wenn Sie nun doch wieder nicht die Fahrprüfung bestehen, zum wiederholten Male Fehler beim Autofahren machen oder auch weiterhin mit Übelkeit im Auto rechnen müssen? Das Leben ist damit nicht zu Ende, der Schrecken beruht nur auf den eigenen verzerrten Zuschreibungen. Ihr Wert als Person ist nicht von einem Führerschein abhängig und nicht davon, ob Ihnen beim Autofahren schwindelig oder übel wird oder nicht – das wissen auch Ihre Freunde und Angehörigen.

Für viele schlimme Angstvorstellungen und vermeintliche Katastrophen gibt es überraschende Lösungen und Handlungsmöglichkeiten; die ergeben sich aber erst dann, wenn man diese Vorstellungen nüchtern zu Ende denkt.

Konfrontation in der Vorstellung

Unser inneres «Kopfkino» produziert laufend innere Bilder und Filme, die oft die gleichen Gefühle erzeugen wie das Erleben realer Situationen: Wir schmunzeln innerlich, freuen uns, werden traurig, ängstlich oder geraten in Wut. Bei manchen Menschen geht das so weit, dass sich ihr Leben überwiegend im Kopf abspielt, die Realität wird erst gar nicht mehr überprüft. Unser Gehirn unterscheidet dabei oft nicht zwischen Vergangenheit und Gegenwart, zwischen unseren Vorstellungen und tatsächlichen Gefahrensituationen – die Verarbeitung erfolgt in den nahezu gleichen Hirnarealen. Das bedeutet, dass der Körper auf Vorstellungen genauso mit körperlichen Angstsymptomen reagieren kann wie auf reale Erlebnisse.

Diese lebens- und gefühlsechten Vorstellungen und Bilder in unserem Kopf lassen sich bewusst für die Bewältigung von Ängsten beim Autofahren einsetzen. Hier ist eine reale Konfrontation manchmal schwierig, etwa bei Menschen, die u. a. panische Angst vor Staus auf der Autobahn haben oder abwertende Reaktionen ihrer Beifahrer fürchten (die nur selten eintreten). Situationen sind ja oft nur in der eigenen Vorstellung so Furcht erregend. Genau damit, mit den gefürchteten Geschehnissen, sollte man sich aber konfrontieren; in unseren inneren Filmen, mit echten Angstgefühlen, ist dies auch ohne weiteres möglich. Im Ergebnis führt dies tatsächlich meistens zu den gleichen Effekten wie bei einer Konfrontation in der Realität. Schwierige und bislang gemiedene Situationen können besser bewältigt werden, Ängste verringern sich.

Wir können die notwendige Konfrontation mit der uns ängstigenden Situation gedanklich wie einen Film abspielen. Das heißt, man stellt sich die entsprechenden Szenen mit allen möglichen schlimmen Folgen vor, lässt diesen inneren Film immer wieder ablaufen – so lange und so oft, bis die betreffenden Vorstellungen als lächerlich erscheinen oder eine Gewöhnung eintritt und die Angst nachlässt. Dieser innere Ablauf sollte von Gedanken und Erinnerungen an die eigenen Stärken und Bewältigungsmöglichkeiten unterstützt werden, Gedanken, die – zunächst in der Vorstellung – helfen können, die Gefahr und die Angst besser zu bewältigen. Eine Hilfe kann dabei sein, wenn man versucht, sich an schwierige Situationen in der Vergangenheit zu erinnern, die man selbstsicher und gelassen gemeistert hat. Der Vorteil der Konfrontation in der Vorstellung ist, dass man die Bewältigung von schwierigen Situationen und Ängsten völlig ohne Gefahr simulieren kann.

Herr K. berichtete mir, er leide häufig unter Angst vor Übelkeit, besonders in Restaurants und bei Autofahrten zusammen mit anderen Menschen: Er fürchte, ihm könne schlecht werden und er müsse sich plötzlich in Gegenwart andere Menschen bzw. von Mitfahrern erbrechen. Dienstfahrten für seine Firma versuche

er unter Vorwänden alleine zu machen. Die geplante Urlaubsfahrt mit seiner Familie hätte er am liebsten abgesagt.
Ihm wurde die Übung «Das Schlimmste annehmen» vorgeschlagen, die er dann auch zu Hause mehrfach durchführte. Er stellte sich dabei vor, wie er sich plötzlich im Auto erbrechen musste, dabei das neue Kleid seiner Frau beschmutzte, wie dann die ganze Familie böse auf ihn war und nicht mehr in den Urlaub fahren wollte. Nach einigen gedanklichen «Durchgängen» wurde seine Angst weniger, und schließlich fand er das Ganze lächerlich. «Meine Frau und meine Kinder würden niemals so reagieren. Vermutlich würden sie sich Sorgen machen. Unangenehm wäre mir nur das stinkende Auto.» Gleichzeitig stellte er fest, dass er selbst viele Möglichkeiten hatte, mögliche Probleme zu bewältigen. Zum Beispiel fiel ihm ein, dass er sich trotz seiner Übelkeit noch nie im Auto erbrochen hatte. Außerdem könne er die entsprechenden Anzeichen einige Minuten vorher bemerken, das würde reichen, um rechtzeitig irgendwo kurz anzuhalten. Notfalls könne er ja immer eine Plastiktüte und Erfrischungstücher mitnehmen.

Diese Übung funktioniert nicht, wenn Sie sich diese Vorstellungen nur kurz machen und wieder abbrechen, falls die Angst Sie überfällt! Manchmal funktioniert diese Übung auch nicht, wenn Sie unter sehr starken Ängsten leiden und noch wenig über die wirklichen Ursachen Ihrer Angst wissen. Es kann dann sinnvoll und notwendig sein, im Rahmen einer Verhaltenstherapie zusätzlich den Kern und die Ursachen Ihrer Ängste herauszufinden.

3.7 Belastungssituationen im Alltag

Eine unglückliche Beziehung, Ärger im Betrieb, finanzielle Sorgen oder schwerwiegende Erkrankungen können zu Depressionen, Angst und damit zu einem chronisch erhöhten Spannungsniveau führen. Manchmal genügen dann relativ harmlose und alltägliche Geschehnisse als *Auslöser,* um eine Angstspirale in Gang zu setzen. Der berühmte Tropfen, der das Fass zum Überlaufen bringt: ein Streit bei der Urlaubsfahrt an einem heißen Tag, zu wenig Schlaf und dann noch der plötzliche Stau an einem großen Autobahnkreuz. Plötzlich kommen die ersten Paniksymptome, Schweißausbrüche, Herzrasen, Schwindelgefühle und das Gefühl der Ohnmacht, weil man hilflos feststeckt. Diese Ängste setzen sich fest, wenn in der Folgezeit solche Situationen vermieden werden.

Frau L. litt unter Panik und starken Schwindelgefühlen, beim Autofahren und in vielen anderen Situationen. Die Praxis konnte sie anfangs nur in Begleitung aufsuchen. Die Diagnose lautete: Panikstörung und Agoraphobie. Im Verlauf der Therapie und vielen Konfrontationsübungen, die sie gewissenhaft durchführte, konnte sie dann wieder im weiteren Umkreis ihrer Heimatstadt Auto fahren. Trotzdem gab es immer wieder Rückfälle. Nach einer längeren Kur berichtete sie

freudestrahlend, sie fühle sich wohl, sämtliche Angstsymptome seien verschwunden. Nach einigen Wochen fing wieder alles von vorne an, die ersten Schwindelgefühle kamen, sie ärgerte sich über die Schwiegereltern, fühlte sich von ihrem Mann vernachlässigt und putzte sehr viel.
In der Kur hatte sie dagegen die Erfahrung gemacht, wie gut es tat, wieder mehr an sich selbst zu denken, war spazieren gegangen oder hatte oft stundenlang gelesen und viel mit anderen Frauen geredet.
Ihr Alltag war bestimmt von Arbeit, Stress und Ärger, die Familie hatte Schulden, die Schwiegermutter redete ihr ständig rein, und ihr Mann kam meist erst spät von der Arbeit nach Hause. Eigentlich waren ihre familiären Probleme schon zu Beginn der Therapie deutlich geworden, nur hatte sie diese in ihrer Wirkung auf ihre Angstsymptome völlig unterschätzt.
In der weiteren Therapie konnte Frau L. dann lernen, die belastenden und Stress auslösenden Verhältnisse in ihrem Alltag zu ändern, mehr an sich selbst zu denken und die Beziehung zu ihrem Mann zu verbessern. Die Panik- und Schwindelzustände verschwanden schließlich.

So wie Frau L. geht es zahlreichen meiner Patienten. Und natürlich wirken sich solche manchmal chronischen Belastungs- und Stress-Situationen auch auf Ängste beim Autofahren aus. Oftmals sind diese Belastungen die Auslöser für den Beginn krankhafter Ängste.

Zum Beispiel kam vor Jahren ein Patient zu mir, der selten zuvor in seinem Leben unter Angst gelitten hatte. Er berichtete, sein kleiner Betrieb stünde kurz vor der Insolvenz, und zudem ärgere er sich häufig über seine Mutter, die ihm ständig Vorhaltungen und ein schlechtes Gewissen mache.
Nachdem er an einem Abend mit ihr am Telefon einen heftigen Streit hatte, fuhr er am nächsten Tag, schuldbewusst und wütend, zum wöchentlichen Pflichtbesuch bei der Mutter. Auf der Autobahn überfielen ihn dann plötzlich heftige Schwindelattacken. Er nahm die nächste Ausfahrt und fuhr auf kleinen Straßen wieder zurück. Er suchte beunruhigt nach Ursachen für seinen Schwindel, dabei kam ihm in den Sinn, dass sein Vater Jahre zuvor an einem Hirnschlag gestorben war. Damit begann ein Teufelskreis aus verzerrter Wahrnehmung, Flüchten, Vermeiden und immer stärkeren Angstsymptomen. Besonders sein Radius beim Autofahren schränkte sich nach kurzer Zeit stark ein.

Solche Zustände können sich erst dann wieder grundlegend verändern, wenn die Betroffenen aktiv werden und diese Belastungen verändern oder einen anderen Umgang damit lernen.

3.8 Eigene Stärken und Erfolge

Ich gebe hier einen kurzen Auszug aus einem Interview mit einer Fahrlehrerin wieder, die Seminare für angstfreies Fahren anbietet: «Warum eignen sich die meisten ‹normalen› Fahrschulen nicht für Fahrphobiker?» Antwort: «Oft versuchen es Betroffene dort zuerst mit drei, vier Fahrstunden zur Auffrischung. Doch es ändert sich kaum was ... Der Knackpunkt liegt bei Angstpatienten auf der Bestärkung, dem Mutmachen. Fahrlehrer sind darauf ausgerichtet, ihre Schüler durch die Prüfung zu bringen ... müssen ihnen Fehler und Lücken aufzeigen. Also betonen sie, was die Person nicht kann. Ich stelle heraus, was sie kann bzw. schon einmal konnte.» [31]

Diese Fahrlehrerin (die auch Psychologin ist) hat recht – allerdings meine ich, dass auch normale Fahrlehrer oder später Beifahrer nicht zwangsläufig nur Fehler und Lücken aufzeigen müssen. Auch in einer normalen Fahrschule kann man vorzugsweise auf Gelungenes hinweisen und die Fahrschüler ermutigen.

Allerdings fällt es manchen Menschen *selbst* auch schwer, sich mit dem zu beschäftigen, was sie gut können und wo sie schwierige Situationen erfolgreich gemeistert haben.

Eine Freundin von mir hat vor einiger Zeit den Führerschein gemacht, mit 47 Jahren. Nach einer ihrer Fahrstunden trafen wir uns im Café. Sie kam etwas verschwitzt und mit rotem Kopf an und erzählte mir dann, das Fahren bereite ihr große Probleme. Sie habe das Gefühl, sie kapiere manche Sachen zu langsam, mache dauernd Fehler. Irgendwann fragte ich sie, ob sie in ihrem Alltag mit Fehlern manchmal auch gelassen umgehe. Sie überlegte kurz, ihr Gesicht wurde fröhlicher, und dann meinte sie: «Sicher, eine ganze Menge. Zum Beispiel wenn ich E-Mails an Bekannte und Freundinnen schreibe, ist es mir egal, ob da Rechtschreibfehler drin sind. Oder wenn ich koche, und meiner Familie schmeckt es nicht, das ist mir egal. Dann kriegen sie eben das nächste Mal eine Fertigpizza.» «Was ist denn da anders als beim Autofahren?», fragte ich. «Wenn du mit dieser Einstellung fahren lernen könntest, würdest du sicher nicht so ins Schwitzen kommen.» Sie dachte nach: «Der Unterschied ist eigentlich nur der, dass ich mir bei Menschen, die mir vertraut sind, Fehler zugestehen kann.» Das war eine Stärke von ihr, sie musste nur lernen, sie auch auf andere Situationen zu übertragen.

Wenn Sie bestimmte Ängste beim Autofahren haben, sollten Sie sich – nicht nur nebenbei – mit Ihren Stärken und Ihren Erfolgen beschäftigen. Ihnen wird vielleicht bewusst werden, was Sie bereits in Ihrem Leben und auch in Ihrem Alltag hervorragend meistern. Menschen mit ganz speziellen,

31 Bäricke 2006, S. 10.

übermäßigen Ängsten sind nicht unbedingt und grundsätzlich ängstlicher als andere Menschen. Sie fahren Motorrad, halten Reden, springen mit dem Fallschirm aus dem Flugzeug oder treten mutig für ihre Kinder ein.

Fragen Sie sich, was Sie in Situationen, die sie gut meistern, anders machen. Was denken Sie dabei? Welche besonderen Fähigkeiten haben Sie? Wenn Sie nur genau darüber nachdenken, fallen Ihnen vielleicht einige oder sogar viele Situationen ein, in denen Sie völlig gesund und selbstbewusst reagieren. Versuchen Sie, solche Situationen alleine oder im Gespräch mit Freunden daraufhin zu analysieren, was die Gründe für Ihre Selbstsicherheit und das Gelingen waren. Oft lassen sich diese Fähigkeiten und Erkenntnisse auf die Situationen übertragen, die Sie ängstigen.

Menschen mit einem geringen Selbstwertgefühl ist es meist peinlich und unangenehm, sich selbst zu loben, die eigenen Fähigkeiten und Gelungenes vor sich selbst hervorzuheben und sie anderen mitzuteilen. Eigenlob gilt als Tabu. Selbstsicherheit, die Anerkennung eigener Erfolge und Fähigkeiten, wird mit Angeberei und Peinlichkeit gleichgesetzt: «Eigenlob stinkt.» «Im Stillen positiv über sich selbst zu denken kann dabei als genauso unangenehm empfunden werden wie die Vorstellung … auf einem Marktplatz … die eigenen Vorzüge in die ganze Welt hinauszuposaunen.»[32]

Im Folgenden werden einige Möglichkeiten beschrieben, wie Sie eigene Stärken und Erfolge deutlicher wahrnehmen und damit die eigene Selbstachtung und Selbstsicherheit verbessern können:

Hilfreiche Fragen[33]

- Was gefällt mir an mir?
- Was mögen oder schätzen andere an mir?
- Was schätze ich an anderen, was ich selbst habe?
- Welche Stärken, Fähigkeiten und Begabungen habe ich?
- Welche Schwierigkeiten habe ich in meinem Leben gemeistert?
- Welche Fähigkeiten habe ich, um schwierige Situationen zu bewältigen?
- Wie verhalte ich mich bei Missgeschicken von Freunden?

32 Fennell 2005, S. 138.
33 Ebd., S. 142.

Anderen von Erfolgen berichten

Diese Übung fällt vielen, vor allem selbstunsicheren Menschen, besonders schwer. Für manche bedeutet sie fast schon eine Art Angstkonfrontation. Sie könnten mit Freunden, mit Ihrem Partner oder mit Ihrer Familie vereinbaren, dass Sie täglich von Ihren Erfolgen beim Fahren berichten bzw. sich danach fragen lassen. Zum Beispiel: «Heute habe ich meinem Fahrlehrer gesagt, er soll mir bitte nach jeder Fahrstunde sagen, was ich richtig gemacht habe und schon kann.» Oder: «Heute bin ich eine ganz andere Strecke zur Stadt gefahren, obwohl ich erst seit zwei Wochen alleine fahre.» Oder: «Ich bin heute zum ersten Mal wieder an der Stelle vorbeigefahren, an der mein Unfall passiert ist.» – Diese Übung kann auch gut gegen soziale Ängste eingesetzt werden und die in Kapitel 4.2 beschriebenen Übungen ergänzen.

Mut- und Erfolgstagebuch

Besorgen Sie sich ein kleines Notizbuch und notieren Sie jeden Abend Ihre Erfolge sowie Situationen, die Sie trotz Schwierigkeiten durchgehalten oder bewältigt haben. Zum Beispiel: «Habe mich wieder ins Auto gesetzt, obwohl mir dabei in letzter Zeit immer übel geworden ist.» Oder: «Bin selbst Auto gefahren, obwohl ich weiß, dass mein Mann dabei völlig verkrampft.» Oder: «Heute hat in der Fahrschule das Anfahren immer richtig gut geklappt, und über die paar anderen Fehler habe ich mich überhaupt nicht aufgeregt. Habe sogar noch eine lustige Bemerkung dem Fahrlehrer gegenüber gemacht.» Oder: «Ich bin zwar nur um den Block gefahren, habe mich aber trotz meiner Angst ins Auto gesetzt.»

Sich Erfolgserlebnisse verschaffen

Wie wichtig der Spaß, die Freude und Erfolgserlebnisse beim Lernen sind, muss nicht mehr betont werden. Sie können diesen Zustand durch einige einfache Maßnahmen fördern. Planen Sie z. B. bei Übungen und Aufgaben zunächst kleine Schritte ein, die Sie bewältigen können. Falls Sie eine Begleitung dabei brauchen, nehmen Sie unbedingt nur eine Freundin bzw. einen Freund oder einen Fahrlehrer zu Hilfe, die ruhig sind, die viel Verständnis haben und zuallererst Ihre Fortschritte bemerken. Überlegen Sie selbst, wo Sie sich – trotz Ihrer Angst – beim Autofahren sicher und wohl fühlen könnten. Schließen Sie z. B. notwendige Konfrontationsübungen eher mit Fahrten ab, die sicher gelingen.

Positive Erlebnisse übertragen

Versuchen Sie, sich an Situationen in Ihrem Leben zu erinnern, in denen Sie mutig waren, in denen Ihnen etwas gut gelungen ist oder in denen Sie gelassen und verständnisvoll sich selbst gegenüber reagiert haben, obwohl etwas nicht so gut gelungen ist. Stellen Sie sich diese Situationen so intensiv wie möglich vor. An welche Bilder und Szenen erinnern Sie sich? Wie haben Sie sich dabei gefühlt? Welche besonderen Fähigkeiten hatten Sie in diesen Situationen? Was hat Ihnen geholfen, diese Situationen zu meistern oder so zu sein? Sobald Sie bei dieser Erinnerung angenehme und positive Gefühle spüren, versuchen Sie diese Situation mit einem charakteristischen Merkmal zu verbinden – das kann eine Farbe, eine bestimmte Körperhaltung, eine Bewegung oder ein bestimmter Satz sein, der zu dieser positiven Situation passt. Sie können sich auch ein kleines Erinnerungszeichen suchen oder herstellen, das Sie überall mitführen können: Das kann ein farbiger Punkt auf dem Fingernagel sein oder ein kleiner Stein, den Sie in der Tasche tragen – von einem Badeurlaub am Meer. Versuchen Sie in Ihrer Vorstellung diese Fähigkeiten und Umstände auf für Sie schwierige Situationen beim Autofahren zu übertragen. Wann und wo – z. B. beim Autofahren – wäre es sinnvoll, sich genau so zu fühlen und zu verhalten? Stellen Sie sich vor, wie Sie diese neuen Situationen meistern werden und welche Fähigkeit Sie brauchen, die Ihnen und anderen vielleicht schon oft im Leben geholfen hat. Dieses Bild der Stärke von sich selbst können Sie sich dann immer wieder bei Bedarf vorstellen, vielleicht vor dem Fahren oder in kleinen Pausen.

Sich selbst verstärken

Für jedes kleine erreichte Ziel, für jede Bewältigung einer Angstsituation, für alles, was Ihnen als gelungen erscheint, könnten Sie sich täglich jeweils kleine Klebepunkte (Herzchen, Smilies) in Ihren Kalender oder auf ein gesondertes Blatt kleben. Für zehn Smilies gibt es dann eine Belohnung, z. B. ein schönes Abendessen mit Ihrer Liebsten oder Ihrem Liebsten, ein schönes Buch, eine spannende DVD. Für 100 Punkte könnte es dann ein Wochenendausflug sein. Wie viele Punkte Sie sich für eine gelungene Situation geben, um sich selbst zu verstärken, müssen Sie selbst bestimmen. Falls Ihnen Klebepunkte nicht behagen, belohnen Sie sich doch sofort nach jeder Situation: mit einer Blume, einem Eis, einem netten Besuch bei einer Freundin, mit einer kleinen Anschaffung für Ihr Hobby. Falls Ihnen das als zu lächerlich erscheint, bedenken Sie bitte Folgendes: Bisher haben Sie sich vermutlich überwiegend nur selbst kritisiert. Manche Übung, die Sie mit oder ohne Auto gemeistert haben, ist für Sie vielleicht so gewesen wie für andere ein erstmaliger Sprung mit dem Fallschirm oder das Anfassen einer Schlange. Da darf man sich ruhig belohnen.

3.9 Schnelle Hilfe für Angstmomente

Sie fühlen sich während des Fahrens supernervös? Sie fürchten sich vor Ihrer Fahrprüfung, sind während der Fahrstunden oft aufgeregt, haben schweißnasse Hände? Sie fahren nach langer Zeit wieder Auto und sind total gestresst? Sie leiden unter Panik und Schwindelgefühlen, besonders wenn Sie sich auf der Autobahn oder weit weg von zu Hause befinden? Dann können Ihnen die Vorschläge in diesem Kapitel eine gute Hilfe sein, Ihre Stressgefühle und die damit verbundenen Körpersymptome zu mildern.

Die Vorschläge hier sind so gehalten, dass sie leicht durchzuführen sind und zum Teil unauffällig – nicht nur zu Hause, sondern in der Öffentlichkeit, auch im Auto – angewendet werden können. Vor und in schwierigen Situationen können diese Übungen dann erheblich zur Beruhigung und Angstminderung beitragen.

Die Atmung bei Angst

Erinnern Sie sich noch an das Anfangskapitel? Wenn man gestresst oder in Angst ist, werden Stresshormone im Körper freigesetzt, die den Körper und die Sinne sofort auf «volle Leistung» bringen. Dies führt u. a. zu einer Schreckatmung; manche Menschen atmen dabei schnell und flach, manche halten unbewusst die Luft an, atmen kurzzeitig gar nicht mehr weiter. Hält die Stress-Situation an, atmet man mit angespanntem Brustkorb weiter, dieser ist dann wie ein aufgeblasener Luftballon; dabei wird der Brustkorb gedehnt und das Zwerchfell nach unten gedrückt.[34] Wenn die Panik sehr groß ist, kann es zu einer schnellen, «hechelnden» Atmung kommen, der sogenannten *Hyperventilation.*

Durch diese Schreckatmung wird vermehrt Kohlendioxid abgeatmet, was kurzfristig zu (ungefährlichen) Veränderungen im Blut führt, die u. a. die Muskelverspannungen noch verstärken. Je nach Heftigkeit der Atmung hat das dann subjektiv beängstigende Symptome zur Folge: Die Muskeln verkrampfen sich, einem wird schwindelig, die Brust kann sich beengt anfühlen. Durch den Druck des Zwerchfells und durch die Schwindelgefühle kann Übelkeit entstehen, besonders dann, wenn die Stressgefühle und die Angst

34 Lieb & Pein 2001, S. 99.

fortbestehen. Der Hals erscheint wie eingeschnürt, und im Extremfall fühlen sich die Füße und Hände wie taub an, kribbeln oder verkrampfen sich sogar. Dieser Vorgang läuft automatisch, unbewusst ab, steigert aber die Angst vor den entsprechenden Situationen noch mehr.

Alle diese Symptome sind zwar ungefährlich, werden subjektiv aber oft als äußerst bedrohlich empfunden. Auch wenn manche das befürchten: Man kann bei einer Schreckatmung eigentlich nicht ohnmächtig werden. Im Gegenteil: Der Körper reagiert gesund, das Stress-System funktioniert hervorragend. Man hat einfach nur Angst oder Panik.

Aufgrund der Schreckatmung und der Verspannung der Muskeln entsteht subjektiv das Gefühl von Luftnot. Was liegt also näher, als einige Male tief durchzuatmen? Viele der Betroffenen haben zudem den Drang, an die frische Luft zu gehen, mitbedingt durch ihren Fluchtreflex. Obwohl es so nahe zu liegen scheint: Sie sollten diesen Reflexen – zu flüchten und tief einzuatmen – nicht nachgeben. Das vermehrte oder tiefe Einatmen bewirkt genau das Gegenteil dessen, was beabsichtigt ist: Es verstärkt das Gefühl der Luftnot, die Schwindelgefühle und damit auch die Panik. Die Wirkung auf die Panik ist so ähnlich, wie wenn man ein Feuer löschen will und dabei Fenster und Türen öffnet. Dagegen wird durch eine vermehrte Ausatmung der Kohlendioxidgehalt im Blut wieder erhöht, die Atmung normalisiert sich, der Schwindel, die Muskelanspannung und mögliche Taubheitsgefühle werden weniger oder verschwinden wieder.

Ängste, insbesondere Panikattacken und Übelkeit werden nach meiner Erfahrung sehr häufig über die Schreckatmung gesteuert und verstärkt.

Wer Angst vor der Fahrprüfung oder vor der Fahrt in einem Auto hat, dem nützt dieses Wissen alleine natürlich nichts. Er will ja ruhiger werden und diese lästigen Symptome loswerden. Es gibt zwar einige Mittel gegen die Folgen dieser Schreckatmung, diese sind aber beim Autofahren untauglich. Beispielsweise wurde Panikpatienten früher vorgeschlagen, sie sollten sich bei Panik eine Plastiktüte vor den Mund halten und dann in die Tüte hinein ein- und ausatmen. Dadurch wird der Kohlendioxidgehalt im Blut wieder erhöht, die Atmung normalisiert sich, der Schwindel, die Muskelanspannung und mögliche Taubheitsgefühle werden weniger. Es ist klar, dass dies kein Rezept ist, das *beim* Autofahren funktionieren kann. Dasselbe gilt für das Atmen in die geschlossenen, hohlen Hände, wie es in manchen Stresskursen vorgeschlagen wird: Beim Fahren macht sich das nicht so gut!

Glücklicherweise gibt es einfachere Möglichkeiten. Im Folgenden zeige ich Ihnen eine kleine Atemübung, die sehr hilfreich ist und die Sie unauffällig in fast jeder Lebenslage anwenden können, auch beim Autofahren!

Übung
Beruhigende Atmung

Das Ziel dieser Übung ist es, in Angstsituationen wieder ruhiger atmen zu können. Das erreichen Sie am besten, wenn Sie sich auf das Ausatmen konzentrieren. Sie sollten die Übung über einige Wochen etwa dreimal täglich und für jeweils einige Minuten durchführen, bevor Sie sie in Stresssituationen anwenden. Sie müssen sich zuerst mit dieser Art der Atmung gut vertraut machen, und zudem sollen Sie dabei herausfinden, welcher Atemrhythmus Ihnen persönlich angenehm ist. Menschen atmen von Natur aus unterschiedlich, manche langsamer, manche schneller.

Suchen Sie sich eine bequeme Sitzgelegenheit (Sie können sich auch hinlegen). Sie können diese Übung im Zug, während einer kurzen Pause im Büro, auf einer Parkbank oder vor dem Fernseher durchführen. Sie sollten nur darauf achten, dass Sie sich einige Minuten auf Ihre Atmung konzentrieren können.

Legen Sie die Hände mit den Handinnenflächen auf Ihren Bauch. Damit können Sie Ihre Atmung anfangs unterstützen, später brauchen Sie das nicht mehr. Als Nächstes beginnen Sie mit dem Einatmen (das muss nicht sehr tief sein!) und zählen dabei innerlich langsam bis zwei. Danach atmen Sie wieder aus, unterstützen die Atmung mit einem sanften Druck der Hände und zählen dabei bis vier, lassen dabei das Ausatmen ausklingen. Danach atmen Sie wieder ein, zählen dabei bis zwei und atmen bis vier aus, usw. Wiederholen Sie diese Art der Atmung einige Minuten und versuchen Sie dabei, den für Sie angenehmsten Atemrhythmus zu finden, die Ausatmung kann manchmal etwas kürzer (nur bis drei zählen) oder länger sein (noch eine kleine Pause anhängen).

Wenn Sie diese Übung gut beherrschen, brauchen Sie natürlich nicht mehr zu zählen, nur sollte das Ausatmen ungefähr doppelt so lange dauern wie das Einatmen.

Wenn Sie fleißig geübt haben und diese Atmung fast schon automatisch beherrschen, können Sie anfangen, sie auch beim Fahren bzw. vor und in Situationen anzuwenden, die Ihnen Stress oder Angst bereiten. Zum Beispiel können Sie in der beschriebenen Weise einige Züge atmen, wenn Sie an einer Ampel stehen. Haben Sie eine besonders schwierige und stressvolle Verkehrssituation überstanden, dann könnten Sie kurz am Straßenrand anhalten und diese Übung durchführen. Sind Sie zum ersten Mal alleine mit dem Auto auf der Autobahn unterwegs und sind immer noch schrecklich nervös? Halten Sie auf dem nächsten Parkplatz an und machen Sie für einige Minuten diese Übung, eventuell in Kombination mit der im Folgenden beschriebenen Übung zur Muskelentspannung. Wenn Sie mehr Routine haben, wird Ihnen diese Art der Atmung zwischendurch auch beim Fahren gelingen, *ohne* dass Ihre Aufmerksamkeit und Konzentration beansprucht und Sie vom

Verkehr abgelenkt werden. Es wird Sie bei Spannungen wieder etwas ins Lot bringen und Ihren Körper beruhigen.

Übung
Kurzentspannung der Muskeln

Vom autogenen Training haben die meisten von Ihnen sicher schon gehört. Es dauert aber längere Zeit, es zu erlernen, und es ist für eine Kurzentspannung im Auto nicht praktikabel. Ich möchte hier die Kurzform einer anderen Methode vorstellen. Sie nennt sich «progressive Muskelrelaxation». Ich werde hier der Einfachheit halber von *Muskelentspannung* reden.

Bei Angst und bei Stress spannen wir unwillkürlich die Muskeln an, wie ein Tier vor dem Sprung und bei Gefahr. Wenn Sorgen und Ängste zur Dauerbelastung werden, verbleiben wir meist unbewusst, in einem Dauerzustand der Muskelanspannung und -verspannung. Besonders spürbar wird das für viele Menschen im Schulter- und Nackenbereich. Sie leiden dann wegen dieser Daueranspannung etwa unter Kopfschmerzen oder sind wegen Ihrer Rückenschmerzen Dauergast beim Orthopäden.

Die folgende Übung hilft, die Muskelverspannung zeitweise zu vermindern, und sie hilft zugleich gegen die Angst – Entspannung verträgt sich schlecht mit Angst. Für diese Übung gilt das Gleiche wie bei der Atemübung: Üben Sie täglich, bis Sie diese nach einigen Wochen gut beherrschen. Dann können Sie sie anwenden, wann immer Sie sich angespannt oder im Stress fühlen. Sie können diese Übung im Stehen, im Sitzen oder im Liegen durchführen.

Versuchen Sie, möglichst viele Muskelpartien gleichzeitig und so stark wie möglich anzuspannen: Die Hände zu Fäusten ballen, die Ellbogen anwinkeln, die Unter- und Oberarme anspannen, die Schultern hochziehen, die Zähne und die Kiefer aufeinanderpressen, die Bauchmuskeln hart machen und die Ober- und Unterschenkel anspannen. Dabei atmen Sie ein, halten die Atmung an und bleiben für einige Sekunden in dieser Muskelanspannung. Dann lassen Sie langsam alle Muskelpartien locker, entspannen und atmen gleichzeitig langsam aus, zählen am Schluss noch eine kleine Pause dazu. Das Ganze wiederholen Sie dreimal und üben es mehrmals am Tag.

Sie können diese Muskelanspannung und -entspannung in kurzen Pausen beim Autofahren anwenden, bei einem kurzen Halt an der Ampel, im Stau oder auf einem Parkplatz. Falls Ihnen diese Übung hilft, können Sie sie noch erweitern und vertiefen. Unter anderem werden an fast allen Volkshochschulen entsprechende Kurse angeboten. Zudem gibt es zahlreiche Selbsthilfebücher samt CDs mit genauen Anleitungen.[35]

---

35 U. a. Ohm 2003.

Körperliches Training gegen die Angst

Körperliches Training ist nicht nur für die Gesundheit oder Fitness förderlich, sondern es kann auch gegen Angst helfen. Wenn Sie häufig angespannt sind, sich gestresst fühlen oder öfter Angst haben, ist das ein guter Grund, sich zu bewegen. Allerdings wirkt *diese* Methode nicht so rasch, sondern braucht Zeit, um zu wirken.

- Wie erwähnt, produziert der Körper in Angstsituationen Stresshormone und Energie in Form von Zucker. Während aber unsere Keulen schwingenden Vorfahren diese Stresshormone durch Kampf oder Flucht abbauten, verprügeln wir in der Regel weder Beifahrer oder Fahrlehrer, noch laufen wir bei einem Halt an der Ampel einfach davon. Vielmehr sitzen wir – «voll im Stress» – still im Auto, auf dem Bürostuhl oder auf dem Sofa. Dabei tun wir in der Regel so, als wären wir total cool und ruhig, innerlich brodelt es aber. Zu Hause rumort es dann im Kopf weiter und im Körper werden weitere Stresshormone ausgeschüttet. Würden Sie sich vor und nach Stresssituationen regelmäßig und schweißtreibend bewegen, dann würden einige Stresshormone und die überschüssige Energie abgebaut werden, Ihr Stressniveau könnte sich verringern.
- Der Hirnstoffwechsel depressiver und ängstlicher Menschen verändert sich, u. a. mangelt es an Serotonin, einem Botenstoff im Gehirn. Eine Untersuchung ergab, dass regelmäßige körperliche Bewegung – z. B. drei- bis viermal pro Woche joggen – Panikpatienten ähnlich gut half wie ein hochwirksames Medikament gegen Angst.[36]
- Stellen Sie sich vor, Sie liegen wochenlang im Krankenhaus, können sich kaum bewegen. Wenn Sie dann zum ersten Mal aufstehen, wird Ihnen möglicherweise schwindelig, Sie schwitzen, Ihr Kreislauf sackt ab, weil er nicht trainiert ist. Ähnliches passiert, wenn Sie körperlich völlig untrainiert sind und plötzlich Angst bekommen: Ihr Körper, Ihr Kreislauf werden wesentlich heftiger reagieren, als wenn sie durch viel körperliche Bewegung trainiert und belastbar sind.
- Für Menschen, die durch ihre körperlichen Angstsymptome wie Schwindel, Herzrasen oder Schwitzen in Panik geraten, kann Sport ähnlich effektiv wie eine Konfrontationsübung wirken: Man schwitzt, das Herz rast, man kriegt bei schnellem Laufen keine Luft und ist benommen: Dabei lernt man, sich mit den befürchteten Körpersymptomen zu konfrontieren und seine Angst davor zu verlieren.

---

36 Schneider 2007, S. 167.

Wie man trainiert und wieder belastbarer wird, ist eigentlich egal. Wichtig ist nur, dass man öfter ins Schwitzen kommt und dass die körperliche Fitness sowie die Ausdauer zunehmen. Nach einiger Zeit wird der Kreislauf belastungsfähiger sein und man wird sich wohler fühlen. Das körperliche Alarmsystem wird dann hoffentlich nicht mehr so schnell reagieren und nicht mehr gleichsam aus jeder Mücke einen Elefanten machen. Auch eine kleine Pause mit viel Bewegung auf einem Parkplatz während einer schwierigen Autofahrt kann nützlich sein.

Natürlich werden körperliche Übungen die Angstsymptome in der Regel nicht beseitigen können. Aber Sie können durch regelmäßiges körperliches Training dafür sorgen, dass Sie sich in schwierigen Situationen besser fühlen, und Ihre Anspannung auf ein erträglicheres Maß reduzieren.

4 Ängste beim Autofahren verstehen und bewältigen

Um es noch einmal zu betonen: Nicht jede Angst ist krankhaft. Gerade beim Autofahren kann eine gesunde Angst lebensrettend sein. Autofahrer und Beifahrer sind zu Recht angespannt und ängstlich, wenn jemand bei hoher Geschwindigkeit zu dicht auffährt oder wenn sie an unübersichtlichen Stellen überholt werden. Es ist völlig normal, bei den ersten praktischen Fahrstunden und vor der Fahrprüfung nervös und aufgeregt zu sein.

Daneben gibt es aber Angsterkrankungen, die die Betroffenen auch beim Autofahren quälen, sie erheblich einschränken und ihnen schließlich das Autofahren ganz unmöglich machen – oft mit schwerwiegenden Folgen für die berufliche Existenz oder die Partnerschaft. Krankhaft sind diese Ängste deswegen, weil ihre Heftigkeit den tatsächlichen Gefahren nicht angemessen ist und weil sie die Betroffenen oft massiv einschränken.

Es gibt viele Menschen, die hervorragend Auto fahren oder fahren könnten, die aber panische Angst vor bestimmten Situationen im Auto und beim Fahren haben. Sie reagieren kopflos nach Fehlern in der Fahrstunde, haben panische Angst vor der Fahrprüfung. Sie geraten bei einem Stau auf der Autobahn in Todesangst. Sie sind zutiefst verstört und verletzt, wenn der Beifahrer meckert oder kritisiert, und setzen sich oftmals danach nicht mehr ans Steuer. Sie reagieren mit Schwindelanfällen, Übelkeit und Herzrasen oder ständiger Anspannung, wenn sie Auto fahren müssen oder eine längere Fahrt vor sich haben. Jede Fahrt kann für die Betroffenen zu einem Albtraum werden.

Weder den betroffenen Autofahrern noch ihrer Umgebung ist es in der Regel bewusst, dass die meisten dieser Ängste wenig mit dem Autofahren selbst oder mit Unfällen zu tun haben, in die man möglicherweise verwickelt war. In der Regel ist diese Angst, die auch beim Autofahren auftritt, nur *ein* Warnsignal unter vielen, das auf eine krankhafte Angststörung hinweist. Sie ist häufig nur der Tropfen, der das Fass zum Überlaufen bringt – manchmal der Auslöser, der die Betroffenen zu einer Therapie veranlasst.

Neben denjenigen mit krankhaften Angststörungen gibt es vermutlich zahlreiche Menschen, die sich nur durch eine leichte Ängstlichkeit und Unsicherheit beim Fahren eingeschränkt fühlen. Oft sind es Frauen, die nach langer Pause wieder fahren wollen und die sich aufgrund mangelnder Übung unsicher fühlen. Hier werden möglicherweise zum Wiedereinstieg begleitete Fahrten mit einem Fahrlehrer und vielleicht später mit einer Freundin genügen. Mangelnde Fahrpraxis kann unter Umständen weitreichende Folgen haben: Zum Beispiel fehlt Fahrern in ländlichen Regionen manchmal die entsprechende Fahrpraxis und Routine etwa beim Fahren auf der Autobahn oder im dichten Stadtverkehr. Sind solche Situationen irgendwann unausweichlich, etwa nach dem Umzug in eine größere Stadt, dann kann diese mangelnde Praxis und die damit verbundene Unsicherheit Ängste begünstigen. Werden die Unsicherheit und Angstsymptome in schwierigen Verkehrssituationen katastrophisiert oder dem eigenen Unvermögen zugeschrieben, kann dies Phobien (krankhafte Ängste) verstärken oder sogar erstmals auslösen.

Die krankhaften Ängste, die im Folgenden beschrieben werden, können nicht alleine durch Konfrontation beim Autofahren behoben werden. Vielleicht hat jemand Angst vor Schwindelanfällen im Auto, vielleicht leidet er unter Klaustrophobie. Vielleicht ist jemand wegen seines Ehepartners, der neben ihm sitzt, wütend und aufgewühlt, und plötzlich treten starke Angstgefühle auf.

In den folgenden Abschnitten werden die wichtigsten Ängste beschrieben, die das Autofahren beeinträchtigen. Wenn Sie nach Ausfüllen der Checklisten und der Lektüre der entsprechenden Abschnitte den Verdacht haben, unter einer dieser Störungen zu leiden, hier der wiederholte Hinweise, dass es notwendig sein kann, einen Verhaltenstherapeuten oder eine Verhaltenstherapeutin aufzusuchen. Dazu finden Sie unter Kapitel 4.9 weitere Hinweise. Sind Ihre Ängste und Ihre körperlichen Angstsymptome besonders stark, und fühlen Sie sich beim Fahren gefährdet, sollten Sie einige der vorgeschlagenen Übungen nur in Begleitung eines Verhaltenstherapeuten und/oder eines Fahrlehrers durchführen.

Die meisten dieser Ängste können mit Hilfe einer Verhaltenstherapie gut behandelt werden, vorausgesetzt, Sie selbst arbeiten aktiv mit. Mit Hilfe der in diesem Buch vorgeschlagenen Übungen können Sie zudem selbst eine Menge tun, um die mit Ihrer eigentlichen Angststörung verbundenen Probleme beim Autofahren abzubauen und schließlich wieder entspannt fahren zu können. Dabei ist es sinnvoll, wenn Sie sich eine Liste machen, wie Sie konkret stufenweise und in überschaubaren Schritten Ihre spezielle Angst beim Autofahren bewältigen können; die Checklisten in Kapitel 2.4 können dabei eine Hilfe sein.

4.1 Panik, Schwindel, Horror Autobahn und Stau

Wie erkennt man eine Panikstörung und Agoraphobie?

Bei einer *Panikstörung* erleiden die Betroffenen «wie aus heiterem Himmel» plötzlich Anfälle mit Symptomen wie Schwindel, Herzrasen, Atemnot, Kloß im Hals, Übelkeit, Benommenheit oder Druck im Kopf. Diese körperlichen Symptome lösen dann in der Folge die Angst aus, ohnmächtig zu werden, zuwenig Luft zu bekommen oder eine schlimme Erkrankung zu haben. Manche Menschen befürchten, die Kontrolle zu verlieren oder verrückt zu werden. Oft verspüren die Betroffenen beim Auftreten solcher Anfälle regelrecht Todesängste, befürchten, einen Hirn- oder Herzschlag zu erleiden oder infolge der als bedrohlich empfundenen Atemnot zu ersticken. Starke Angst entsteht bei dem Gedanken, beim Auftreten der entsprechenden körperlichen Symptome nicht schnell genug flüchten zu können, um Hilfe zu bekommen bzw. einen sicheren Ort zu erreichen. Nach dem ersten Panikanfall entsteht meist eine ständige Erwartungsangst vor einer erneuten Attacke.

Bei manchen Menschen kommt es aufgrund der einsetzenden Schreckatmung sowie der ständig verkrampften Nacken- und Schultermuskulatur zusätzlich zu anhaltenden Spannungszuständen, zu Schwindelgefühlen und Kopfdruck. Nach besonders heftigen Ängsten oder Panikanfällen treten einige Zeit später Erschöpfungsreaktionen auf, die Energie ist verbraucht. Als Folge dieses körperlichen Zustands bewertet man die vorangegangenen Ereignisse sehr viel negativer, als man das im Normalzustand tun würde, fühlt sich ausgelaugt und deprimiert. Gleichzeitig können die ausgeschütteten Stresshormone nicht abgebaut werden: Wir kämpfen in der Regel nicht gegen Bruno, sondern sitzen weitgehend bewegungslos in einem Auto, im Stau oder – etwa bei einer Prüfung – an einem Tisch und können nicht fliehen.

Agoraphobie heißt auf Deutsch «Platzangst». Ängste und Panikanfälle treten dabei in ganz bestimmten Situationen auf: beim Autofahren, in öffentlichen Verkehrsmitteln, Flugzeugen, Aufzügen, Menschenmengen, im Supermarkt, im Restaurant. Angst besteht vor Reisen und wenn man von zu Hause weiter entfernt ist. Oft hat man auch Angst vor großen, weiten Plätzen, mehrspurigen Autobahnen oder riesigen Autobahnkreuzen.

Beide Angststörungen (Panik und Agoraphobie) treten meistens zusammen auf. Gemeinsam ist beiden Ängsten, dass bei dem Gefühl, nicht flüchten zu können, Panik entsteht, z. B. auf der Autobahn, im Stau oder im Supermarkt. Situationen werden danach bewertet, ob die vermeintlichen Hilfen (Arzt, Krankenhaus, sicheres Zuhause, Partner) schnell genug erreicht werden können.

Treten diese Anfälle und Angstzustände öfter auf und waren die meist zahlreichen medizinischen Untersuchungen ergebnislos, werden weitere Folgen und Katastrophen befürchtet: Verlust des Arbeitsplatzes, Trennung vom Partner und lebenslanges Leiden. Das wiederum löst verstärkte depressive Verstimmungen und manchmal sogar Suizidgedanken aus. Das heißt, hier entsteht zusätzlich Todesangst: «Wenn das so weitergeht, ist mein Leben nicht mehr lebenswert, dann muss ich mich umbringen!» Dadurch häufen sich die Situationen und die Zeiten, in denen man Schwindelgefühle, Übelkeit oder eine starke Unruhe verspürt.

Schwindel ist eines der häufigsten Begleitsymptome bei Panikattacken; manchmal leiden die Betroffenen nicht nur beim Autofahren oder in anderen gefürchteten Situationen unter diesen und anderen Beschwerden. Körperliche Angstsymptome, wie etwa Schwindelgefühle oder Übelkeit, können – in milderer Form – manchmal über Stunden oder Tage anhalten, wenn die ängstigenden Gedanken nicht aufhören. Das heißt, sowohl der Stress als auch die ängstlichen Gedanken werden zum fast ständigen Begleiter.

Waren die medizinischen Untersuchungen ohne Befund und tritt der Schwindel nur in ganz bestimmten, angstbesetzten Situationen auf, lassen sich die Symptome wie folgt erklären: Wie bereits in Kapitel 3.9 beschrieben, erzeugt die mit der Angst verbundene Schreckatmung Schwindelgefühle. Schwindelgefühle können aber zusätzlich beim Autofahren ausgelöst oder verstärkt werden, weil die im Gleichgewichtszentrum eingehenden sensorischen Informationen nicht zusammenpassen: Sind die Augen – ohne Fixpunkt – auf die vorbeirasende Straße oder Landschaft gerichtet oder spürt der Körper beim Fahren ständig Erschütterungen bzw. Auf- und Abwärtsbewegungen, obwohl man still im Sitz sitzt, können diese widersprüchlichen Informationen Schwindel auslösen. Dadurch werden Panikzustände unter Umständen überhaupt erst ausgelöst, oder die Angst wird noch verstärkt.

Die Übelkeit (ohne bekannte medizinische Ursachen) hängt eng mit der Angst, dem Schwindel, aber auch mit dem Autofahren selbst zusammen. Zahlreiche Menschen leiden unter der Reisekrankheit: bei Seereisen, beim Fliegen und natürlich auch beim Autofahren; die Beschwerden beginnen meist mit Schwindel, Unwohlsein, Druckgefühlen in der Magengegend, damit, dass kalter Schweiß ausbricht, und schließlich kommt es zu Übelkeit, manchmal sogar zu Erbrechen. Das hat nicht immer nur mit Angst zu tun. Einerseits werden diese Symptome durch ungewohnte und wechselnde Bewegungen bzw. Beschleunigungen verursacht sowie durch widersprüchliche Sinnesreize, etwa wenn man beim Fahren liest oder der Blick nur ins Innere des Autos gerichtet ist. Das Auge registriert keine Bewegung, während das Gleichgewichtsorgan die Bewegungen wahrnimmt. Noch wichtiger sind jedoch *unerwartete* Bewegungen. Radfahrern wird durch die starken Bewegungen nie schlecht, die Bewegungen sind vorhersehbar und selbsterzeugt. Aus dem gleichen Grund wird es dem Fahrer am Steuer selten übel, den Beifahrern dagegen öfter: Plötzlich bremst das Auto, plötzlich beschleunigt es, fährt durch Kurven oder unvermutet über Bodenunebenheiten und Schlaglöcher. Während der Fahrer diese Bewegungen gedanklich vorwegnehmen und kontrollieren kann, treffen sie die Beifahrer oft unerwartet.[37]

Falls Sie in Kapitel 2.4 mehrere Aussagen in *Checkliste 1* zu Panikattacken und Agoraphobie als zutreffend angekreuzt haben und wenn einige der oben genannten Ausführungen ebenfalls für Sie zutreffen, leiden Sie möglicherweise unter einer Panikstörung und unter Agoraphobie. Wenn Sie feststellen, dass Ihre Symptome überwiegend oder sogar ausschließlich in den oben aufgeführten Situationen auftreten, können Sie beinahe sicher sein, dass Sie unter Panikattacken und Agoraphobie leiden. *Es gibt meines Wissens keine organische Erkrankung, die von sich aus gleichsam weiß, wo Sie sich gerade befinden, um Sie dann immer genau dort mit Symptomen zu quälen.*

Lassen Sie sich trotzdem medizinisch untersuchen, besonders wenn Sie unter körperlichen Symptomen wie Schwindel, Übelkeit, Herzrasen, Schweißausbrüchen leiden. Es gibt zahlreiche organische Erkrankungen, die ähnliche Symptome hervorrufen können.

Panikattacken und Agoraphobie beim Autofahren werden Sie nicht alleine mit Fahrübungen oder mit Hilfe einer Fahrschule für Fahrängstliche bewältigen können. Wenn Sie eine Therapie machen, können Sie gemeinsam mit dem Therapeuten oder der Therapeutin überlegen, ob Sie zusätzlich Fahrstunden nehmen sollten, um so mit Hilfe spezifischer Übungen die Angst vor bestimmten Situationen beim Autofahren besser in den Griff zu bekommen.

Panikattacken und Agoraphobie beim Autofahren

Wenn Sie Checkliste 1 ausgefüllt haben, wissen Sie eigentlich schon fast alles über die Symptome und Ihr Vermeidungsverhalten beim Autofahren. Viele, die unter Panikattacken und Agoraphobie leiden, haben erstmals beim Autofahren einen Anfall erlebt. Der Ablauf einer solchen Störung ist häufig folgender:

Vorzugsweise auf der Autobahn, vielleicht kurz vor einem angekündigten oder sichtbaren Stau, kommen plötzlich unerklärliche Symptome wie Schwindel, Herzrasen, Schweißausbrüche und Atemnot. Man gerät in Todesangst, befürchtet, ohnmächtig zu werden, möglicherweise einen Herzschlag zu erleiden, zuwenig Luft zu bekommen bzw. aufgrund dieses unerklärlichen Zustandes die Kontrolle über sich und das Auto zu verlieren. Die Anfälle wiederholen sich, auch nachdem die Autobahn gemieden wird. Sie werden sogar immer zahlreicher und heftiger.

37 Lempert 2003, S. 46 f.

Man flüchtet bei einem Anfall in Panik von dem Ort, wo man sich gerade befindet (sofern das möglich ist). In der Folge vermeidet man immer mehr Situationen, bei denen man fürchtet, einen Anfall zu bekommen. Man meidet längere Fahrten, hat Angst, alleine zu fahren, und lässt sich nach Möglichkeit jedes Mal von einer vertrauten Person begleiten. Kurzfristig führen diese Chauffeur- und Begleitdienste zu einer Angstminderung. Gleichzeitig wird die Abhängigkeit von dieser Person – etwa dem Partner oder der Mutter – immer größer, mit der Folge, dass sich in den Beziehungen Spannungen und Aggressionen entwickeln. Diese wiederum lösen Depressionen aus und können zudem Panikanfälle weiter begünstigen.

Man fürchtet Situationen, in denen man nicht schnell genug wegkommt (Autobahn, Schnellstraßen), wird panisch, wenn man warten muss (Ampeln, Stau). Weite Entfernungen von zu Hause (Ausland, einsame Gegenden) werden ebenso gemieden wie unbekannte und unübersichtliche Orte (fremde Städte). Gemeinsam ist all diesen Situationen die Angst, der befürchtete Anfall könne kommen und ein Arzt, bzw. das vermeintlich rettende Zuhause sei nicht schnell genug erreichbar. Gelingt es nicht, diese Situationen zu vermeiden, kann es dort zu Panikattacken kommen. Gleichzeitig entwickelt sich bei manchen die Angst, in Gegenwart von Beifahrern oder anderen Autofahrern einen Anfall zu erleiden, unkontrolliert zu reagieren, «peinliche» Körpersymptome zu zeigen.

Zahlreiche Strategien werden eingesetzt, um diese Symptome zu verstecken oder zu vermeiden: Man verzichtet auf Kaffee, hat stets Beruhigungstropfen und etwas zu trinken dabei, die Autofenster müssen geöffnet bleiben, und um den befürchteten Schwächeanfall beheben zu können, befinden sich immer Traubenzucker oder Schokolade im Handschuhfach.

Die Betroffenen versuchen ihre Familie/ihren Partner unter Vorwänden von einer geplanten Urlaubsfahrt abzubringen. Sie sehen schon voraus, wie sie an einem fremden Ort oder in einem langen Straßentunnel einen Anfall erleiden. Die Symptome nehmen im Laufe der Zeit zu oder wechseln. Einmal ist es Schwindel, dann wieder Übelkeit, oder die Betroffenen müssen so häufig auf die Toilette gehen, dass sie schon gar nicht mehr von zu Hause wegwollen. Bald können sie nur noch kurze Fahrten in Begleitung unternehmen, informieren sich über Adressen von Ärzten und Krankenhäusern, die sie im Notfall schnell erreichen können. Am wohlsten fühlen sie sich zu Hause, wenn der Partner bei ihnen ist. Dort haben sie fast nie oder nur geringfügige Symptome, außer wenn sie alleine sind.

Die Ursachen für Panikattacken und Agoraphobie

In den meisten Fällen sind mehrere Faktoren an dieser Angsterkrankung ursächlich beteiligt. Häufig lassen sich in der Vorgeschichte *traumatisierende Erfahrungen* feststellen. Das können Gewalterfahrungen sein, etwa ein prügelnder, häufig betrunkener Vater oder sexueller Missbrauch; das können frühere Unfälle, das Miterleben von Todesfällen, Krankenhausaufenthalte gewesen sein; oder jemand wurde als kleines Kind in der verschlossenen Wohnung alleine gelassen – fast immer sind es stark ängstigende Situationen, aus denen man nicht fliehen konnte. Dazu gehören auch bestimmte soziale Erfahrungen, etwa wenn man als Kind stark unter Druck gesetzt wurde, sich ungerecht behandelt, angstvoll und wütend fühlte, aber aus dieser Situation nicht entfliehen konnte. Später reicht es dann, wenn man sich wieder unter Druck gesetzt fühlt oder – wie bei einigen meiner Patienten – sich selbst unter Druck setzt (aber gleichzeitig dem Gefühl der Panik nicht entfliehen kann).

Eine große Rolle spielen das *Modellverhalten* der Eltern und *prägende Erziehungsvorstellungen,* die dann zu nicht bewussten *Regeln und Überzeugungen* führen. Zum Beispiel wenn die Eltern überfürsorglich, überängstlich waren: Fahrrad fahren ist gefährlich, alleine weggehen ist gefährlich, Krankheiten sind bedrohlich, Auto fahren ist sehr gefährlich. Prägend und ängstigend für ein Kind kann beispielsweise eine Mutter sein, die selbst unter Panikattacken leidet und das Autofahren meidet.

Fast bei allen Betroffenen, die scheinbar wie aus heiterem Himmel plötzlich ihre ersten Panikattacken erleiden, lässt sich oft eine akute oder lang andauernde *Belastungssituation* feststellen. Das kann eine Ehekrise sein, die ständige Überforderung durch Kinder, das Gefühl der Isolation, berufliche Belastungen und die damit häufig verbundenen Schlafstörungen. In solchen Lebenssituationen ist die psychische und körperliche Anspannung fast ständig erhöht und es zeigen sich dabei ähnliche Körpersymptome, wie sie dann jeweils vor den Panikattacken verspürt werden: erhöhte Unruhe, Anspannung, Herzklopfen.

Schließlich bedarf es nur noch eines *Auslösers:* Das kann ein verdorbenes Essen sein, mit Übelkeit und Schweißausbrüchen als Folge, oder die Einnahme von Drogen, die plötzlich Panik und Todesängste verursachen können. Das kann der Stau auf der Autobahn bei heißem Wetter sein, die U-Bahn, die mitten im Tunnel stecken bleibt, oder ein heftiger Streit mit dem Partner während einer Urlaubsfahrt. Unser Gefahrenzentrum im Gehirn erinnert sich unbewusst an frühere, ängstigende, ausweglose Situationen, an die gleichen körperlichen Angstsymptome, an die Bedrohung, die fehlende Fluchtmöglichkeit. Es signalisiert eine vermeintlich große Gefahr: eine Einschätzung, die dann zusätzlich durch unrealistische Überzeugungen unterstützt wird («Die Symptome sind Vorboten einer gefährlichen Krankheit»).

In der Regel wird dann versucht, dieser vermeintlichen Gefahr durch *Vermeidung und Flucht* zu entgehen. Daraus entwickelt sich ein regelrechter «Teufelskreis der Angst».

Oftmals haben Betroffene zugleich starke Angst vor dem Alleinsein; wenn nun die Angst vor dem Alleinsein und einem drohenden Anfall dazu führt, dass sie sich ständig durch nahestehende Personen begleiten lassen, ergibt sich gleichzeitig ein hoher *funktionaler Gewinn.* Das heißt, einerseits fühlen die Betroffenen sich wohl und sicher – jetzt kann ihnen nichts mehr passieren; sie beruhigen sich. Andrerseits wird damit ihre Panik verstärkt und aufrechterhalten; gleichzeitig wächst die Abhängigkeit vom Partner oder von der Mutter, was zusätzlich Spannungsgefühle verursacht.

Hier ein Beispiel für ein solches Zusammenspiel verschiedener Faktoren:

Familie B. befindet sich auf der Autobahn, fährt in den Urlaub. Bei der Abfahrt gab es Streit zwischen den Eheleuten. Frau B. hat in letzter Zeit schon öfter eine Wut auf ihren Mann gehabt, hat ab und zu an Trennung gedacht, ein Gedanke, der ihr aber große Angst macht. Plötzlich taucht ein Stau auf, draußen ist es heiß. Das Herz von Frau B. schlägt schneller, sie schwitzt, fühlt sich komisch, und plötzlich gerät sie in Panik, «wie aus heiterem Himmel». Das Gefahrenzentrum im Gehirn hat sich unbewusst eingeschaltet, schlägt Alarm: «Das kennst du doch, den Streit, die Bedrohung, das Herz rast, du kannst nicht weg» (Vorgeschichte: Der Vater war bedrohlich, gewalttätig). Die nun folgende Ausschüttung von Stresshormonen und ihre Schreckatmung steigern die Symptome (Schwindel, Hyperventilation, Kribbeln der Hände). Frau B. denkt sofort an das Schlimmste (Vorgeschichte: Die Mutter war hypochondrisch): «lebensbedrohlich», «Herzinfarkt», «plötzlicher Atemstillstand». Der Panikkreislauf beginnt, d.h. die Symptome werden als lebensbedrohlich gewertet, der Körper reagiert entsprechend.
Die Leidensgeschichte nimmt ihren Fortgang mit Flucht und Vermeidung. Frau B. reißt die Autotür auf, bittet ihren Mann nach Auflösung des Staus in den nächsten Ort zu fahren, der Arzt stellt nichts fest, gibt Beruhigungstabletten. Frau B. drängt ihren Mann, den restlichen Weg auf der Landstraße zu fahren, weigert sich, selbst zu fahren. Den restlichen Urlaub verbringt sie in Angst und Sorge vor der Heimfahrt. Der nächste heftige Panikanfall kommt dann eines Tages zu Hause, als sie ihre Mutter mit dem Auto im 40 km entfernten Nachbarort besuchen will. Sie dreht sofort um, fährt nach Hause und legt sich aufs Sofa, ist erleichtert, als ihr Mann kommt.
In den nächsten Wochen häufen sich diese Anfälle.
Herr B. ist in Sorge, nimmt ihr Fahrten ab, begleitet sie nach Möglichkeit überallhin. Oft kommt er früher nach Hause, weil sie einen Anfall hatte oder befürchtet. Es beruhigt Frau B., wenn ihr Ehemann so oft bei ihr ist (Angst vor dem Alleinesein). Das heißt, ihre Panikattacken haben nun auch eine positive Funktion für die Ehe bekommen: Ihr Mann bleibt da, sie ist nicht mehr alleine. Schlimm ist nur, dass die Panikattacken immer häufiger werden und Frau B. bald überhaupt nicht mehr mit dem Auto fahren kann.

Der Panikkreislauf ist geschlossen. Die geringsten Körpersymptome werden sofort als Anzeichen eines drohenden Anfalls, als tödliche Bedrohung gewertet, die Symptome steigern sich und das sich ausweitende Flucht- und Vermeidungsverhalten verfestigt diesen Teufelskreis.

Panikattacken – Agoraphobie beim Autofahren: Hilfen und Tipps

- Wichtig ist, dass man sich klarmacht, dass die Panik und die damit verbundenen Körpersymptome keine Anzeichen einer gefährlichen Erkrankung oder schädlich sind. Auch die Situationen selbst, in denen sie auftreten, sind nicht schuld. Die Symptome entstehen im Kopf und über Katastrophengedanken.

- Konfrontationsübungen sind schwieriger und langwieriger, wenn man, ohne es zu wissen, an frühere Gewalterfahrungen oder an Unfälle erinnert wird. Sinnvoll ist es, wenn man die Ursachen und die Zusammenhänge mit früheren Situationen nachvollziehen kann und zu begreifen lernt, vielleicht in einer Therapie. Die eigenen Reaktionen werden einem dann verständlicher. Es ist wichtig, zu wissen, dass man nicht organisch krank oder verrückt ist!

- Man löst sein Problem nicht, wenn man sich nur ins Auto setzt und übt. Eine Konfrontationsregel ist: *Erst wer seine Angst kennt, kann das Richtige tun!* Menschen, die unter Panikattacken und Agoraphobie leiden, haben nicht in erster Linie Angst vor dem Autofahren, sondern sie haben Angst vor den eigenen Panik- und Körpersymptomen während eines Anfalls. Sie haben Angst davor, bei einem Anfall aus bestimmten Situationen (z. B. im Auto) nicht schnell genug fliehen zu können. Genau mit diesen Ängsten müssen sie sich konfrontieren, um ihre Angst zu vermindern. Man könnte an roten Ampeln stehen bleiben, auf staugefährdete Autobahnen fahren, sich möglichst weit und lange von zu Hause entfernen, um seine Angst vor fehlenden Fluchtmöglichkeiten zu mindern.

- Sehr wichtig ist die in Kapitel 3.9 vorgeschlagene Übung «Richtige und beruhigende Atmung bei Angst». Menschen, die unter Panik leiden, verfallen automatisch in eine Schreckatmung. Die Folgen wurden schon ausführlich beschrieben (meistens Schwindel und Gefühle der Atemnot). Gerade hier gilt: Verstärktes Ausatmen beruhigt! Üben Sie diese Atmung zunächst in neutralen Situationen, dann können Sie sie auch in Situationen anwenden, in denen Sie sich ängstigen, z. B., wenn Sie zum ersten Mal wieder um Ihren Häuserblock fahren, oder bei einer kleinen Pause vor einer Ampel oder in einer Parkbucht.

- Langfristig hilfreich wäre allerdings zusätzlich eine Konfrontation gerade mit den gefürchteten Körpersymptomen – *bevor man wieder Auto fährt!* Wussten Sie, dass auch Patienten mit bestimmten organischen Schwindelerkrankungen Übungen verordnet bekommen, bei denen sie selbst absichtlich immer wieder Schwindel erzeugen sollen? Das Gehirn lernt dadurch, sich an diesen Schwindel zu gewöhnen. Bei Menschen mit Panik haben diese Übungen noch einen zweiten Vorteil: Sie mindern die Angst vor dem Schwindel, und dadurch wird auch der Schwindel selbst weniger. Wie kann man das üben? Man kann sich mehrmals pro Tag um seine eigene Achse drehen, rechts herum und links herum. Man kann versuchen, auf einem Bein zu stehen, vielleicht sogar die Augen dabei geschlossen halten. Man kann dabei tief einatmen und den Atem anhalten. Man kann mehrmals am Tag ganz bewusst 30 bis 60 Sekunden hyperventilieren oder auch die Luft anhalten, bis die dabei erzeugten Symptome, vor allem der Schwindel, keine Angst mehr machen. Man sollte dies aber – außer in speziellen, ungefährlichen Situationen (siehe unten) – natürlich nicht beim Autofahren tun.

- Hilfreich sind auch Konfrontationsübungen mit anderen Angstsymptomen: Herzrasen, Hitzegefühle und Schwitzen: Man kann z. B. schnell eine Treppe hinauf- und hinunterlaufen oder drei Pullover anziehen und sich in einen warmen Raum setzen. Es gibt viele Möglichkeiten, sich seiner Angst zu stellen.

- Diese körperlichen Provokationsübungen und das absichtliche Hyperventilieren sollten Sie nur nach einer Voruntersuchung durch einen Arzt durchführen, u. a. sollte Ihr Herz in Ordnung sein und Sie sollten nicht unter Asthma leiden.

- Machen Sie sich einen Plan, wie Sie schrittweise wieder das Autofahren üben können. Vielleicht sollten Sie zunächst nur um den Häuserblock fahren, dann die Wege variieren, auch wenn sie nur kurz sind. Vielleicht ist es günstig, wenn Sie zunächst zusammen mit einem verständnisvollen Fahrlehrer üben, oder mit Ihrem Partner oder einer Freundin, und dann immer weitere Strecken alleine fahren. Denken Sie an die Konfrontationsregel: *Bei Angst nicht fluchtartig abbrechen,* aber vielleicht mal eine Pause machen, die beruhigende Atemübung durchführen, dann weiterfahren und abschließend eine Fahrtroute wählen, die man erfolgreich bewältigen kann.

- Je öfter und je länger man Möglichkeiten sucht, sich seiner Angst zu stellen und sie zu bewältigen, desto schneller wird sie sich vermindern. Erst wenn man lernt, z. B. bei Schwindelgefühlen oder Übelkeit gelassen zu bleiben, kann die Angst verschwinden. Der entscheidende Punkt ist nicht der Schwindel, sondern wie man ihn bewertet. Deshalb wird manchen oft schwindelig und anderen, die darin keine Katastrophe sehen, selten. Sie könnten, wenn Sie mit der Schwindelprovokation schon etwas weiter fortgeschritten sind, in verschiedenen Verkehrssituationen (z.B. auf der Autobahn) *als Beifahrer* ab und zu kurz hyperventilieren. Sie könnten – wenn ein Fahrlehrer dabei ist – dieses Hyperventilieren sogar beim Fahren auf einer völlig ruhigen Straße kurz durchführen (allerdings wirklich nur in völlig ungefährlichen und übersichtlichen Verkehrssituationen!) und den Fahrlehrer vorab bitten, notfalls einzugreifen. Allerdings empfiehlt sich diese Übung erst, wenn Ihre Angst vor den körperlichen Symptomen schon erheblich gemindert ist. Manche Flugschüler, die unter Schwindel und Übelkeit leiden, unterziehen sich einer ähnlichen Prozedur: Sie üben in einer Art Zentrifuge oder in speziellen Übungen *vor* dem praktischen Flugunterricht ebenfalls, sich an diese Körperreaktionen zu gewöhnen.

- Wenn Ihre Symptome und Ihre Panik zu stark sind oder wenn Sie befürchten, dass Sie einen Unfall verursachen könnten, ist es unbedingt erforderlich und sinnvoll, wenn Sie die vorgeschlagenen und weitere Übungen zunächst mit einem Therapeuten oder einem Fahrlehrer durchführen.

- Wenn man sich vor Situationen mit – oft nur vermeintlich – fehlenden Fluchtmöglichkeiten fürchtet, kann man zunächst schrittweise genau solche Situationen im Alltag aufsuchen, ohne gleich Auto fahren zu müssen: Supermärkte, Warteschlangen vor der Kasse, Kino, Wartezimmer von Ärzten, öffentliche Verkehrsmittel usw. Machen Sie sich einen Stufenplan von *leicht* bis *schwer*. Wenn Sie schon sicherer geworden sind, könnten Sie anfangen, sich beim Autofahren mit solchen Situationen zu konfrontieren: Sie könnten sich zunächst von einem Freund an unbekannte, einsame Orte fahren lassen, könnten an einer Ampel die Grünphase «übersehen» und extra lange warten. Sie könnten mit einem Beifahrer, später alleine, durch kürzere Tunnels und auf Brücken so lange hin- und zurückfahren, bis Sie sich daran gewöhnt haben. Sie könnten, als Beifahrer, später mit einem Fahrlehrer, dann mit einer Freundin, dann alleine auf die Autobahn fahren. In kleinen Pausen sollten Sie kurz die Entspannungsatmung (Kap. 3.9) durchführen und, wenn Sie schon sehr routiniert damit sind, auch beim Fahren.

- Falls Beschleunigung oder höhere Geschwindigkeiten bei Ihnen Angst auslösen, üben Sie – anfangs mit Ihrem Fahrlehrer – genau dieses. Das Problem bei Panikattacken ist oft nicht die Geschwindigkeit/die Beschleunigung an sich, sondern dieses «komische» Gefühl im Bauch und eine veränderte Wahrnehmung. Das ist so ähnlich, wie wenn man Achterbahn fährt, nur deuten manche bei einer Panikstörung diese Wahrnehmung und das Kribbeln im Bauch – unbewusst – als Vorboten eines nahenden Panikanfalls, der vermeintlich durch langsames Fahren oder die Flucht nach Hause gemildert oder vermieden werden kann.

- Schwierige Übungsphasen und Rückfälle besonders bei einer Panikstörung sind normal, lassen Sie sich davon nicht entmutigen! Diese lassen sich umso schneller bewältigen, je weniger man sie als Katastrophe bewertet und sich damit selbst in Panik und Schrecken versetzt.

Weitere Anregungen finden Sie in Kapitel 4.4. Wenn Sie beim Autofahren vorwiegend unter Schwindelgefühlen leiden, kann Ihnen auch das in Kapitel 5.1 beschriebene «periphere Sehen» helfen.

4.2 Den Kopf nicht verlieren: Angst vor Fehlern und Kritik

«Stetes Seufzen wendet keine Not.»
Petrarca, italienischer Dichter

Wie erkennt man soziale Ängste

Eine gewisse «soziale Ängstlichkeit» und Unsicherheit ist völlig normal. Wer kennt nicht das Herzrasen vor dem ersten Rendez-vous, vor einer Prüfung, vor einem Vorstellungsgespräch? Wer reagiert schon gelassen und selbstsicher, wenn er kritisiert wird?

Bei manchen Menschen sind solche Ängste aber übersteigert: Sie brechen förmlich zusammen, wenn sie kritisiert werden, sie versuchen, alles «hundertfünfzigprozentig» zu machen, um ja nicht aufzufallen oder in Konflikte zu geraten; sie schämen sich für ihr Aussehen oder haben Angst davor, als dumm und langweilig zu erscheinen.

Die Betreffenden haben oft eine übermäßige Angst vor sozialen Begegnungen und Situationen, die mit Leistung verbunden sind. Sie reagieren mit Stress, wenn sie sich beobachtet fühlen, und meiden es, im Mittelpunkt zu stehen. Ihre Gedanken beschäftigen sich fortwährend damit, wie sie auf andere wirken, was andere über sie denken und sagen könnten (was sowieso nur negativ oder abfällig gemeint sein kann!). Sie bewerten Kleinigkeiten in ihrem Verhalten und Aussehen, die andere gar nicht wahrnehmen, als falsch und peinlich.

Normale Situationen wie ein Essen mit Freunden, Behördenbesuche, der Besuch eines Restaurants, Referate, aber auch die tägliche Begegnung mit

Arbeitskollegen werden dann zur Qual. Die Betroffenen beobachten sich selbst, vermeiden solche Situationen, wo sie nur können, und sind in den Begegnungen mit anderen Menschen verkrampft und kontrolliert – was dann die eigenen, negativen Vorahnungen bestätigt. Lassen sich bestimmte Situationen nicht vermeiden, können Panikgefühle und starke körperliche Angstsymptome auftreten: Schwitzen, Rotwerden, der Drang, zur Toilette zu gehen, ein «leerer Kopf», Zittern, Übelkeit. Diese Ängste können sich auf wenige Situationen beschränken (z. B. die Angst, vor mehreren Menschen sprechen zu müssen oder beobachtet zu werden), bei manchen treten sie in fast allen sozialen Situationen auf.

Manche der Betroffenen gelten als still, als schüchtern oder sogar als arrogant. Unbemerkt von den anderen können solche Ängste das Leben völlig beherrschen und so sehr einschränken, dass es mitunter nicht mehr als lebenswert erscheint. Dinge, die man sich zu tun wünscht und eigentlich tun könnte, kann man nicht mehr realisieren, z. B. nette Menschen kennenlernen, Auto fahren, verreisen, sich beruflich verwirklichen. Dies führt dann bei vielen zum völligen sozialen Rückzug, zu Gefühlen der Einsamkeit und Depression.

Kernpunkt dieser sozialen Ängste ist die Furcht zu versagen, von anderen abwertend und negativ beurteilt zu werden, sich zu blamieren, nicht mehr dazuzugehören; sie ist in der Regel mit einem niedrigen Selbstwertgefühl verbunden. Solche Einschätzungen und Gefühle sind nicht einfach nur irrational, sondern diese Ängste hatten und haben auch eine positive Funktion: Für unsere Vorfahren konnte es tödlich sein, sich von der Gruppe zu entfernen oder ausgestoßen zu werden. Für fast alle von uns ist es wichtig, «dazuzugehören», egal ob in der Familie, unter Gleichaltrigen, im Verein oder im Beruf.

Falls Sie mehrere Aussagen in *Checkliste 2* in Kapitel 2.4 als zutreffend angekreuzt haben und wenn einige der obigen Ausführungen auf Sie zutreffen, leiden Sie möglicherweise unter krankhaften sozialen Ängsten. Wenn diese Ängste Ihren Alltag und Ihre Stimmung sehr stark beeinträchtigen, kann es notwendig sein, dass Sie einen Verhaltenstherapeuten aufsuchen (Hinweise in Kap. 4.9). Menschen, die sich durch diese Ängste stark belastet und eingeschränkt fühlen, merken dies ja nicht nur beispielsweise beim Autofahren, sondern auch in vielen anderen Lebensbereichen. Mit Hilfe einer Therapie und entsprechender Übungen können Sie erreichen, dass Sie auch beim Autofahren oder in der Fahrschule wesentlich gelassener sind. Reine Fahrübungen werden Ihnen vermutlich nicht umfassend helfen können.

Im Literaturverzeichnis finden Sie einige Buchempfehlungen zu dem Thema *soziale Angst.* In den vorgeschlagenen Büchern wird dieses Thema vertieft, und es finden sich weitere praktische Hinweise, wie Sie Ihre Angst abbauen können.

Die Auswirkungen sozialer Ängste beim Autofahren

Soziale Ängste beim Autofahren treten meist dann auf, wenn sich die Betreffenden beobachtet und bewertet fühlen: in der Fahrschule, in Gegenwart von Beifahrern, vor allem wenn diese Kommentare abgeben. Besondere Angst entsteht vor oder während der Fahrschulprüfung, die manchen Panik und schlaflose Nächte beschert. Nach Fehlern – die allen Autofahrern passieren können – reagieren Menschen mit sozialer Angst verunsichert, ängstlich und manchmal regelrecht kopflos. Besonders Fahrlehrer kennen diese Phänomene: Das Einparken oder das Linksabbiegen hat nicht geklappt und schon ist die ganze Stunde «gelaufen». Zahlreich sind die Fahrschüler, deren Fuß auf der Kupplung «schlottert», die den Sitz nass schwitzen, vor jeder Stunde auf die Toilette rennen müssen. Auch Fahrschüler, die ständig widersprechen, diskutieren müssen, weil sie Vorgaben und Kritik nicht ertragen können unter sozialen Ängsten leiden.

Autofahrer mit sozialen Ängsten reagieren panisch, wenn sie – wie alle anderen Autofahrer auch – Fehler machen. Viele brauchen aber ihre Fehler gar nicht, um unsicher zu sein und «schlecht» zu fahren. Es genügt der *Gedanke*, dass schon wieder alles misslingen wird, um sich nicht mehr wirklich auf das Fahren und den Verkehr konzentrieren zu können. Eine frühere Patientin von mir hatte u. a. Angst davor, an Straßen ohne Haltemöglichkeit einen Panikanfall zu bekommen und anhalten zu müssen. Zunächst schien es die Angst davor zu sein, dass sie bei einem Halt gefährdet wäre, womöglich einen Unfall verursachen könnte. Später stellte sich heraus, dass sie befürchtete, von anderen Autofahrern beschimpft zu werden bzw. in einen Konflikt zu geraten – eine späte Reaktion auf ihren strengen Vater, dessen Vorhaltungen und ständige Kritik an ihr sie früher immer in Wut und Angst versetzt hatten.

Manchen Autofahrern wird es an großen Kreuzungen unwohl sowie vor roten Ampeln und wenn andere sie beobachten könnten. Manche reagieren panisch, wenn andere hupen oder drängeln. Viele Autofahrer werden ängstlich, wenn ein Polizeifahrzeug vor oder hinter ihnen fährt. Alle diese Reaktionen können Anzeichen für soziale Ängste sein: das Gefühl, von anderen Autofahrern beobachtet zu werden, von anderen bedrängt zu werden, die Sorge, sich zu blamieren, bei einem Fehlverhalten ertappt zu werden oder in einen Konflikt zu geraten.

Die Konflikte zwischen Fahrern und Beifahrern, die alle kennen und fürchten, egal auf welcher Seite im Auto sie sitzen, sind oft auch eine Folge sozialer Angst oder Ängstlichkeit. Manchmal reicht es schon, wenn ein Beifahrer den anderen auf etwas aufmerksam macht, was dieser übersehen hat, und schon reagiert der Betreffende mit Verunsicherung und Ärger. Wenn sich diese Ängste vor dem vermeintlichen Versagen und vor der befürchteten

Kritik etwa durch eine Therapie vermindern lassen, stellen die Betreffenden plötzlich fest, dass sie eigentlich gute Autofahrer und Autofahrerinnen sind!

Menschen mit sozialen Ängsten, die nach längerer Fahrpause oder aufgrund mangelnder Fahrpraxis wieder fahren wollen oder sogar müssen, reagieren beim Wiedereinstieg häufig mit starken Ängsten – nicht nur wegen ihrer Angst vor Fehlern, sondern weil die mangelnde Routine und Übung dem eigenen Unvermögen und vermeintlichen Versagen zugeschrieben wird. Und weil sie nicht die Selbstsicherheit besitzen, das Selbstverständliche zu sagen und zu machen: «Ich bin lange nicht gefahren, habe vieles vergessen und bin deswegen unsicher. Ich brauche jetzt einfach einige Fahrstunden und viel Übung, um meine Kenntnisse wieder aufzufrischen.»

Nicht immer muss es eine Therapie sein, die hilft. Oft – vor allem bei Menschen mit mangelnder Fahrpraxis – würde auch nur häufiges und regelmäßiges Üben beim Autofahren mit dem dabei wachsenden Selbstvertrauen genügen, um positive Änderungen und wachsende Sicherheit zu erreichen. Wenn man beim Fahren Autobahnen und größere Städte meidet und immer gemieden hat, wird man selbstverständlich in den entsprechenden Situationen unsicher reagieren. Das ist dann keine Frage des Selbstvertrauens, sondern der mangelnden Übung.

Auch ein verändertes soziales und berufliches Umfeld kann Wunder wirken und viel Selbstvertrauen geben. Manchmal hilft schon das alleine, um Menschen von ihren krank machenden Selbstzuschreibungen und ihrer Vermeidungshaltung abzubringen.

Die Ursachen sozialer Ängste

Hier zunächst ein Beispiel aus meiner Praxis:

> Frau W., eine 22-jährige angehende Erzieherin, suchte mich vor einigen Jahren in meiner Praxis auf, weil sie unter Ängsten und Depressionen litt. Letzter Anlass für ihren Wunsch nach einer Therapie war, dass sie bereits mehrfach durch die Fahrprüfung gefallen war. Inzwischen gerate sie schon in Panik und ins Zittern, wenn sie zufällig in der Nähe der Prüfungsstelle vorbeikomme. Unter Tränen meinte sie: «Wenn ich das nächste Mal nicht bestehe, bringe ich mich um.»
>
> Seit sie denken könne, sei das Leben zu Hause «die Hölle». Ihr Vater beschimpfe sie als Idiotin und Versagerin. Es gebe nur Streit, Brüllerei, bei den kleinsten Fehlern raste er aus, dulde keine eigene Meinung. «Ich möchte ihm endlich mal zeigen, dass ich nicht so doof bin, wie er meint!» Ihre Mutter schildert sie als krankhaft ehrgeizig. Wenn ihre Schulnoten schlechter als eine Eins gewesen seien, habe die Mutter tagelang nicht mit ihr gesprochen. Als sie bei einem Reitturnier nur Zweite wurde, erlitt die Mutter einen Nervenzusammenbruch. «Ich muss unbedingt von zu Hause weg, ich will einen Freund haben, jemanden, der mich wirklich liebt. Der Führerschein und ein eigenes Auto sind meine einzige Chance,

unabhängig zu werden.» Ihre Mutter und die Verwandtschaft machten Druck und fragten ständig, wie weit sie mit dem Führerschein sei.
Sie meldete sich dann wieder in einer Fahrschule an, bei einigen ihrer Fahrten fuhr ich mit. Ich habe damals die Geduld des Fahrlehrers bewundert. Frau W. reagierte selbst bei kleineren Fehlern panisch. Bei einem missglückten Fahrstreifenwechsel trat sie plötzlich auf das Gaspedal, überfuhr fast einen Fußgänger. Klappte das Einparken nicht, brach sie in Tränen aus und war nicht mehr in der Lage, die Lücke zu finden. Bei notwendigen Korrekturen des Fahrlehrers wurde sie hektisch, fing an zu zittern.
Die Geschichte hatte ein glückliches Ende: Frau W. lernte u.a., bei Fehlern entspannter zu reagieren, ihren riesigen Druck auf sich selbst zu vermindern. Sie verheimlichte ihre nächsten Fahrstunden vor Freunden und Familie und bestand schließlich ihre Prüfung.

Durch Fahrübungen alleine wären die Probleme von Frau W. niemals zu lösen gewesen. Stellen Sie sich vor, wie Sie Auto führen, wenn jeder Ihrer Fehler mit gnadenloser Abwertung und Liebesverlust von Seiten der Personen bestraft würde, auf deren Liebe Sie hoffen. Wie sollten Sie eine Prüfung bestehen können, wenn letztlich Ihr Leben davon abhinge? Bei jedem Fehler, bei jeder Fahrstunde ist – bildlich gesprochen – eine «innere Pistole» drohend auf Sie gerichtet: «Wenn du Fehler machst und die Prüfung nicht bestehst, wirst du erschossen bzw. musst du dir das Leben zu nehmen!»

Nun genauer zu den Ursachen sozialer Angst:

- **Erbliche Faktoren:** Die meisten Menschen fühlen sich – oft unbewusst – unwohl, wenn andere sie beobachten oder sogar anstarren, manchmal empfinden sie die Blicke anderer als bedrohlich. Dieses Unbehagen gibt es auch bei den Tieren. Blicke können Aggression bedeuten und die Aufforderung, sich zu unterwerfen. Das heißt, diese Empfindungen sind schon in uns angelegt. Allerdings hat eine übermäßige Angst vor den Blicken anderer auch mit Erfahrungen zu tun, die man als Kind gemacht hat – etwa wenn der drohende Blick des Vaters Strafen zur Folge hatte. Wenn man dann später unter den Blicken eines Beifahrers ins Schwitzen kommt, ist das nachvollziehbar. – Daneben gibt es weitere, genetisch bedingte Faktoren, die eine erhöhte Angstbereitschaft und auch Depressionen begünstigen können. U.a. nimmt man an, dass ein Defizit an körperlichen Botenstoffen – wie Noradrenalin und Serotonin – die Erregungsübertragung der Nerven einschränkt, was dann zu Angsterkrankungen und Depressionen führen kann.[38]

38 Alsleben & Hand 2006, S. 18.

- **Prägende soziale Erfahrungen:** Etwa, wenn man als Kind, als Jugendlicher oder auch noch als Erwachsener die Erfahrung macht, ausgegrenzt, verspottet und abgewertet zu werden. Wenn man von den Eltern nicht gewünscht war, bestraft wurde, weil man anderer Meinung war; wenn man bei allem kritisiert wurde, nichts, was man machte, gut genug war. Diese Aufzählung ließe sich lange fortsetzen. Die Wahrscheinlichkeit ist groß, dann selbstunsicher zu werden und soziale Ängste zu entwickeln.

- **Modelllernen:** Im Beispiel von Frau W. hatte u. a. das krankhaft leistungsorientierte Erziehungsverhalten der Mutter Modellfunktion, die hysterische Anfälle erlitt, wenn ihre Tochter nicht die Beste war, egal in welchem Bereich. Frau W. war bis zu ihrer Therapie felsenfest davon überzeugt, Fehler seien eine Katastrophe. Viele Menschen übernehmen innerlich das abwertende oder das vermeidende Verhalten der Eltern.

- Menschen mit sozialen Ängsten sind oft wahre Künstler beim *Vermeiden und Flüchten.* Die Vermeidungs- und Fluchtstrategien sind dabei sehr vielfältig: stets perfekt sein wollen, sozialen Situationen und Konflikten aus dem Wege gehen, hohe Ansprüche und Erwartungen an sich selbst stellen, immer nett und freundlich sein, keine Wünsche und Ansprüche äußern. Aufgrund dieser Vermeidung und dieses *Sicherheitsverhaltens* werden die Ängste heftiger, und schließlich kommt der soziale Rückzug und damit kommen auch die Depressionen.

- **Realitätsverzerrende Regeln und Überzeugungen:** Aufgrund früherer Erfahrungen und der Verstärkung der Ängste durch ständiges Vermeiden und Flüchten kommt es dann zu verzerrten Einschätzungen bestimmter Situationen. Fehler werden als Katastrophe bewertet, Anweisungen des Fahrlehrers werden als ungerecht und bedrohlich erlebt. Menschen mit sozialen Ängsten fühlen sich oft völlig hilflos und glauben, auf das Wohlwollen anderer angewiesen zu sein, nicht selbst handeln zu können.

Viele Menschen mit sozialer Angst haben ein geringes Selbstwertgefühl, dürsten nach Anerkennung und warten ständig auf Liebesbeweise durch andere, weil sie sich selbst abwerten. Gleichzeitig reagieren sie auf Lob und Anerkennung anderer wie Demenzkranke im letzten Stadium: Schnell ist alles vergessen! Natürlich ist die Anerkennung durch andere für unser Wohlbefinden, für optimales Lernen unverzichtbar. Aber es kann sich kein stabiles Selbstbewusstsein entwickeln, wenn Anerkennung und Lob ausschließlich als Beruhigungsmittel für das ständig selbst erzeugte Missempfinden dienen. Es ist wie bei Wasser, das in einem Sandboden versickert. Wenn man aber lernt, sich selbst anzuerkennen und zu ermutigen, dann sind positive Veränderungen möglich.

Soziale Ängste beim Autofahren: Hilfen und Tipps

Die *Checklisten* zur sozialen Angst (in Kap. 2.4) und die Ausführungen oben können Ihnen eine erste Orientierung geben, wo Ihre speziellen Probleme und Ängste liegen. Vielleicht sind Sie jemand, der sich selbst als minderwertig, andere Menschen dagegen als besser und liebenswerter empfindet? Vielleicht trauen Sie sich nicht, Ihre Meinung zu sagen, können sich selten durchsetzen? Vielleicht fürchten Sie sich davor, peinlich aufzufallen, zu schwitzen oder rot zu werden? Oder Sie fürchten Kritik, vermeiden Streit, sind ständig auf Harmonie bedacht? Oder Sie haben Angst vor Fehlern, sind deshalb in allen Bereichen perfektionistisch und alles soll «hundertprozentig» gelingen? Im Folgenden finden Sie für die wichtigsten Problembereiche Vorschläge und Übungen, die sich hauptsächlich auf das Autofahren und die Fahrschulausbildung beziehen. Es wäre aber sinnvoll, diese Übungen auch auf andere Lebenssituationen zu übertragen und entsprechend durchzuführen.

Hohe Ansprüche mindern. Angstfreier Umgang mit Fehlern

Viele Menschen, die sich selbst abwerten, versuchen das auszugleichen, indem sie besonders hohe Ansprüche an sich selbst stellen. Sie versuchen alles zu hundert Prozent zu schaffen, haben z. B. den Anspruch, perfekt und fehlerlos Auto fahren zu können, bevor sie es überhaupt gelernt und ausreichend geübt haben. Aber ohne Fehler macht man keine Erfahrungen und lernt nichts! Was können Sie tun, um Ansprüche zu mindern und entspannter mit Fehlern umzugehen?

Übung: *Die Wahrheit negativer Gedanken überprüfen.* Erinnern Sie sich an die Übung *Vierspaltentechnik* in Kapitel 3.5? Nehmen Sie sich täglich etwa zehn Minuten Zeit und tragen Sie belastende Ereignisse und Ihre negativen Gedanken in das vorgegebene Schema ein. Dabei können Sie lernen, diese Gedanken realistisch zu bewerten und alternative Lösungsmöglichkeiten suchen. Haben tatsächlich alle Freunde oder alle aus Ihrer Klasse schon den Führerschein? Trennt sich Ihr Mann wirklich von Ihnen, wenn Sie sich ein eigenes gebrauchtes Auto kaufen, um sich nicht weiter über seinen Fahrstil aufzuregen? Müssen Sie die Fahrschule wirklich in 25 Stunden schaffen? Hier ein Beispiel dafür, wie die Spalten in dieser Übung aussehen können:

A. Situation/ Ereignis	B. Negative Gedanken	C. Gefühle	D. Realistische Gedanken, alternative Lösungen
Bin auf der Landstraße etwas langsamer gefahren. Mein Mann wurde nervös, hat mich kritisiert und angemeckert. Es kam zum Streit.	Besser, ich lasse ihn das nächste Mal fahren. Ich lerne das Fahren wohl nie. Nur wegen meinem Mann kann ich nicht Auto fahren.	Niedergeschlagen, mutlos, ärgerlich auf meinen Mann. Keine Lust, in seiner Gegenwart wieder Auto zu fahren.	Für meine Fahrkenntnisse war die Geschwindigkeit eigentlich richtig. Ich muss mit meinem Mann darüber sprechen, wie er seine Nervosität beim Autofahren zügeln kann. Trotzdem könnte ich mal mit meiner Freundin zusammen üben, etwas zügiger zu fahren, damit ich meine Angst vor höheren Geschwindigkeiten verliere. Notfalls nehme ich noch einige Fahrstunden.

Übung: *Absichtlich Fehler machen.* Sie könnten mit Ihrem Partner oder mit Ihrem Fahrlehrer absprechen, dass Sie – in den Bereichen, in denen Sie unsicher und ängstlich sind – eine «Fehlerstunde» einlegen. Sie könnten mehrmals hintereinander falsch einparken, vielleicht gerade in der Nähe eines Bürgersteigs, der sehr belebt ist (wo also viele Menschen Ihren Fehler sehen). Sie könnten an einer Ampel absichtlich den Motor abwürgen. Sie könnten an einem Berg üben, wie man *nicht* anfährt: das Auto rückwärts rollen lassen, den falschen Gang einlegen – natürlich nur an einer ruhigen und sicheren Stelle. Sie könnten in Gegenwart eines ungeduldigen Beifahrers absichtlich verspätet anfahren oder einen LKW absichtlich nicht überholen und sich vornehmen, bei entsprechenden Bemerkungen entspannt zu bleiben – alles mit dem Ziel, Ihre Angst vor Fehlern zu verlieren. Das könnte Ihnen mehr helfen, als wenn Sie – unter großem Stress – alles richtig machen wollen und dabei immer mehr verkrampfen.

Angst vor Kritik und Ablehnung. Sicherheit gewinnen

Eine häufige Quelle von Angst und Ärger ist der Umgang mit Kritik und Vorschriften von Seiten anderer. Viele, auch Menschen ohne soziale Ängste, reagieren auf Kritik mit schlechten Gefühlen und mit Ärger. Häufig reagiert man dabei eigentlich auf frühere Situationen: Wir werden wütend, wenn uns jemand vermeintlich Vorschriften macht und uns belehrt. Wir versuchen uns zu verteidigen und diskutieren. Selbst auf einfache Bitten und Vorschläge reagieren wir oft, als wären es Befehle.

Der Schlüssel zur Veränderung liegt in erster Linie bei uns selbst, bei unserer eigenen Selbstsicherheit. Wie würden Sie z. B. auf jemanden reagieren, der Ihren alten Golf für einen Porsche hält und sich nicht davon abbringen lässt? Sie blieben gelassen, wären sich Ihrer Sache völlig sicher und würden nicht diskutieren. Wie würden Sie aber reagieren, wenn Ihre Mutter oder Ihr Mann als Beifahrer Ihnen vorschreiben möchte, wie Sie fahren sollen? Wahrscheinlich schon eher ärgerlich und in Verteidigungshaltung. Warum? Sind Sie plötzlich nicht mehr sicher? Brauchen Sie auch noch als erwachsener Mensch das Wohlwollen, die stillschweigende Erlaubnis Ihrer Umgebung? Eigentlich nicht. *Wenn wir wirklich erwachsen geworden sind, dürfen uns die Eltern, die Partner, die Freunde sagen und vorschreiben, was sie wollen. Wir aber können tun und sagen, was wir für richtig halten! Man ist inzwischen erwachsen und kein Kind mehr, man braucht keine Erlaubnis und Zustimmung.* Wer sich seiner Sache sicher ist, muss nicht mehr in pubertäre Auseinandersetzungen mit seiner sozialen Umgebung geraten.

Übung: *Handeln und Alternativen finden.* Versuchen Sie einige Situationen zu notieren, in denen Sie sich in letzter Zeit geärgert haben oder sich unter Druck gesetzt fühlten. *Ärger tritt meistens dann auf, wenn wir das Gefühl haben, dass wir einer Situation hilflos ausgesetzt sind, und uns nicht getraut haben, etwas zu sagen oder zu handeln!*

Anstatt stumm und wütend weiterzufahren, könnten Sie jedes Mal sofort anhalten, wenn Ihr Partner meckert, und erst dann weiterfahren, wenn er seinen Mund hält. Umgekehrt braucht Ihr Partner nicht mitzufahren, wenn er sich gefährdet fühlt.

Eine Freundin hat mir kürzlich folgende Geschichte erzählt: Ihr damaliger Fahrlehrer habe sie ständig nur kritisiert. In einer Fahrstunde habe es ihr dann gereicht; sie habe angehalten und zu ihm gesagt: «Ab heute möchte ich, dass Sie mich mindestens 5-mal pro Fahrstunde loben und mir sagen, was ich gut gemacht habe. Sonst fahre ich nicht mehr weiter.» Er hat sich das zu Herzen genommen, sie ging danach gerne zur Fahrschule.

Übung: *Sich mit Kritik konfrontieren, Kritik aushalten lernen.* Falls Sie empfindlich auf Kritik reagieren, könnten Sie Ihren Fahrlehrer oder Ihren Beifahrer bitten, Sie gelegentlich einige Minuten lang besonders oft zu korrigieren. Das Ganze ließe sich stufenweise steigern: Er könnte ein wenig lauter werden, unsachlich oder streng. Er könnte einen strengen Fahrprüfer spielen. Sie lernen dabei, Ihre Angst vor Kritik und Korrekturen abzubauen. In schwierigen Situationen sind Sie dann viel eher in der Lage, ruhig zu bleiben und die Übersicht zu behalten. Wenn Ihnen das schwerfällt, versuchen Sie es doch zunächst mit einem guten Freund oder einer guten Freundin als Beifahrer(in).

Übung: *Einmischung und Kritik zurückweisen.* Manchmal ist es richtig, die Kommentare anderer zurückzuweisen, beispielsweise wenn der- oder diejenige immer wieder von einer Sache anfängt, nicht aufhören will. Um Einmischungen zurückzuweisen und berechtigte Forderungen durchzusetzen, hilft manchmal die Technik «Schallplatte mit Sprung». Das geht so:

Katja möchte, dass ihr Mann sie während des Fahrens in Ruhe lässt, keine Bemerkungen macht und nicht meckert. Katja, vor der nächsten Fahrt: «Markus, ich möchte dich bitten, nachher bei der Fahrt keine Bemerkungen zu machen. Ich werde dann abgelenkt.» Markus: «Du fährst oft viel zu weit rechts und zu langsam, da muss man schon mal was sagen.» Katja: «Markus, ich möchte dich bitten…», usw. Das kann bis zu 5-mal gehen, muss vielleicht während der Fahrt wiederholt werden. Argumentieren Sie nicht, verteidigen Sie sich nicht, sagen Sie nur immer wieder mit ein, zwei Sätzen das, was Sie eigentlich wollen.

Angst vor Konflikten

Viele sozial ängstliche Menschen versuchen so sehr, Konflikte und eine mögliche Ablehnung durch andere zu vermeiden, dass dies Teil ihrer Persönlichkeit geworden ist: Sie sind allzeit freundlich und hilfsbereit, versuchen, anderen die Bedürfnisse vom Gesicht abzulesen und die vermuteten Bedürfnisse dann vorbeugend zu erfüllen. Sie sehnen sich fortwährend nach Harmonie und tun alles, um andere nicht zu verärgern. Schon der gelangweilte Blick des Fahrlehrers versetzt sie in Unruhe und Aufregung: «Warum schaut der so böse, habe ich etwas falsch gemacht?» Die geplante Urlaubsfahrt mit der Familie verursacht Stress: «Hoffentlich klappt alles auf der Fahrt. Hoffentlich gibt es dieses Mal keinen Streit!» Man versucht, die Familie bei Laune zu halten, ist endlos geduldig, fühlt sich gleichzeitig durch alles und jeden unter Druck gesetzt – gerade auch durch andere Menschen, die deutlich ihre Wünsche und Forderungen formulieren und die man deshalb als unangenehm und bedrängend empfindet.

Beim Autofahren darf nichts schiefgehen, damit keiner etwas Negatives sagt oder böse ist. Die anderen Autofahrer sollen aufmerksam und auf Abstand fahren, keiner soll drängeln oder hupen. Dann besteht die Chance, dem vermuteten Ärger zu entgehen. Jedes Wort, jede Geste, jeder Blick von anderen wird auf die Goldwaage gelegt.

Gerade beim Autofahren spielen solche Ängste eine große Rolle. Sie führen häufig zu Streit, obwohl gerade dieser vermieden werden soll. Sie führen zu Unsicherheiten und manchmal zu Kopflosigkeit beim Fahren, weil ständig mögliche Konflikte drohen. Was können Sie tun, um hier freier und gelassener zu werden?

Selbstbehauptungsübungen und Konfrontation. Sie könnten kleinere Übungen durchführen, in denen Sie absichtlich kleinere, weniger gravierende Konflikte provozieren und die Bedürfnisse anderer *nicht* immer mit vorauseilendem Gehorsam erfüllen. Zum Beispiel könnten Sie beim Einkaufen so einparken, dass Sie zwei Parkplätze besetzen. Sie könnten sich mal für zwei Minuten zwingen (sehr schwer!), in Gegenwart Ihres Partners ein genauso mürrisches Gesicht zu machen wie er. Sie könnten das Auto, das an der Ampel vor Ihnen steht, anhupen, einfach so (das ist nur ein Beispiel: Diese Übung ist leider durch die Straßenverkehrsordnung verboten). Sie könnten absichtlich in der Stadt ein bisschen langsamer als 50 km/h fahren und dabei lernen, Ihre Angst vor der Reaktion der anderen zu vermindern. Alle Übungen sollten Sie in dem Bewusstsein ausführen, dass es gilt, Ihre Angst vor Konflikten und der Unfreundlichkeit anderer abzubauen.

Wie reduziere ich meine Angst, beobachtet zu werden, im Mittelpunkt zu stehen?

Menschen mit sozialer Angst gehen sozialen Situationen aus dem Weg und versuchen nicht aufzufallen. Gerade beim Autofahren ist das aber oft nicht möglich, und hier werden dann plötzlich starke Ängste aktiviert. Der Fahrlehrer schaut beim Fahren und natürlich bei den unvermeidlichen Fehlern zu, manchmal fahren andere Fahrschüler mit, und am Ende kommt das Schlimmste: die Fahrprüfung. Der Prüfer beobachtet, bewertet kritisch, und die vermeintliche Schande des Versagens droht. Am schlimmsten ist das, wenn es im Alltag sonst weitgehend gelingt, diese Angst vor Beobachtung und Beurteilung zu vermeiden.

Später geht das dann so weiter: Vom Beifahrersitz aus schaut der Partner zu, kommentiert, kritisiert, manchmal fahren Freunde oder sogar Fremde mit. Aber auch viele alltägliche Verkehrssituationen können zur Qual werden, wenn Sie Angst davor haben, von anderen beobachtet zu werden. Sie versuchen vielleicht vergeblich einzuparken, Passanten schauen zu, lachen oder schütteln den Kopf. An der Ampel geht der Motor aus, die Autofahrer hinter und neben Ihnen schauen belustigt oder hupen ungeduldig.

Menschen, die unter einer solchen Angst leiden, nehmen meistens nicht wirklich wahr, ob sie tatsächlich beobachtet werden. Sie sind halb blind vor Angst, sehen ihre Umgebung nicht wirklich, leben in ihrem eigenen Kopfkino. Sie fühlen sich beobachtet und negativ bewertet, obwohl diese verzerrte Wahrnehmung nur in ihrem eigenen Kopf entsteht: Als würden alle Menschen nur sie anstarren – natürlich kritisch und abschätzig.

Was können Sie gegen diese Angst vor Beobachtung tun?

Übung: *Andere beobachten, richtig interpretieren.* Diese Übung bezieht sich nicht nur aufs Autofahren. Sie können sie in fast jeder Umgebung durchführen, in der Sie Menschen begegnen. Betrachten Sie bewusst auf der Straße, beim Halt an der Ampel oder im Restaurant die Gesichter von scheinbar unfreundlich und böse blickenden Menschen, um die Angst davor zu mindern und um sich darin zu üben, den Gesichtsausdruck anderer Menschen realistisch zu interpretieren. Versuchen sie dabei genau wahrzunehmen, was sie gesehen haben, so als müssten Sie danach eine Zeugenaussage machen. Nicht jeder Mensch, dessen Gesicht ernst aussieht, ist böse und abweisend. Vielleicht hat er Bauchweh? Vielleicht hat er nachts Karten gespielt und nur zwei Stunden geschlafen? Vielleicht hat er sein Gebiss verlegt und denkt darüber nach? Versuchen Sie den Gesichtsausdruck und die Haltung dieser Menschen einzuschätzen, *ohne* diese gleich zu interpretieren oder auf sich selbst zu beziehen.

Blickkontakt aufnehmen. Schauen Sie bei einem Stadtbummel den entgegenkommenden Passanten, oder Autofahrern die an der Ampel neben Ihnen stehen jeweils einige Sekunden ins Gesicht und in die Augen. Diese Übung sollten Sie in den verschiedensten Situationen durchführen; manchmal genügen kurze Momente. Sie werden einen mehrfachen Nutzen davon haben: Sie lernen, wieder richtig hinzuschauen und nicht blindlings Ihrem Kopfkino zu trauen. Nebenbei lernen Sie das Wichtigste: Sie konfrontieren sich mit Ihrer Angst andere Menschen genau anzusehen oder sich anblicken zu lassen.

Mittelpunktsübungen. *Sich beobachten lassen.* Bei dieser Übung geht es darum, sich absichtlich bei einer Tätigkeit beobachten zu lassen oder die Aufmerksamkeit anderer Menschen auf sich zu lenken. Sie könnten – wenn Sie die Übung öfter durchführen – Freunde, Familienmitglieder bitten, im Auto mitzufahren und Ihnen beim Fahren zuzuschauen: vielleicht anfangs schrittweise, d. h. zunächst nur eine vertraute Person, dann weitere und Ihnen fremde Menschen. Nutzen Sie jede kleine Gelegenheit, im Mittelpunkt zu stehen und die Aufmerksamkeit anderer Menschen auf sich zu ziehen: Sie könnten an einer belebten Kreuzung «versehentlich» die Hupe drücken. Sie könnten nach langsamer Auflösung eines Staus noch kurz stehen bleiben, bis der erste Autofahrer hinter Ihnen gestikuliert. Sie könnten in einem Bus oder der U-Bahn einmal von vorne bis hinten durch den Waggon laufen, die Menschen in jeder Sitzreihe dabei aufmerksam anschauen. Wenn Sie die vorgeschlagenen Übungen über einige Wochen in verschiedenen sozialen Situationen durchgeführt haben, wird Ihre Angst vor der Fahrprüfung oder vor peinlichen Situationen im Verkehr vermutlich geringer sein.

4.3 Umgang mit «peinlichen» Körpersymptomen

Die Angst ist nicht nur ein Gefühl, sondern sie wird, zum Leidwesen der Betroffenen, von meist mehreren unangenehmen Körpersymptomen begleitet: Man wird rot, schwitzt, zittert, man leidet unter Übelkeit, Schwindel, Bauchkrämpfen, die Blase drückt, man bekommt Durchfall, das Herz klopft, der Mund wird trocken, die Stimme versagt. Einige dieser Symptome sind häufige und belastende Begleiterscheinungen besonders von sozialen Ängsten oder Panikattacken. Unlängst hat mir eine Patientin unter Tränen berichtet, dass sie manchmal nicht mehr leben wolle, weil sie sich besonders durch das Erröten und das Schwitzen so sehr belastet und eingeschränkt fühle. So manche Fahrprüfung wurde durch diese körperlichen Probleme sehr erschwert oder ist vielleicht daran sogar gescheitert. Diese Symptome entwickeln oft eine Eigendynamik, die Angst vor diesen Symptomen tritt immer mehr in den Vordergrund und verschlimmert damit die Symptome.

Es gibt viele Menschen, die unter der Phobie leiden, zu oft oder rasch auf die Toilette gehen zu müssen, sich gar in die Hose zu machen. Einige meiner Patienten haben deswegen jahrelang Autofahrten ganz gemieden. Die Angst vor dem Auftreten der genannten Körpersymptome ähnelt, mit den mit ihr verbundenen Abläufen, in manchem dem Teufelskreis der Angst bei Panikattacken. Die Betreffenden haben Angst vor ihren Symptomen, schämen sich für ihre vermeintliche Schwäche und trauen sich z. B. bei einer Autofahrt nicht, ganz selbstverständlich zu sagen, wenn sie auf die Toilette gehen müssen oder wenn ihnen übel ist.

Wenn Sie in der Fahrstunde oder beim Autofahren schnell schwitzen (das Lenkrad wird glitschig), manchmal rot werden oder genau in solchen Situationen unter Übelkeit leiden, gibt es zwei völlig sichere Methoden, wie Sie Ihre Symptome sogar noch verschlimmern können: Sie sollten gedanklich die Symptome bekämpfen und versuchen, sie zu kontrollieren. Sie sollten (vergeblich) versuchen, Ihre Körpersymptome vor anderen zu verstecken und zu verheimlichen.

Viele kennen das: Eine Prüfung, eine bevorstehende Urlaubsfahrt, und schon fängt es im Bauch an zu rumoren. Manchen wird es übel, andere müssen dauernd auf die Toilette gehen. In der Umgangssprache heißt es denn auch treffend: «Ich habe Schiss!», «Er hat sich vor Angst bepisst!», «Mir wird schlecht vor Angst», «Das macht mir Bauchweh!»

Die Ursachen sind zahlreich. Vielleicht haben Sie einen empfindlichen Magen und Darm, reagieren schneller und heftiger wie andere. Vielleicht gab es in der Vergangenheit schlimme oder peinliche Situationen. Sie mussten während einer Fahrt dringend auf die Toilette, haben es aber nicht mehr geschafft. Oder der Vater hat Sie als Kind geschlagen, Sie haben sich vor Angst eingenässt und dafür noch einmal Prügel bezogen.

Ich erfahre in meiner Praxis immer wieder von solchen Geschichten. *Stellen Sie sich vor, Sie absolvieren gerade Ihre Fahrprüfung, hinter Ihnen sitzt der Prüfer, neben Ihnen der Fahrlehrer. Sie selbst haben die Einstellung, dass jeder Fehler Ihr sicheres Ende ist. Ihr Körper wird natürlich mit heftigen Paniksymptomen reagieren. Ihnen wird heiß, Sie werden rot, fangen an zu schwitzen, zittern, die Straße verschwimmt vor Ihren Augen. Die Folge ist: Ihre Panik nimmt zu. «Peinlich, wenn die mitkriegen, wie ich schwitze und mein Fuß zittert! Mir wird so komisch im Kopf. Hoffentlich drehe ich nicht durch!» Ihr Gehirn wird sich – nicht bewusst – blitzschnell an frühere Gefahrensituationen erinnern. «Das ist doch genauso wie früher vor der Klasse, als du puterrot warst und geschwitzt hast. Genau dieselben Symptome.» Das Auto fährt, ist geschlossen, alle sitzen Ihnen so «dicht auf der Pelle», eine Flucht ist nicht möglich, Sie wollen ja die Fahrprüfung bestehen und den Führerschein erhalten. Kämpfen können Sie auch nicht oder wenigstens den Prüfer anschreien. Die Hilflosigkeit und die Angst werden schier unerträglich!*

Die Betroffenen versuchen mit vielen Vermeidungsstrategien, diese Körpersymptome zu verhindern, sie fürchten die Peinlichkeit, die Bloßstellung, versuchen, die erwartete «Katastrophe» abzuwenden. Sie vermeiden gemeinsame Fahrten mit anderen Menschen, Autobahnen und Fahrten über weitere Strecken. Sie steigen nie wieder in eine U-Bahn oder in einen Bus.

Manchmal lassen sich diese Situationen aber nicht vermeiden (Klausur, Fahrprüfung, Busfahrt). In solchen Situationen können sich dann die befürchteten Körpersymptome unerträglich steigern. Manche Menschen denken sich die abenteuerlichsten Vermeidungsstrategien aus. Der Weg im Auto zur Arbeit wird minutiös geplant: Jedes Gebüsch, jede Tankstelle, jede Gaststätte, wo man im Notfall auf die Toilette gehen kann, ist bekannt. Manchmal werden wegen dieser Angst Umwege von bis zu einer Stunde in Kauf genommen. Eine junge Frau erzählte mir vor Jahren, sie habe ihren Führerschein nur deswegen im Herbst gemacht, weil sie hoffte, dann nicht so sehr zu schwitzen und wegen ihrer Hitzegefühle rot zu werden. Manche Menschen trauen sich nicht mehr, mit ihren Freunden zusammen in die Disco zu fahren, fahren nicht mehr in den Urlaub. Am Morgen vor einer Fahrt wird nichts gegessen und getrunken. Bevor man aus dem Haus geht oder wegfährt, geht man mehrmals auf die Toilette. Um ganz sicher zu sein, nimmt man noch Mittel gegen Übelkeit und Durchfall. Die verschiedenen Maßnahmen, die ergriffen werden, um die befürchtete Katastrophe zu vermeiden, sorgen allerdings nur kurzfristig für Entlastung. In der Folge wird die Angst heftiger und häufiger – und mit ihr das Zittern, das Schwitzen, das Erröten, der Durchfall, der Harndrang und die Übelkeit. Es entsteht ein regelrechter Teufelskreis der Angst.

Wie schon gezeigt, reagiert der Körper in Gefahrensituationen mit einer Alarmreaktion. Einige innere Organe (Magen, Darm, Blase) werden dabei vorübergehend weniger versorgt. Dauern jedoch die Gefahr und die Angst an, kommt es nach einiger Zeit zu einer Gegenreaktion des Nervensystems. Die Magen-, Darm- und Blasenaktivitäten werden verstärkt aktiviert und beschleunigt. Man bekommt dann vor einer Prüfung Durchfall, Bauchkrämpfe, muss dauernd auf die Toilette gehen, oder leidet unter Übelkeit. Die mit der Angst verbundene Schreckatmung und der dadurch ausgelöste Schwindel können diesen Vorgang dann noch verstärken und wiederum – zum Teil anhaltende – Übelkeit zur Folge haben (mehr Informationen dazu finden Sie in Kap. 4.1).

Zu Ihrer Sicherheit sollten Sie bei Symptomen wie Schwindel, Übelkeit oder bei Bauchkrämpfen, verstärktem Harndrang und verstärkter Darmaktivität immer einen Arzt aufsuchen, um mögliche organische Ursachen auszuschließen! Wenn organische Ursachen ausgeschlossen wurden, können Sie aber nicht unbedingt sicher sein, ob Ihnen ein Arzt wegen Ihrer Angstsymptome die richtige Diagnose stellt. Die Leidensgeschichte von Menschen, die unter Panikattacken oder einer sozialen Phobie leiden, kann, wie die Erfahrung zeigt, Jahre dauern – bis die Überweisung an einen Verhaltenstherapeuten erfolgt. Viele – oft aufwändige – Untersuchungen werden durchgeführt, meist ohne einen wirklichen Befund: Sogenannte funktionelle Magenbeschwerden oder ein Reizdarmsyndrom werden diagnostiziert, das Zittern der Hände ist ebenfalls funktionell, der Schwindel beruht auf einer vegetativen Dystonie oder wird schließlich als hypochondrisch abgetan. Das Rotwerden erwähnt man selbst gleich gar nicht, das wäre zu peinlich. Die Heilpraktiker tippen auf Pilze im Darm, raten, die Amalgamfüllungen der Zähne zu entfernen, sprechen von einem gestörten Energiefluss oder stellen 387 Allergien fest.

Natürlich ist es wichtig, sich bei bestimmten Symptomen medizinisch gründlich untersuchen lassen. Es gibt aber, ähnlich wie bei Panikattacken, eine einfache und billige Möglichkeit, um mit hoher Wahrscheinlichkeit festzustellen, ob die körperlichen Symptome Folge und Begleiterscheinung einer Angsterkrankung sind: Bislang ist keine organische Erkrankung bekannt, die unfehlbar immer nur dann diese quälenden Symptome produziert, wenn Sie sich von anderen Menschen beobachtet fühlen, wenn Sie öffentliche Verkehrsmittel benutzen oder wenn Sie mit anderen im Auto mitfahren. Müssen Sie z. B. besonders beim Autofahren und in den immer gleichen Situationen häufig auf die Toilette gehen oder leiden Sie genau dann unter Übelkeit und Schwindel, wenn andere Menschen mit im Auto sind oder wenn Sie in einen Stau auf der Autobahn geraten, dann liegt der Verdacht nahe, dass Ihre Symptome durch Ihre Gedanken und Ihre Angst verursacht werden. Ihr Darm, Ihre Blase, Ihr Gleichgewichtssinn, Ihr Brechzentrum im Gehirn und Ihre Schweißdrüsen funktionieren vermutlich normal und unauffällig, wenn Sie nicht Auto fahren müssen, wenn Sie am Wochenende zu Hause zusammen mit Ihrer Familie in Ihrer Wohnung sind, wenn keiner Sie beobachtet oder die vertraute Toilette in der Nähe ist.

Wenn Menschen mich in meiner Praxis wegen ihrer Angst und der damit verbundenen körperlichen Reaktionen aufsuchen, treten die gefürchteten Angstsymptome nur selten oder in geringfügigem Ausmaß auf. Es gibt selten plötzliche Panikanfälle, selten fängt jemand an, übermäßig zu schwitzen oder ständig rot zu werden. Abgesehen von den ersten Therapiestunden muss kaum einmal jemand besonders häufig oder dringend auf die Toilette. Und warum? Weil mir die Betreffenden diese ganzen «Peinlichkeiten» berichtet haben und weil sie sich dann trauen, genauso normal wie andere Menschen damit umzugehen. *Für die meisten Menschen sind diese Vorgänge selbstverständlich und normal, sie denken kaum darüber nach. Sozial ängstlichen Menschen aber ist das peinlich, Menschen mit Panikattacken fürchten das Schlimmste. Sie versuchen, etwas zu kontrollieren, zu unterdrücken und zu verstecken, was durch die vergeblichen Kontrollversuche schlimmer wird. Deshalb schwitzen sie mehr, werden sie öfter rot und müssen sie häufiger auf die Toilette gehen als andere.*

Das Beste wäre, Sie könnten, soweit es möglich ist, offen mit Ihren natürlichen Körpersymptomen, Ihren vermeintlichen Schwächen umgehen.

Tipp 1: *Beruhigende Atmung gegen die Angst* (Kap. 3.9) hilft auch bei Übelkeit und anderen der obengenannten Angstsymptome. Durch die verstärkte Ausatmung lässt der Druck auf das Zwerchfell und den Magen nach, zudem können dadurch die Schwindelgefühle reduziert werden und damit auch die Übelkeit.

Tipp 2: *Offener Umgang mit den befürchteten Symptomen.* Teilen Sie anderen rechtzeitig mit, dass Sie vielleicht während des Fahrens öfter auf die Toilette gehen müssen. Sie könnten das zunächst üben, wenn Sie sich unbeschwert fühlen und keinen Druck haben; dann macht es nicht so viel Angst. Bitten Sie Ihren Fahrlehrer, mal anhalten zu dürfen: Sie hätten das Lenkrad so glitschig gemacht, müssten es kurz abwischen. Dabei könnten Sie ihm beiläufig mitteilen, dass Sie in Situationen, in denen Sie nervös sind, immer fürchterlich schwitzen. Vielleicht könnten Sie noch eins draufsetzen und ein großes Handtuch unter Ihren Sitz legen. Sie könnten sich vornehmen, den Prüfer bei der Fahrschulprüfung zu bitten, sich kurz mal den Schweiß vom Gesicht wischen zu dürfen. Wenn Sie bestimmte Situationen beim Autofahren wegen Ihrer Körpersymptome fürchten, machen Sie Ihre – abgestuften – Konfrontationsübungen zunächst in anderen Situationen: im Restaurant, bei Veranstaltungen mit vielen Menschen, in Gegenwart guter Freunde usw. Üben Sie dies also nicht nur beim Autofahren, sondern in allen möglichen Situationen, in denen Sie Schwierigkeiten haben, etwas von Ihrem Problem mitzuteilen.

Tipp 3: *Paradoxe Übung – das Gefürchtete absichtlich tun.* Diese Technik wurde bereits in Kapitel 3.4 beschrieben. Sie könnten sich bei verschiedenen Gelegenheiten bewusst vornehmen, Ihre Symptome absichtlich herbeizuführen, und sie sogar noch übertreiben. Sie könnten, wenn Sie Angst vor dem Rotwerden haben, Ihre Wangen und Ihr Gesicht mit einem kräftigen Rouge einfärben und sich so einen halben Tag unter andere Menschen mischen. Sie könnten, vor einer Fahrt mit anderen, Ihr Hemd unter den Achseln mit einem Blumensprüher besprühen und mitteilen, dass Sie heute besonders nervös sind. Sie könnten zu Beginn einer Fahrschulfahrt so sehr absichtlich mit dem Fuß auf der Kupplung zittern, dass es hörbar wird. Gut ist es, diese Übungen zunächst mit Menschen oder in Situationen durchzuführen, mit denen Sie vertraut sind und bei denen Sie weniger Angst haben.

4.4 Wenn die Panik zu stark wird

Kann ich einen Unfall verursachen?

Zuerst die gute Nachricht: In meiner langjährigen Praxis und bei der Behandlung von vielen hundert Patienten mit Angsterkrankungen wurde mir *nicht einmal* berichtet, dass jemand wegen Panik einen Unfall verursacht hätte. Vielleicht, weil fast alle Menschen, die unter Panikattacken leiden, eher sehr vorsichtig fahren oder die Strecken meiden, die ihnen Angst machen. Borwin Bandelow, ein bekannter Angstforscher, schreibt in seinem *Angstbuch:* «Kein Patient hat mir … jemals über tatsächliche Autounfälle in Verbindung mit Panikattacken berichtet. Da während der Panikattacke meist sogar eine erhöhte Aufmerksamkeit besteht, sind Unfälle sogar eher unwahrscheinlich.»[39]

Die meisten Unfälle entstehen u.a. aufgrund zu hoher Geschwindigkeiten, wegen zu dichten Auffahrens und infolge des Fahrens unter Alkoholeinfluss. Gerade Menschen mit starken Ängsten beim Fahren meiden vermutlich besonders diese Gefahrenpunkte.

Allerdings sollte man sich in Bezug darauf, dass Ängste eher keinen Unfall verursachen werden, nicht ganz sicher sein: Einige Fahrlehrer haben mir berichtet, dass es nur ihrem schnellen Eingreifen zu verdanken war, wenn Fahrschüler in ihrer Panik keine Unfälle verursacht haben. Übereinstimmung herrschte aber bei allen interviewten Fahrlehrern darüber, dass solche Vorfälle sehr selten vorkommen.

39 Bandelow 2004, S. 61.

In einer akuten Phase mit Panikattacken und Agoraphobie wäre es sicherlich keine gute Idee, sich zu konfrontieren und sofort wieder alleine auf der Autobahn zu fahren (dies tut auch niemand freiwillig!), besonders wenn anfangs die Panik und die Körpersymptome noch sehr heftig sind. Es gilt also: *Wenn Sie die Angst haben, bei Panik und Schwindel gänzlich die Kontrolle zu verlieren, sollten Sie sich zunächst nicht alleine ans Steuer setzen! Sie können damit sich selbst und andere Verkehrsteilnehmer gefährden!*

Als Erstes sollten Sie überprüfen, was die Ursache Ihrer starken Schwindelgefühle und Ihrer Panik ist. Sie sollten sich eventuell medizinisch untersuchen lassen, um sicherzugehen, dass Sie organisch gesund sind. Gegebenenfalls sollten Sie sich von einem niedergelassenen Verhaltenstherapeuten beraten lassen. Manchmal lässt sich das Problem in wenigen Stunden lösen, ohne dass Sie eine lange Therapie machen oder sich mühsam mit Ihren Ängsten konfrontieren müssen. Einige meiner Patienten waren so erleichtert, zu wissen und nachvollziehen zu können, was ihre Symptome verursachte, dass sie – wenn auch zunächst mit einem mulmigen Gefühl – sofort wieder Auto fahren konnten. Eine weitere Möglichkeit können und sollten in manchen Fällen – begleitend zu einer Therapie – Fahrten mit einem speziell geschulten Fahrlehrer sein.

Kann ich wegen eines Panikanfalls meinen Führerschein verlieren?

Auch hier die guten Nachrichten zuerst: Dr. G. Alpers, Experte für Verkehrsängste an der Uni Würzburg, erklärt in einem Interview, ihm sei nicht bekannt, dass jemandem wegen Angst der Führerschein entzogen worden wäre. Zwei meiner Praxiskolleginnen, eine Neurologin und eine Psychiaterin, sind seit vielen Jahren mit ärztlichen Untersuchungen zur Kraftfahreignung betraut. Beide berichten übereinstimmend, dass sie niemals eine ärztliche Untersuchung und Überprüfung wegen einer Angsterkrankung durchzuführen hatten. Ein Führerscheinentzug deswegen ist ihnen auch nicht bekannt.

Die weniger gute Nachricht: Rechtlich wäre es durchaus möglich, Personen wegen einer Angststörung den Führerschein zu entziehen. In der Praxis wird es allerdings nur schwer möglich sein, jemandem konkret nachzuweisen, dass er unter einer solchen Störung leidet. Etwas anderes wäre es, wenn jemand unter einer akuten Psychose litte und beim Aussteigen den Polizisten erklärte, dass er von Jesus gesandt und unverwundbar sei. Für Ärzte und Behörden gibt es Leitlinien zur Begutachtung der Fahreignung. Die Eignung zum Führen von Kraftfahrzeugen kann eingeschränkt oder ausgeschlossen sein, wenn eine psychische Erkrankung «das Realitätsurteil erheblich beeinträchtigen oder die allgemeine Leistungsfähigkeit unter das erforderliche

Maß herabsetzen» wird.[40] In der Praxis bezieht sich dies aber bei psychischen Erkrankungen überwiegend auf Psychosen und die Einnahme von Psychopharmaka. Das heißt z. B.: Wenn jemand Wahnvorstellungen hat und sein Realitätsurteil erheblich eingeschränkt ist, kann die Fahreignung überprüft und vorübergehend aberkannt werden.

Wenn jemand wegen Ängsten oder Depressionen Medikamente eingenommen hat und ihm das bei einer Kontrolle oder nach einem Unfall nachgewiesen wird, kann ihm ebenfalls der Führerschein entzogen werden. Die Einnahme bestimmter Medikamente kann z. B. an der Pupillenreaktion erkannt oder über eine Blutprobe festgestellt werden. Wenn Sie also wegen einer solchen Erkrankung Medikamente nehmen müssen, beraten Sie sich zuvor mit Ihrem behandelnden Arzt, noch besser mit einem Psychiater oder einem Neurologen.

Was können Sie bei starker Panik selbst tun?

Die folgenden Vorschläge gelten nur für Menschen, die schon wissen, was sie haben, z. B. Panikattacken und Agoraphobie. Wenn Sie solche Symptome wie starken Schwindel oder starke Panik zum ersten Mal beim Autofahren oder auf der Autobahn hatten, sollten Sie sich unbedingt vorher medizinisch untersuchen lassen, bevor Sie die hier aufgeführten Vorschläge umsetzen. Falls Sie bereits eine Verhaltenstherapie begonnen haben: Der Therapeut oder die Therapeutin wird Ihnen bei der Ausarbeitung der folgenden und auch weiterer Übungen sicher helfen können.

- Falls Sie fürchten, doch einmal so heftigen Schwindel – bzw. einen völligen Blackout – zu haben, dass Sie die Kontrolle über sich und das Auto verlieren, rüsten Sie sich rechtzeitig für einen möglichen Notfall. *Piloten werden in ihrer Ausbildung und auch in ihrem späteren Berufsleben immer wieder darauf trainiert, auf alle möglichen Notfälle schnell und angemessen zu reagieren.* Leider werden in der Fahrschulausbildung mögliche Reaktionen auf Gefahrensituationen (Vollbremsungen, Nothalt) kaum geübt.
- In Ihrem Fall könnte die Vorbereitung folgendermaßen aussehen: Üben Sie das erforderliche Verhalten zunächst auf einer ruhigeren Straße, mit Haltemöglichkeiten am Fahrbahnrand. Die nächste Stufe könnte sein, dass Sie, zunächst als Beifahrer, verschiedene Strecken abfahren und diese auf mögliche Stellen überprüfen, wo man halten könnte. Vielleicht finden Sie einen verständnisvollen Fahrlehrer, der das schrittweise mit Ihnen

40 Kindt 2004, S. 1127.

übt. Halten Sie Ihr Warndreieck aufgeklappt im Auto griffbereit, ebenso Ihre gelbe Warnweste und notfalls auch ein Warnblinklicht. Wenn Sie diese Situationen nie geübt haben, dann noch im Panikzustand schnell und sicher reagieren sollen, ist das viel schwieriger, und diese unbekannte Situation verstärkt Ihre Panik noch. Auf der Autobahn könnten Sie das an einer Nothaltebucht üben. Und nicht vergessen: Warndreieck aufstellen (außerhalb geschlossener Ortschaften sollte dieses mindestens 100 Meter vor dem Fahrzeug stehen) und gelbe Weste anziehen – Letzteres vielleicht schon vor der Fahrt! Falls eine Kontrolle kommt, können Sie ja sagen, der Motor habe gestottert, Ihnen sei schlecht gewesen oder eine andere Ausrede finden.

- Ich habe schon viele Patienten wegen Panikattacken behandelt, von denen aber bislang niemand wegen dieser Probleme ohnmächtig geworden ist. Bei einer Ohnmacht sackt der Blutdruck ab, bei Panik steigt er rapide an – auch dies spricht gegen Ohnmacht bei Panikattacken. Aus den Berichten der Betroffenen und auch aus Beobachtungen ergibt sich, dass eigentlich nie ein völliger Kontrollverlust eintritt. Die meisten Menschen haben nur panische Angst davor! Auch bei starker Panik konnten sie noch von der Autobahn abfahren oder den Standstreifen ansteuern. Sie haben danach ein Handy bedient oder sind selbstständig nach Hause gefahren. – Ich möchte hier auf keinen Fall den Rat geben, eine längere Strecke in diesem Zustand Auto zu fahren. Aber bis zur Nothaltebucht, bis zum nächsten Parkplatz, bis zur nächsten Ausfahrt wird es reichen.

- Wenn Sie im äußersten Notfall auf dem Standstreifen halten müssen, gilt: Warndreieck aufstellen. Weste anziehen und dann ab hinter die Leitplanke (das gilt auch, wenn Sie das Warndreieck aufstellen). Dort können Sie dann telefonieren und Hilfe holen – ein Handy haben heute fast alle, Menschen mit Panikattacken sowieso. Üben Sie das notwendige Verhalten in ungefährlichen Situationen und wenn Sie nicht in Panik sind. Ich habe viele Geschichten gehört, wie Menschen auf der Autobahn Panikattacken bekommen haben. Alle haben danach lebendig vor mir gesessen, haben weder in dieser Situation noch später deswegen einen Unfall verursacht!

- Das Ungünstigste, was Sie bei Panikanfällen tun könnten, wäre, sich voller Panik sofort nach Hause kutschieren zu lassen. Ihre Angst wird sich möglicherweise noch verstärken und noch mehr festsetzen. Bleiben Sie auf dem Parkplatz oder an einer Tankstelle und fahren Sie erst dann nach Hause, wenn Sie sich wieder einigermaßen beruhigt haben. Das ist sehr schwer, hilft aber am meisten, wenn Sie Ihre Angst loswerden wollen. Vielleicht könnten Sie dabei die in Kapitel 3.9 vorgeschlagene Atemübung durchführen. Überhaupt ist es für alle die vorgeschlagenen Konfrontationsübungen wichtig, mit dieser Atemübung und der Muskelentspannung vertraut zu sein – es kann ungemein zum Stressabbau beitragen.

- Sie leiden unter heftigen Panik- und Schwindelattacken und trauen sich schon länger nicht mehr auf die Autobahn oder fahren keine längeren Strecken mehr? Dann würde ich Ihnen empfehlen, sich – zunächst ohne Autobahnfahrten – schrittweise, über Umwege an die gefürchtete Situation heranzutasten. Sie könnten zuerst die im Buch vorgeschlagenen Symptomprovokationen durchführen, beispielsweise durch schnelle Hechelatmung Schwindel erzeugen. Gut wäre es, sich einen Stufenplan aufzustellen: zunächst immer weiter von zu Hause wegfahren, auf immer mehr unbekannten Strecken und/oder Schnellstraßen fahren, auf denen höhere Geschwindigkeiten erlaubt sind. Sie könnten *als Beifahrer(in)* mit Ihrem Partner oder einer Freundin in verschiedenen Verkehrssituationen, auch auf der Autobahn, während der Fahrt von Zeit zu Zeit kurz hyperventilieren, damit Ihnen ein möglicher Schwindel im Auto und an diesen Orten keinen Schrecken mehr bereitet. Danach könnten Sie diese Übung (kurz hecheln) im stehenden Auto durchführen und – nachdem Sie sich beruhigt haben – dann einmal um den Block fahren. Oder Sie machen das auf einem einsamen Feldweg, wo links und rechts viel Wiese ist.

- Wenn Sie sich danach immer noch nicht alleine auf die Autobahn trauen: Nehmen Sie sich einen Fahrlehrer, der mit Ihnen auf die Autobahn fährt, und fahren zunächst nur die Strecke von einer Einfahrt bis zur nächsten Ausfahrt und (auf der Gegenspur) zurück. Erklären Sie dem Fahrlehrer aber vorher, was mit Ihnen los ist und was zu tun ist. Er könnte kurzfristig das Steuer halten, falls Ihnen tatsächlich schwindelig werden sollte. Die Länge der Strecken könnte immer mehr gesteigert werden. In einem Fahrschulauto und im Beisein nur eines Fahrlehrers und eventuell Ihres Therapeuten könnten Sie folgende Übung sogar auf der Autobahn durchführen: Wenn Sie sich dort schon sicherer fühlen, könnten Sie auf einem Rastplatz halten, kurz hyperventilieren und wieder losfahren, sobald Sie sich wieder beruhigt haben. Die nächste Stufe könnte sein, dass Sie ein kurzes Stück Autobahn alleine fahren *(alleine immer ohne Hyperventilationsübung!)*. Hinter Ihnen fährt ein Freund mit einem zweiten Auto und einem Begleiter, der im Notfall mit Ihrem Auto weiterfahren kann.

- Wenn Sie große Probleme mit Staus haben, könnten Sie zuvor in Supermärkten, an der Schlange vor der Kasse oder in vollen Wartezimmern das Warten üben. Sie könnten zahlreiche Situationen aufsuchen, aus denen sie nicht so schnell entfliehen können. – Das sind alles nur Vorschläge. Das Prinzip ist, sich schrittweise mit den gefürchteten Situationen und

Körpersymptomen zu konfrontieren und sich dann immer mehr an die beim Autofahren gefürchteten Situationen heranzuwagen.

- Falls Sie Angst haben, in der Fahrprüfung könnte Sie Panik überfallen, sprechen Sie vorher mit Ihrem Fahrlehrer und machen Sie Übungen, wie sie in Kapitel 4.2 und 4.3 beschrieben sind. Meist ist die Angst, in der Fahrprüfung einen Blackout zu haben, in sozialen Ängsten begründet, in der Angst vor möglichen Fehlern, peinlichen Körpersymptomen, einem möglichen Versagen und davor, vor der Familie und den Freunden «blöd» dazustehen. Konfrontieren Sie sich nach Möglichkeit schon vor der Prüfung mit Ihrer Angst vor Fehlern. Falls Sie bei der Prüfung einen Blackout fürchten, sprechen Sie *vorher* mit dem Fahrlehrer und dem Prüfer und bitten sie Sie, notfalls eine kleine Pause machen zu dürfen oder Ihnen die Möglichkeit zu geben, dass Sie austreten können. Offenheit hilft oft – es ist doppelt so schwierig, wenn man Angst hat *und* gleichzeitig seine damit verbundenen Reaktionen vor anderen verbergen will.
- Bei Menschen mit Ängsten, aber auch bei Fahranfängern liegt ein Auslöser für den Schwindel in der Blickrichtung, die sich bei Unsicherheit automatisch einstellt: Je unsicherer man sich fühlt, desto eher verengt sich das Blickfeld und man schaut kurz vor sich auf die Straße bzw. auf das Heck des Autos, das direkt vor einem fährt. Dieser Blick erzeugt nicht nur Schwindel und damit unter Umständen Panik, sondern wegen des eingeschränkten Gesichtsfelds auch Unsicherheit beim Fahren. Versuchen Sie daher möglichst, immer weit vorauszublicken und Ihr *peripheres Sehen* zu verbessern (vgl. Kap. 5.1).
- Sind Sie bei der Angstbewältigung schon weiter fortgeschritten, könnten Sie – als Konfrontationsübung – gerade das Gegenteil tun: Als Beifahrer (und nur als Beifahrer!) könnten Sie starr vor sich auf die Straße blicken oder seitlich auf die vorbeifliegende Landschaft (der Blick hat keinen Haltepunkt mehr) oder auf das Armaturenbrett (der Körper signalisiert Bewegung, das Auge nicht). Das kann Schwindel erzeugen, weil Ihre Sinneswahrnehmungen nicht mehr übereinstimmen. Sie selbst können dabei lernen, sich an das Schwindelgefühl zu gewöhnen und Ihre Angst davor abzubauen.

4.5 Was hilft nach einem Unfall?

Herr Meier kam in die Praxis, weil er sich aufgrund einer chronischen Erkrankung regelmäßig mit Computer-Tomographie untersuchen lassen sollte. Vor der Untersuchung in dieser Röhre hatte er panische Angst, ebenso vor einem Aufenthalt im Krankenhaus. «Manchmal denke ich, es ist besser, zu sterben, als mich dieser

Prozedur zu unterziehen», meinte er. Zu Hause wache er nachts manchmal mit Herzrasen und Panik auf, müsse dann unbedingt aufstehen und im Freien herumlaufen. Er könne sich diese Angst nicht erklären.
Ich ließ ihn seine körperlichen Symptome und seine Gefühle schildern und fragte ihn, wann in seinem Leben ihn schon einmal ähnliche Empfindungen gequält hätten. Danach berichtete er u. a. von einem schweren Unfall vor mehreren Jahren.
Was war damals passiert? Herr Meier wollte mit seiner Familie in den Winterurlaub fahren, war bei Eisglätte ins Schleudern gekommen und mit einer Hälfte des Autos im Straßengraben gelandet. Ein nachfolgender Lastwagen konnte nicht mehr rechtzeitig bremsen und fuhr seitlich zum Teil auf das Auto von Meiers auf; der LKW sei, so Herr Meier, auf der abschüssigen Strecke laut knirschend, Stück für Stück in ihr Auto hineingerutscht; weder auf der rechten noch auf der linken Seite ließen sich die Türen öffnen. Der LKW konnte erst nach einer Stunde mit Hilfe der Feuerwehr zurückgezogen werden. Verletzt wurde bei diesem Unfall niemand, aber es blieben starke Ängste zurück, die Herrn Meier auch in anderen Lebensbereichen immer mehr einschränkten.
Seit dem Unfall, so Herr Meier, vermeide er Autobahnen. Besondere Angst machten ihm beim Fahren die Begegnung mit großen Lastwagen und mögliche Staus. Im Winter fahre er nur, wenn keine Schnee- oder Eisglätte zu befürchten sei. Laute Geräusche von Metall lösten bei ihm Unbehagen aus. In Situationen, in denen er sich seiner Fluchtmöglichkeiten beraubt sah (Aufzüge, Zahnarztstuhl, Wartezimmer) leide er unter starken Panikgefühlen, oft vermeide er solche Situationen. Er habe häufig Schlafstörungen, sei im Alltag oft angespannt und gereizt.

An anderer Stelle wurde schon erwähnt, dass es im Jahr 2007 in Deutschland bei Verkehrsunfällen etwa 440 000 Verletzte und Schwerverletzte sowie etwa 5000 Tote gab. Dazu kommen all die Menschen, die unverletzt bleiben, die aber als Beifahrer, Helfer oder Zuschauer solche Unfälle miterleben und verarbeiten müssen.

Die meisten Menschen setzen sich nach einem Unfall wieder ins Auto und haben nach einiger Zeit den Unfall vergessen. Dabei nehmen viele gar nicht wahr, dass sie in bestimmten Situationen angespannter und ängstlicher reagieren, als Beifahrer dann nervös werden oder anderen nur ungern das Steuer überlassen. Neben leichteren Angstgefühlen entwickeln sich bei den Beteiligten nach Unfällen häufig phobische Reaktionen. Manche reagieren regelmäßig angespannt vor Kreuzungen, andere reagieren nervös, wenn sich Autos von links oder von rechts nähern. Manche Menschen erschrecken übermäßig, wenn sie das Martinshorn von Rettungs- oder Polizeifahrzeugen hören.

Über leichtere Ängste und phobische Reaktionen hinaus entwickelt etwa ein Drittel der Betroffenen eine sogenannte *posttraumatische Belastungsstörung*.[41] Sie werden durch die körperlichen und psychischen Folgen eines

41 Frommberger et al. 2004, S. 718.

Unfalls stark und nachhaltig eingeschränkt. Menschen, die unter dieser Störung leiden, reagieren dabei auf ein außergewöhnlich belastendes Ereignis, bei dem das eigene Leben oder das anderer Menschen bedroht war. Ein solches Ereignis kann ein Unfall, eine Naturkatastrophe, Flugzeugentführung, eine Vergewaltigung, ein Überfall oder der plötzliche Tod eines nahen Menschen sein. Auf ein solch schwerwiegendes Erlebnis reagieren die meisten Menschen mit Angst und Schrecken, viele auch noch lange danach, manchmal lebenslang, mit starken Belastungssymptomen.

Wie wirkt sich eine posttraumatische Belastungsstörung nach einem Unfall aus?

Bei der Traumatisierung durch einen Verkehrsunfall leiden die Betroffenen unter erhöhten Spannungs- und Angstzuständen, sind beim Fahren in ständiger Alarmbereitschaft und «erleben das Gefühl von Beinaheunfällen».[42] In der Anfangszeit nach einem Unfall besteht oft eine starke Angst, wieder in ein Auto zu steigen, ob als Fahrer oder als Beifahrer, manchmal oft wird das Autofahren ganz gemieden. Strecken oder Situationen, die an den Unfall erinnern, werden mit Angst und Anspannung erlebt. Das können Kurven sein, unübersichtliche Straßenkuppen, rote Ampeln, Straßen, die von rechts kommen, das plötzliche Auftauchen von Autos, aber auch im Vergleich zum Unfallgeschehen ähnliche Wetter- und Straßenbedingungen, die Dunkelheit oder Autos, die einen an das Auto des Unfallgegners erinnern. Abstände zu anderen Autos werden falsch und als gefährlich eingeschätzt, Geschwindigkeiten als zu hoch. «Insgesamt wird der Straßenverkehr als viel bedrohlicher als vor dem Unfall eingeschätzt.»[43]

Je nach Belastung und den Folgen, die der Unfall für sie hatte, ziehen sich die Betroffenen zurück, leiden unter depressiven Verstimmungen, haben manchmal Schuldgefühle und verlieren das Interesse an Aktivitäten, die ihnen früher Freude bereitet haben. Häufig kommt es zu psychosomatischen Beschwerden wie Schlaflosigkeit, Schwindelgefühlen, Übelkeit, Schmerzempfindlichkeit. Es bestehen oft eine erhöhte Reizbarkeit, Schreckhaftigkeit und Konzentrationsprobleme.

Immer wieder können Albträume und quälende Erinnerungen an den Unfall auftreten, in denen das Erlebte wie in einem Film wieder und wieder vor dem «geistigen Auge» abläuft. Situationen und Umstände, die an das belastende Ereignis erinnern, lösen Angst aus.

42 Ebd., S. 721.
43 Ebd.

Eine solche Wirkung haben aber nicht nur ähnliche Situationen, sondern auch Gefühle, Körpersymptome und bestimmte Umstände, die denen ähneln, die im Zusammenhang mit dem Unfall auftraten: Schwindelgefühle, drohende oder tatsächliche Bewusstlosigkeit, Übelkeit, Benommenheit, Bauchkribbeln, Angstgefühle, das Gefühl, nicht entfliehen zu können; ein lautes Krachen, bestimmte Geräusche, Lärm, hohe Geschwindigkeiten. Unfallberichte in Zeitungen, im Fernsehen, Berichte von Bekannten können danach Angst auslösen und werden nach Möglichkeit gemieden.

Frau E. litt unter Panikattacken und Schwindelgefühlen, hatte u. a. große Angst, über Bergkuppen zu fahren, wenn sie dabei kurzzeitig nur noch den Himmel sah. Sie erinnerte sich in einer Therapiestunde an einen Fahrradunfall in ihrer Jugend. Sie war damals gefahren, konnte nicht bremsen und war auf eine Mauer geprallt. Danach war sie bewusstlos, kam erst nach einiger Zeit wieder zur Besinnung. Bis zum Eintreffen des Krankenwagens lag sie auf dem Rücken, schaute benommen, schwindelig und mit starken Kopfschmerzen in den Himmel. Sie musste zwei Wochen mit einer schweren Gehirnerschütterung im Krankenhaus verbringen, litt noch längere Zeit danach unter Schwindelattacken und Übelkeit. Wenn sie zum Himmel blickte sowie Anzeichen von Schwindel und Übelkeit an sich bemerkte, dann löste dies später den inneren «Gefahrenalarm» aus. Das war ihr aber bis dahin nicht bewusst gewesen.

Oft können Menschen zwischen den damaligen Geschehnissen, der damit verbundenen Traumatisierung und ihren aktuellen Ängsten keinen Bezug herstellen. Sie werden in bestimmten Situationen unruhig, schwitzen plötzlich, reagieren schreckhaft beim Autofahren oder geraten in einem überfüllten Bus in Panik. Es wäre in solchen Fällen nicht angebracht, sich nur auf eine Konfrontation mit den vordergründigen, Angst auslösenden Situationen zu beschränken oder nur die irrationalen Gedanken über die vermeintlich gefährlichen Symptome zu verändern. Auf eine Art reagiert der Organismus eigentlich goldrichtig auf die frühere Traumatisierung: Häufig bestand damals eine lebensbedrohliche Situation. Erst wenn die Betreffenden die Geschehnisse nachvollziehen können und verstehen, können sie sich mit Einsicht und mit einer anderen Motivation den entsprechenden Situationen aussetzen bzw. ihre Ängste entsprechend verarbeiten.

Hilfreiches Verhalten nach einem Unfall

Zunächst sollten Sie wissen: Sie sind nicht krank oder gestört, wenn Sie auf einen Unfall mit den beschriebenen Ängsten und Problemen reagieren. Sie haben eine Erfahrung gemacht, die für die meisten Menschen sehr belastend wäre, nicht nur für Sie. Viele Menschen wären oder sind damit überfordert, wenn sie solche Erfahrungen angemessen verarbeiten sollen. Wichtiger als das Autofahren selbst ist es zunächst, dass Sie sich langsam wieder wohlfühlen können und die Freude am Leben und anderen Menschen wiedergewinnen. Nach einem schweren Unfall brauchen die Betroffenen vor allem genügend Zeit und Unterstützung durch ihr soziales Umfeld. Sie benötigen Gespräche und Zuwendung, um die manchmal sehr belastenden Erfahrungen oder auch Schuldgefühle verarbeiten zu können.

Wenn Sie merken, dass die schrecklichen Bilder und Ihre Ängste Sie nicht loslassen, wenn Sie sich zurückziehen und die Dinge vermeiden, die Ihnen früher Freude gemacht haben, sollten Sie sich professionelle Hilfe suchen. Auf einer Internetseite heißt es richtig: «Bei einem Unfall kann nicht nur der Körper Verletzungen davontragen, sondern auch die Seele, und die braucht viel Zeit, um wieder gesund zu werden.»[44] Günstig ist, wenn der Therapeut bzw. die Therapeutin eine Zusatzausbildung in Traumatherapie hat. Sie können das vor einer Therapie erfragen.

Eine besondere Form der Traumabehandlung ist die EMDR-Methode,[45] die in der Regel in Kombination mit einer Verhaltenstherapie oder einer tiefenpsychologisch orientierten Therapie angewendet wird. Man imaginiert[46] traumatische Erinnerungen, die Angst hervorrufen, und kombiniert diese möglichst gefühlsechten Erinnerungen und Bilder mit schnellen Augenbewegungen, d. h. während die Bilder auftauchen, verfolgen die Augen z. B. die Hand oder die Finger des Therapeuten, der diese hin- und herbewegt. Davor und danach wird im Gespräch versucht, diese Erinnerungen neu einzuordnen und zu bewerten, so dass die quälenden und zum Teil bruchstückhaften Erinnerungen abklingen können.

Die meisten Menschen, die von einem Autounfall betroffen waren oder ihn miterlebt haben, sind jedoch auch ohne professionelle Hilfe in der Lage, ihren Alltag wieder zu meistern, und können sich sofort wieder in ein Auto setzen. Vielleicht haben sie dabei anfangs immer noch Ängste, im Laufe der Zeit wird aber der Unfall mehr und mehr in Vergessenheit geraten. Trotzdem ist es möglich, dass bei jemand, als Fahrer oder Beifahrer, unbewusst oder bewusst weiterhin Angstreaktionen auftreten. Vielleicht können die folgenden Tipps dabei helfen, diese Ängste zu erkennen und das damit verbundenen Schreck- und Vermeidungsverhalten abzubauen:

- Nach einem Unfall sollte man sich Zeit lassen und sich nicht unter Druck setzen. Zunächst ist es nur wichtig, dass Sie sich wieder stabilisieren. Ver-

---

44 www.unfallopfer.de/modules.php?op, Zugriff am 6.7.2007.

45 Die Abkürzung EMDR steht für Eye-Movement-Desensitization and Reprocessing.

46 Imaginieren = sich vorstellen.

suchen Sie sich zu erinnern und vielleicht auch aufzuschreiben, was Sie – gemäß Ihrer Erfahrung – tun können, um sich in und nach schlimmen Situationen selbst zu helfen: Das können Begegnungen mit Menschen sein, Tagebuch schreiben, die Imagination von vertrauten Gesichtern oder schönen Momenten im Leben. Eine weitere Möglichkeit, die von Traumatherapeuten vorgeschlagen wird, ist die *Methode des sicheren Ortes.*[47] Dazu stellt man sich, möglichst unter Zuhilfenahme aller Sinnesqualitäten (sehen, hören, riechen, schmecken) einen Ort vor, an dem man sich absolut sicher und geborgen fühlt. Dieser Ort kann real oder nur vorgestellt sein; man soll und darf gedanklich alles hinzufügen, was einem das Gefühl der Sicherheit und Kontrolle verleiht.

- Allerdings sollten Sie das Autofahren nicht zu lange vermeiden, sondern – als Fahrer oder als Beifahrer – möglichst bald wieder in ein Auto steigen. Nach langer Fahrpause werden u. U. Ihre Ängste vor dem Fahren und beim Fahren groß sein und damit auch die Unsicherheit beim Fahren sowie die Angst, vielleicht erneut in einen Unfall zu geraten. Machen Sie sich klar, dass es normal ist, nach einer Fahrpause unsicherer und damit ängstlicher zu sein – nicht alles muss mit Ihrem Unfall zu tun haben. Vielleicht genügt es, einige Fahrstunden zu nehmen und mit einem Freund oder einer Freundin zusammen zu üben und viel zu fahren.

- Falls bei Ihnen Ängste in bestimmten Verkehrssituationen auftreten, z. B. Angst vor roten Ampeln, oder ständige Anspannung, ist es möglich, dass Sie – oft nicht bewusst – unter den Nachwirkungen früherer Unfälle leiden. Überlegen Sie, ob und welche Unfälle Sie in Ihrem Leben erlitten haben. Überprüfen Sie Ihre Reaktionen anhand der *Checkliste 3* in Kapitel 2.4. Waren Sie Fahrer oder Beifahrer, sind Sie im Auto, mit dem Motorrad oder einem Fahrrad gefahren? Welche Umstände haben dabei eine Rolle gespielt? Gibt es ähnliche Umstände bzw. Situationen, die Ihnen auch heute noch Unbehagen und Angst bereiten, Umstände, denen Sie nach Möglichkeit ausweichen?

- Manche auf Traumaopfer spezialisierte Therapeuten empfehlen, die Details eines Unfalls *nicht* chronologisch durchzuarbeiten und nicht immer wieder das Unfallgeschehen von Anfang bis Ende zu erzählen.[48] Dies könne die Gefühle, die man in dieser Situation empfunden hat, wieder reaktivieren und zu einer Intensivierung des Traumas führen. Vielmehr solle man das gesamte Geschehen *vor, während* und *nach* dem

47 Jacobs & de Jong 2007, S. 54.
48 Heller & Heller 2003, S. 142 ff.

Unfall Stück für Stück durcharbeiten. Günstig wäre es, mit einer Situation nach dem Unfall zu beginnen, als man sich zum ersten Mal wieder sicher gefühlt hat, auch wenn es nur ein partielles Sicherheitsgefühl war. Das kann das Eintreffen der Sanitäter am Unfallort oder des Partners im Krankenhaus sein. Von dort aus kann man sich dann stückweise durcharbeiten, immer wieder mit Rückbesinnung auf weitere Situationen, in denen man sich sicher gefühlt hat. So kann es allmählich gelingen, das Geschehene wieder richtig einzuordnen und zu verarbeiten. Falls der Verdacht besteht, dass Sie unter einem Unfalltrauma leiden, sollten Sie diese und die folgende Übung nach Möglichkeit im Rahmen einer Traumatherapie (z. B. einer Psychotherapie in Kombination mit EMDR) durchführen.[49]

- Eine mögliche Übung ist auch die sogenannte Technik der Dissoziation. Suchen Sie sich einen ruhigen und bequemen Platz. Stellen Sie sich vor, Sie sitzen im Vorführraum eines Kinos, schauen über die Köpfe des Publikums auf eine imaginäre Leinwand. Dort sehen Sie wie in einem Film Teile des Unfallgeschehens, sehen sich dort als Figur dieses Films. Sie selbst befinden sich in Sicherheit, hinter einer dicken Mauer im Vorführraum. Sie können diesen Film imaginär erweitern, bestimmte Szenen umschreiben, Situationen und Geschehen einfügen, die Ihnen – auch zukünftig – Sicherheit vermitteln. Bei der sogenannten *Bildschirmtechnik*[50] werden mit Hilfe einer imaginierten Fernbedienung die einzelnen Merkmale des Films oder der Bilder verändert: Man kann den Film langsamer machen, schneller über belastende Erinnerungsbilder hinweggehen, die Farbe in schwarz-weiß umändern oder die Bilder kleiner und verschwommener stellen, wenn sie zu sehr ängstigend sind. Diese Technik kann ebenso eine Distanzierung von den belastenden Geschehnissen ermöglichen und damit die Angst verringern.

- Bei Unfallängsten ist es sinnvoll herauszufinden, welche Angst- und Vermeidungsreaktionen man in Bezug auf die Umstände des Unfalls zeigt, und sich danach schrittweise mit diesen Ängsten zu konfrontieren. Fahren Sie mit einem guten Freund die Unfallstelle und andere Strecken ab, mit dem Ziel, herauszufinden, wo sie unruhig werden, wo Ängste auftauchen und wo Sie noch sicherer werden könnten. Vielleicht erinnern Sie sich – auch am Ort des Geschehens – an die genauen Umstände, die jetzt beim Fahren Ängste auslösen. Haben Sie seither Angst vor dem Martinshorn und Blaulicht? Stellen Sie sich an eine Rettungswache und schauen zu, wie die Autos ausrücken. Haben Sie Angst vor bestimmten Verkehrs-

49 Adressen siehe Anhang.
50 Jacobs de Jong 2007, S. 55.

situationen, dann suchen Sie genau diese immer wieder auf. Ist Ihr Auto geschleudert und macht Ihnen das Angst, üben Sie das Schleudern in einem der zahlreich angebotenen Kurse der Verkehrsclubs.

- Es ist wichtig, nach einem Unfall wieder ein Gefühl der Sicherheit zu bekommen. Dazu kann auch beitragen, wenn Sie herausfinden, ob und wie Sie Ihre Fahrsicherheit noch verbessern können. Manche Autofahrer fahren zu schnell an Kreuzungen heran und in Kurven hinein, manche verlieren schnell den Überblick, weil sie in bestimmten Situationen zu sehr mit der Technik des Autos beschäftigt sind. Machen Sie einige begleitete Fahrten, mit einem Fahrlehrer oder mit einem verständigen Freund, um herauszufinden, wo mögliche Fahrunsicherheiten liegen und wie sie sich bewältigen lassen. Sie können dadurch Ihr subjektives Gefühl der Sicherheit und Ihre tatsächliche Sicherheit erheblich verbessern.
- Überlegen Sie zudem, was Sie darüber hinaus tun können, damit Sie sich in diesen Situationen psychisch stabiler und besser fühlen: Vielleicht ist es gut, eine vertraute Freundin oder den Partner an der Seite zu haben, vielleicht helfen Ihnen kleine Erinnerungsstücke an schöne Situationen oder «starke Momente» in Ihrem Leben, oder es ist günstig für Sie, wenn Sie auf ein Auto umsteigen, das größer ist und deshalb mehr Sicherheit verspricht.
- Wichtig ist das Aufteilen der Übungen in kleine Schritte (Kap. 3.3, Regel 4). Es ist völlig normal, wenn Sie nicht sofort in die Nähe des Unfallortes fahren oder sich nicht mit stark ängstigenden Situationen konfrontieren wollen. Anfangs kann es schon genügen, wenn Sie in Begleitung eines Freundes eine Zeit lang auf einem einsamen Sträßchen auf und ab fahren oder täglich zehnmal um den Block fahren.
- Über Gespräche mit Angehörigen und Freunden, eventuell auch über eine professionelle Hilfe können Sie lernen, Ihre möglichen Schuldgefühle und Ihre möglichen Gefühle der Hilflosigkeit («Warum gerade ich?») abzubauen und die Geschehnisse wieder realitätsgerecht einzuordnen.
- Unter Umständen kann Ihnen die vorübergehende Einnahme eines antidepressiven, beruhigenden Medikaments über die erste Zeit hinweghelfen. Sprechen Sie Ihren Hausarzt oder einen Psychiater bzw. Neurologen darauf an.
- Im Anhang finden Sie hilfreiche Literatur mit weiteren Selbsthilfetipps.

4.6 Keine Umwege mehr: Tunnels und Brücken

In einer Sonntagszeitung las ich vor einiger Zeit einen Bericht über die erste Gebirgsbahn der Welt, erbaut Mitte des 19. Jahrhunderts. Diese Bahn verbindet Wien mit dem Luftkurort Semmering, führt durch 15 Tunnels, über 16 Viadukte und über mehr als 100 Brücken. Vielleicht verspüren Sie schon beim Lesen dieser Sätze eine leichte Unruhe? Möglicherweise leiden Sie unter einer Klaustrophobie oder unter einer Höhenphobie?

Was ist eine Klaustrophobie?

Eine *Klaustrophobie* ist die krankhafte Angst vor dem Aufenthalt in geschlossenen Räumen. Die Betroffenen meiden Fahrstühle, enge Räume, nehmen lieber Zahnschmerzen in Kauf, als im Zahnarztstuhl «gefangen» und ausgeliefert zu sein. In der Praxis lässt sich diese Angst manchmal nicht genau von einer Agoraphobie und von Panikattacken trennen. Auch hier fürchten die Betroffenen, eingesperrt zu sein, im Notfall keinen Fluchtweg zu haben, haben zum Teil in solchen Situationen das Gefühl, unter Luftnot zu leiden.

Die *Ursachen der Angst vor dem Eingeschlossensein,* vor fehlenden Fluchtmöglichkeiten können vielfältig sein. Oft wird von zurückliegenden, traumatisierenden Erlebnissen berichtet. Einer meiner Patienten wurde als Kind in einem Getreidesilo verschüttet und erst in letzter Minute gerettet. Oft berichten Menschen, die unter Agoraphobie und/oder Klaustrophobie leiden, dass sie als Kinder oder Jugendliche sexuell missbraucht worden seien. Manche Menschen mit Angst vor dem Eingeschlossensein waren bei Unfällen eingeklemmt, konnten sich nicht selbst befreien. Regelmäßig berichten mir Patienten, die später auch unter Klaustrophobie leiden, dass sie als Kinder häufig miterleben mussten, wie der betrunkene Vater gewalttätig wurde. Sie waren dabei starr vor Angst, konnten nicht fliehen. Häufig werden auch frühere Operationen erinnert, etwa die früher sehr schmerzhafte Entfernung der Mandeln.

Oft liegen einer solchen Angst zusätzliche soziale Faktoren zugrunde: Die Mutter hat ständig alles vorgeschrieben, kontrolliert, besser gewusst, der Vater war streng, hat einen zu allem gezwungen. Als Kind hat man sich oft gewünscht, solchen Situationen entfliehen zu können, wollte sich dagegen auflehnen, konnte es aber nicht. Später entwickelte sich dann ein starkes Gefühl, frei sein zu wollen, von keinem eingeengt, bevormundet und nie mehr zu etwas gezwungen zu werden. Solche Gefühle können unter Umständen eine Klaustrophobie verstärken oder ihr Entstehen begünstigen.

Klaustrophobie beim Autofahren

Beim Autofahren zeigt sich eine Klaustrophobie dann u. a. als Panik vor Tunnels, vor Staus. Wie bereits an anderer Stelle erwähnt, fürchten sich etwa ein Drittel aller Autofahrer vor Tunnels, vor der langen, dunklen Röhre. Man ist sozusagen doppelt eingeschlossen: im Auto und im Tunnel. Manchmal löst der Aufenthalt in einem vollbesetzten Auto Panik aus. Manchen der Betroffenen ist es unangenehm, sich anzuschnallen Sie riskieren lieber einen Strafzettel oder sogar ihr Leben, als das für sie schreckliche Gefühl zu ertragen, quasi an den Autositz «gefesselt» zu sein; allerdings vermute ich, dass wohl die Mehrzahl der «Gurtmuffel», vor allem junge Männer, es einfach nur «uncool» findet, angeschnallt zu sein.

Eine Bekannte erzählte mir vor kurzem, dass sie sich grundsätzlich nicht anschnalle, sie finde das Anschnallen «blöd». Zweimal habe sie schon deswegen € 40 bezahlen müssen. Wir unterhielten uns dann eine Zeit lang darüber, ob und in welchen Situationen sie ähnliche Engegefühle verspüre. Sie zählte einige Situationen auf: Es sei ihr unangenehm, wenn ihr Freund sie zu fest und zu lange umarme, schwere Bettdecken und Schlafsäcke «hasse» sie. Ihre Mutter habe erzählt, sie sei wohl als Kind sehr zappelig und unruhig gewesen, vor allem auch beim Schlafen. Um beim Schlafen einen Sturz aus dem Bett zu verhindern, habe man ihr, über Jahre hinweg, die Decke an die Matratze festgegurtet.

Häufig spürt man eine solche Angst vor der Enge auch auf der Autobahn bei engen Baustellen und wenn große Lastwagen überholt werden müssen. Parkhäuser werden in der Regel gemieden. Auch der Aufenthalt im Flugzeug und in öffentlichen Verkehrsmitteln kann für Menschen mit Klaustrophobie sehr schwierig sein. Bei Menschen, die sich oft zu etwas gezwungen fühlen, kann ein Konflikt mit dem Partner im Auto – sie sind wütend, können nicht weg – klaustrophobe Gefühle auslösen.

Herr S., ein freundlicher Mann, von Beruf Versicherungsvertreter, suchte mich in meiner Praxis auf, weil er durch seine Klaustrophobie immer mehr eingeschränkt wurde. Für seine beruflichen Kontakte musste er regelmäßig weitere Touren fahren. Mit Hilfe von Landkarten und Tourenplanern versuchte er vor seinen Fahrten herauszufinden, wo auf diesen Strecken längere Tunnels lagen. Diese versuchte er dann zu umfahren, was zum Teil erhebliche Zeitverluste zur Folge hatte. Manchmal gelang es ihm nicht, rechtzeitig auszuweichen. «Ich fahre dann schweißgebadet und mit dem Gefühl zu ersticken durch den Tunnel. Danach plane ich noch genauer, weil diese Angst kaum auszuhalten ist.» Letzter Anlass, eine Therapie zu machen, seien die Spannungen in seiner Ehe, zu denen es wegen dieser Angst käme. Seit Jahren vermeide er – unter Ausflüchten – längere Urlaubsfahrten. Früher sei die ganze Familie öfter nach Italien gefahren. Ein Tunnel wie der St. Gotthard sei für ihn «blanker Horror», eine Durchfahrt unvorstellbar.

Angst vor Enge und Tunnels: Hilfen und Tipps

Zunächst einmal: Sie *sollten* etwas tun, wenn Sie unter einer Klaustrophobie leiden. Sie könnten durch Ihre Panik sich und andere Autofahrer gefährden, wenn Sie doch durch einen Tunnel fahren müssen. Genauso schwierig kann es sein, wenn Sie jedes Mal neben großen Lastwagen panisch und unsicher reagieren oder über viele Kilometer hinter Lastwagen herfahren, weil Sie Angst haben zu überholen. Und schließlich: Sie könnten Ihr Lebensgefühl erheblich verbessern, wenn diese Angst Sie nicht mehr begleiten würde.

Welche Möglichkeiten gibt es, eine Klaustrophobie beim Autofahren zu vermindern?

- Versuchen Sie zuerst festzustellen, ob Sie wirklich an einer Klaustrophobie leiden. Wenn Sie neben Ihrer Angst vor Tunneln beispielsweise auch Angst vor Fahrstühlen, engen Räumen oder zwischen vielen Menschen haben, deutet einiges darauf hin. Oder wenn Sie in kleinen Räumen unbedingt das Fenster und die Türen offen lassen müssen, mit der absurden Begründung, es gäbe zu wenig Luft.

- Versuchen Sie sich zu erinnern, ob und wann Sie in Ihrer Kindheit bzw. Jugend ähnliche Angstgefühle hatten. Wenn man weiß, woher die Angst kommt, fällt es leichter, gezielt zu üben und sich den oft schwierigen Konfrontationsübungen zu unterziehen.

- Machen Sie sich einen Stufenplan – beginnend mit geringer Angst –, wie Sie sich mit Ihrer Angst vor dem Eingeschlossensein, vor fehlenden Fluchtmöglichkeiten konfrontieren können. Beginnen Sie nicht unbedingt gleich mit Fahrten durch Tunnels. Sie könnten zu Fuß Unterführungen aufsuchen, dort so lange in der Mitte stehen bleiben, bis Ihre Angst nachlässt. Sie könnten in einer Großstadt an einem oder mehreren Tagen so lange U-Bahn fahren, bis Sie innerlich ruhig werden. Das Gleiche könnten Sie in Bezug auf Aufzüge tun. Sie könnten Höhlen und Schaubergwerke besuchen und, wenn es Ihnen sehr schwerfällt, das mehrmals wiederholen. Sie könnten sich für einige Zeit in ein Zimmer einschließen oder sich von Ihrem Partner in einen Teppich einrollen lassen, so lange, bis Ihre Angst nachlässt. Wenn sich Ihre Angst gemindert hat, könnten Sie vermehrt Übungen mit dem Auto durchführen: zuerst als Beifahrer(in) systematisch alle Tunnels der näheren und weiteren Umgebung aufsuchen, durchfahren und in die andere Richtung wieder zurückfahren. Tun Sie das so lange, bis es Sie langweilt. Schließlich könnten Sie selbst kurze Tunnels durchfahren, dann immer längere. Falls es die Möglichkeit dazu gibt: Parken Sie mitten im Tunnel in einer Parkbucht (eventuell mit Warndreieck!) und bleiben Sie stehen, bis Sie ruhig werden.

- Suchen Sie sich einen Freund oder eine Freundin aus, fahren in die nächstgrößere Stadt und suchen Sie sämtliche Parkhäuser auf, zunächst als Beifahrer(in), dann selbst am Steuer. Möglichst dunkel und möglichst eng sollten diese Parkhäuser sein. Gut wäre es, wenn Sie dort so lange rauf- und runterfahren, bis Ihre Angst allmählich nachlässt.
- Falls Sie zudem starke Ängste beim Überholen von Lastwagen haben oder dann, wenn Sie neben ihnen fahren, üben Sie vielleicht zuerst auf einem Lastwagen-Rastplatz. Stellen Sie sich zwischen zwei große Lastzüge und parken dort längere Zeit. Üben Sie als Beifahrer oder gemeinsam mit einem Fahrlehrer (Auffrischstunden) ebensolche Situationen auf breiten Straßen in Städten oder auf der Autobahn. Suchen Sie – fahrenderweise – möglichst alle Parkhäuser in der Nähe auf, parken Sie dort in den engen Parklücken und bleiben Sie dort so lange, bis Ihre Angst nachlässt.
- Wichtig ist nicht nur die Konfrontation, sondern auch Ihr Kopf, Ihre Gedanken! Sie werden bei der Bewältigung Ihrer Klaustrophobie oder Tunnelangst umso erfolgreicher sein, je öfter und je länger Sie sich mit Ihrer Angst konfrontieren. Das Übungsziel ist nicht nur die Bewältigung eines Tunnels, sondern ein anderer Umgang mit Ihrer Angst. Also nicht: «Hoffentlich muss ich heute nicht durch einen Tunnel fahren…», sondern: «Vielleicht kann ich das noch öfter und länger üben!»
- Wie hilfreich ein weiter, peripherer Blick sein kann, wurde schon erwähnt. Ein solcher Blick hilft Ihnen auch bei Ihrer Angst in Tunneln. «Wer schon einmal durch einen langen Straßentunnel gefahren ist, wird möglicherweise entdeckt haben, dass man umso sicherer fährt, je weiter man nach vorne blickt und nicht an den Rücklichtern des Vordermanns klebt. Wenn man weit nach vorne sieht und gleichsam einen ‹imaginären Punkt› irgendwo gegen Ende des Tunnels fixiert, bekommt man einen wunderbaren Überblick über das Geschehen. Das gibt Sicherheit und macht den Tunnel weit.»[51] Sie vermeiden überdies durch diesen weiten Blick Schwindelgefühle, die unter Umständen Ihre Angst noch vergrößern würden.

Denken Sie bei jeder Übung daran: Bleiben Sie mindestens so lange in der Furcht auslösenden Situation, bis Ihre Angst deutlich nachgelassen hat!

---

51 Kogler 2006, S. 137.

Was ist eine Akrophobie?

Eine *Akrophobie* ist die krankhafte Angst vor Höhen. Die Betroffenen meiden hohe Gebäude, Türme, Berge, den Blick in die Tiefe, ihnen wird schnell schwindelig oder sie haben das Gefühl, der Boden schwanke unter ihren Füßen. In selteneren Fällen haben sie Angst, eine Brücke oder ein bestimmtes Bauwerk könne einstürzen.

Meine frühere Berliner Praxis lag im ersten Stock eines Hauses. Eines Tages kam eine Patientin, die mich sofort bat, ihren Stuhl weitab vom Fenster, mit Blick auf die Tür, stellen zu dürfen. Auf meine Frage, warum sie dies wünsche, sagte sie, sie leide so stark unter Höhenangst, dass bei ihr selbst der Blick zu einem Fenster in einem höher gelegenen Raum Angst auslöse. Ein Blick aus dem Fenster des ersten Stocks sei ihr überhaupt nicht möglich. Wegen ihrer Höhenangst seien sie und ihr Mann schon vor Jahren in eine Erdgeschosswohnung gezogen.

Die *Ursachen der Höhenangst* sind verschieden. Ein Teil dieser Angst ist angeboren. Verliert unser Blick in großer Höhe den Halt, fühlen wir uns sofort unsicher, uns wird vielleicht sogar schwindelig und wir haben dann tatsächlich das Gefühl, den Halt zu verlieren. Biologisch ist das sinnvoll, da wir ohne eine solche Gefahrenmeldung höchstens im Flachland überleben könnten. Allerdings gewöhnen wir uns auch zwangsläufig von frühester Kindheit an Höhen, wir klettern auf Bäume, wohnen in hohen Häusern und fahren ständig über Brücken. Wie angstfrei man durch diese Gewöhnung werden kann, zeigen Extremkletterer, die ohne Hilfen senkrechte Felswände überwinden.

Die erlernten Ursachen für *übermäßige Höhenängste* können vielfältig sein: Als Kind mag man etwa die Erfahrung plötzlicher Panik und starken Schwindels in einer großen Höhe gemacht haben, z. B. auf einem hohen Turm. Oder man hat aufgrund einer Erkrankung starken Schwindel oder Ohnmachten erlebt. Eine frühere türkische Nachbarin von mir hatte in ihrer Heimatstadt zweimal ein Erdbeben erlebt und hatte seitdem oft das Gefühl, die Erde könne unter ihren Füßen schwanken. Bei gelegentlichen gemeinsamen Fahrten über eine nahe gelegene Brücke hielt sie sich verkrampft am Haltegriff neben dem Beifahrersitz fest und schaute starr vor sich auf die Straße.

Ich wohnte während meiner Kindheit in Ulm. Als ich acht Jahre alt war, nahmen mich meine Eltern zum ersten Mal mit, als sie den über 160 m hohen Kirchturm des Ulmer Münsters hochstiegen. Die Turmfenster kamen mir riesig vor, als könne man leicht hinausfallen. Die Treppe war schief und abgetreten, vermittelte mir das Gefühl, man könne jederzeit abrutschen, ins Bodenlose fallen. Mir war so schwindelig, dass ich mich auf der obersten Plattform nur noch auf allen Vieren fortbewegte und meine Augen geschlossen hielt. Die Rückkehr erschien mir

unmöglich. Oben bleiben wollte ich aber auch nicht. Mir war nur noch furchtbar schwindelig.
Noch viele Jahre lang litt ich unter einer leichten Höhenphobie. Diese wurde erst besser, als ich bei jeder Gelegenheit von hohen Balkons herunterschaute, jeden möglichen Turm erklomm und auf die Gerüste von im Bau befindlichen Häusern stieg.

Höhenangst beim Autofahren

Bei Autofahrern und Beifahrern äußert sich diese Angst hauptsächlich darin, dass sie Schwierigkeiten haben, über Brücken zu fahren, besonders wenn sie hoch und lang sind. Offene, hohe Parkhäuser werden gefürchtet und gemieden, ebenso Bergpässe und die Fahrt auf Straßen, die an Bergabhängen entlangführen. Ab und zu kommen Patienten zu mir in die Praxis, die sich – ähnlich wie der oben erwähnte Versicherungsvertreter, der seine Routen vor jeder Fahrt plante, um seiner Panik in Tunnels zu entgehen – wegen ihrer Höhenangst Vermeidungsstrategien angewöhnt haben. Wegen ihrer Angst vor Brücken und Bergfahrten werden Fahrten vorher minutiös geplant, mit allen möglichen Ausweichrouten, falls doch eine große Brücke auftauchen sollte. Manchmal fahren Menschen alleine aufgrund dieser Angst nie in den Urlaub oder sie meiden das Autofahren ganz.

Lassen Sie sich, vor allem bei häufigen Schwindelgefühlen, zur Vorsicht medizinisch untersuchen. Manchmal können organische Ursachen, z. B. Sehfehler oder bestimmte Erkrankungen, Auslöser für verstärkte Schwindelgefühle und Höhenängste sein. Allerdings gilt auch hier: Eine organische Erkrankung, die immer nur in Tunneln und auf hohen Brücken auftritt, gibt es meines Wissens nicht.

Angst vor Brücken und Bergfahrten: Hilfen und Tipps

- Versuchen Sie festzustellen, worin Ihre Ängste bestehen. Ist es der Blick von großen Höhen, der in die Ferne, in die Tiefe? Leiden Sie öfter unter Schwindelgefühlen, fürchten, den Halt zu verlieren? Haben Sie eher das Gefühl, der Boden unter Ihnen schwanke, könne nachgeben? Haben Sie vielleicht die Angst, Brücken könnten einstürzen? Je nachdem, welcher Aspekt vorherrscht, könnten Ihre Konfrontationsübungen verschieden sein: Übungen mit Schwindel, der längere Aufenthalt in großer Höhe und das Herunterblicken von dort, Übungen auf einem schwankenden Untergrund (Trampolinspringen, Gehen auf einer Matratze oder einem Sofa).

- Machen Sie sich einen Stufenplan, wie Sie sich schrittweise mit Ihrer Höhenangst konfrontieren können. Tun Sie das zunächst ohne Auto! Beinahe in jeder Stadt gibt es Fußgängerbrücken bzw. Autobrücken mit Gehsteigen. Bleiben Sie in der Mitte der Brücke stehen, bis Ihre Angst weniger geworden ist. Steigern Sie die Höhen und die Längen der Brücken. Die nächste Stufe könnte das Überfahren hoher Brücken als Beifahrer sein; fahren Sie dabei so lange hin und zurück, bis Ihre Angst nachlässt. Ein weiterer Schritt wäre das mehrfache Überfahren kurzer und niedriger Brücken alleine, was Sie, wenn möglich, täglich wiederholen sollten.

- Leiden Sie auch an anderen Orten unter einer Höhenphobie, wäre es sinnvoll, diese Angst zunächst dort zu vermindern. Auch hier sind wieder gezielte Konfrontationsübungen erforderlich, eventuell unterstützt durch «geführtes Erfolgslernen».[52] Das bedeutet, dass man sich zunächst der Unterstützung einer Begleitperson, eines Partners, versichert. Der Partner tritt zunächst an das Balkon- oder Brückengeländer, Sie kommen nach, dürfen sich festhalten, bis Sie ruhiger werden. Später können Sie schrittweise mehr wagen: zuerst nur in die Ferne schauen, dann nach unten schauen, dann geht der Partner ein Stück weg, lässt Sie alleine stehen, dann lassen Sie das Geländer los, usw.

- Falls generell Schwindelgefühle Ihr Problem sind, machen Sie zunächst zu Hause und später in der Öffentlichkeit die in den vorigen Kapiteln vorgeschlagenen Übungen in Bezug auf Schwindel. Fürchten Sie sich vor dem Gefühl eines schwankenden Bodens, so könnten Sie sich ein kleines Trampolin zum Üben kaufen, täglich einige Minuten über eine weiche Matratze marschieren oder versuchen, auf einem Sofa hin- und herzulaufen. Mit etwas Phantasie lassen sich hier viele Übungen ausdenken. Vielleicht gibt es sogar irgendwo eine Hängebrücke.

- Wenn Ihre Angst vor Höhen und Schwindelgefühlen nachgelassen hat, machen Sie einen Plan, wie Sie sich beim Autofahren schrittweise mit Ihrer Höhenangst konfrontieren können. Vielleicht fahren Sie zuerst zusammen mit einem Fahrschullehrer über kleinere und dann über größere Brücken. Sie könnten mit Ihrem Auto auf einer kaum befahrenen Brücke parken (manchmal besteht diese Möglichkeit) und so lange dort bleiben, bis Ihre Angst nachlässt. Oder Sie fahren auf den Aussichtsplatz einer Berghöhe, parken dort und schauen in die Ferne. Machen Ihnen längere und höhere Brücken immer noch Angst, suchen Sie sich einen Partner, der zunächst das Auto über die Brücke steuert. Am nächsten Wendepunkt

52 Vgl. Hamm 2006, S. 44.

fahren Sie zusammen wieder zurück, und so weiter, bis die Angst nachlässt.

- Manchmal gibt es in größeren Städten Parkhäuser, die in den oberen Stockwerken «offen» sind, d. h. einen guten Blick hinaus und nach unten ermöglichen. Auch hier könnten Sie zunächst als Beifahrer, dann selbst am Steuer entsprechende Konfrontationsübungen durchführen.

Wiederholen Sie die betreffenden Übungen täglich so oft und so lange wie möglich. Es geht nicht wirklich um Tunnels, um Brücken, um Schwindel. Es geht darum, dass Sie lernen, Ihre Angst zu akzeptieren und sie bewältigen können! Ihr Warnsystem im Gehirn muss lernen zu adaptieren und die entsprechenden Situationen, Körpersymptome und Gefühle realistisch zu bewerten. Diese sind nicht so gefährlich, wie Ihnen das bislang erschienen ist.

4.7 Sorgen und Ängste in jeder Lebenslage

«Schon meine Mutter hat sich immer nur Sorgen gemacht», steht treffend als Zitat in einem Selbsthilfebuch über Angst.[53] Menschen, die unter *generalisierter Angst* leiden, haben übertriebene Ängste und Sorgen in fast allen Lebensbereichen. Sie leben in ständiger Anspannung und in der Angst, ihnen selbst oder ihrer Familie könne etwas zustoßen, sie könnten krank oder arbeitslos werden, ein Unfall könne sie oder ihre Kinder treffen.

Meldungen über Unglücke und Todesfälle in den Zeitungen und im Fernsehen lösen weitere Sorgen und Ängste aus. Oft werden solche «Schreckensmelder» ganz vermieden, d. h. man liest gar keine Zeitung mehr, schaut im Fernsehen nur noch harmlose Tiersendungen an. Wird ein Verwandter oder ein Bekannter krank oder stirbt er sogar, können sich die oben beschriebenen Sorgen steigern und sich regelrecht festsetzen. Aber auch finanzielle Probleme oder nur der tägliche «Kleinkram» können bei Menschen mit einer generalisierten Angst zur Ursache ständiger Sorge und zum «Berg» werden, der sie ständig bedroht. Die Betroffenen sind ständig angespannt, häufig leiden sie unter Schlaflosigkeit. Beschwerden wie ständige Nervosität, Konzentrationsschwierigkeiten, Herzklopfen, Magen-Darmprobleme, Schwindelgefühle sowie chronischen Kopf- und Rückenschmerzen sind häufig und typisch für Menschen mit dieser Angststörung. Manche sind Dauerkunden bei Orthopäden und Physiotherapeuten, vermuten immer wieder schlimme Krankheiten hinter ihren Beschwerden. Selbst und gerade in Ruhephasen

53 Morschitzky & Sator 2003, S. 70.

gehen die Grübeleien und das Sorgenmachen weiter, werden sogar manchmal noch schlimmer. Jetzt ist ja genügend Zeit zum Grübeln da.

Kennzeichnend für generalisierte Angst ist, dass man sich ständig versichern und rückversichern möchte, in Gedanken, in Taten, bei Freunden, Familienangehörigen oder Ärzten: «Habe ich wirklich keine schlimme Krankheit?» – «Ist mein Kind wirklich gut angekommen?» – «Ist meinem Mann (wenn er sich abends etwas verspätet) hoffentlich nichts passiert?» – «Habe ich für die Reise an alles gedacht, auch an den allerletzten Notfall?»

Das Hinterher-Telefonieren, wenn der Partner oder die Kinder weg sind, ist schon fast obligatorisch. Entscheidungen werden nur ungern und erst nach ausführlicher Versicherung bei anderen getroffen; die Entscheidung könnte ja falsch sein und könnte dann einen selbst oder die Familie ins Unglück stürzen.

Die Kinder solcher Eltern werden ständig kontrolliert und auf die möglichen schrecklichen Folgen ihrer Aktivitäten hingewiesen: Im Auto zu fahren bedeutet einen möglichen Unfall; geht die Tochter abends weg, könnte sie vergewaltigt werden; der Sohn könnte beim Schwimmen ertrinken. Solche Aktivitäten werden verboten oder verhindert, sofern dazu die Möglichkeit besteht und die Kinder noch kleiner sind. Später, wenn die Kinder groß sind und wahrscheinlich unter der gleichen Angst leiden, bedarf es dann meist keiner Warnung und Kontrolle mehr.

Eine kuriose Geschichte erzählte mir kürzlich eine Kollegin. Eine 39-jährige verheiratete Patientin berichtete ihr u.a. von den täglichen Kontrollanrufen der 65-jährigen Mutter. Sie «musste» der Mutter täglich telefonisch mitteilen, wenn sie morgens mit dem Auto bei ihrer Arbeitsstelle angekommen war und wenn sie abends wieder zu Hause war. Aber die «Gefahr» lauerte ganz woanders. Eines Tages kam ein Anruf aus dem Krankenhaus: Die Tochter war morgens, nachdem ihr Mann schon weg war, aus dem Bett gefallen und hatte sich eine Gehirnerschütterung zugezogen.

Das Beispiel zeigt: Das Sorgen, das ständige Sich-Versichern und die übermäßige Kontrolle schützen in keiner Weise vor möglichen Krankheiten, Unfällen oder Problemen im Leben. Dieses Verhalten dient ausschließlich der kurzfristigen Angstreduktion der Betroffenen, macht ihnen in Wirklichkeit täglich das Leben schwer und voller Angst.

Die Ursachen der generalisierten Angst

Häufig hatten die Betroffenen selbst Eltern, die überängstlich und überkontrollierend waren. Diese Einstellung und dieses Verhalten werden oft von Generation zu Generation weitergegeben. Manchmal hatten die Eltern, aber auch die Kindern selbst Erlebnisse, die sie traumatisiert haben: Todesfälle, schwere Erkrankungen oder Unfälle von Angehörigen, die plötzliche Trennung von einem Elternteil in der Kindheit.

Diese belastenden Ereignisse und eine überängstliche, überkontrollierende Erziehung können dann zu verzerrten Wahrnehmungsmustern führen: Alltägliche Ereignisse werden überschätzt, als bedrohlich und gefährlich bewertet. Die Gedanken verweilen länger bei diesen «Bedrohungen», beschäftigen sich mit möglichen schrecklichen Folgen und damit, wie man sich dagegen versichern kann. Das erwähnte ständige Sich-Versichern wirkt kurzfristig beruhigend, trägt aber langfristig dazu bei, dass die Betroffenen noch unsicherer werden und dass ihre Ängste sich ausweiten und festsetzen. Einigermaßen sicher fühlen sie sich nur, wenn sie zu Hause sind und ihre Lieben um sich haben. Da das Leben diese Sicherheit nicht bietet, gibt es ständig Anlässe zur Sorge. Das Vertrauen, Situationen könnten positiv verlaufen und bewältigt werden, fehlt. Meist spielen auch noch Stressfaktoren als Auslöser und Verstärker eine Rolle: eine unglückliche Ehe, Überforderung in Beruf und Familie.

Dazu kommt: Das Sich-Sorgen selbst und «das ständige Grübeln» sind «nicht nur die Wurzel des Übels, sondern auch ein Lösungsversuch». Es verschafft kurzfristig Erleichterung – man hat ja das Nötigste getan, nämlich gegrübelt. «Denn: sich zu sorgen scheint – ähnlich einem magischen Ritual – ein noch größeres Leid verhindern zu können.» «Der Zukunft ohne große Befürchtungen entgegenzublicken wäre ja geradezu eine Provokation großen Unheils!» [54]

Wie äußert sich die generalisierte Angst beim Autofahren?

Wie beschrieben, haben die Betroffenen ständige Ängste wegen möglicher Gefahren, Unglücke und Unfälle. Fahren sie selbst, so sind sie – schon vor der Fahrt – in ständiger Anspannung und haben die Sorge, einen Unfall zu verursachen, sich selbst oder andere zu schädigen. In der Regel sind sie daher froh, wenn der Partner fährt. Die Gefahr, selbst jemanden zu verletzen, zu töten oder einen Schaden zu verursachen, scheint damit gebannt.

Beifahrer, die unter dieser Störung leiden, fallen als ängstliche Beifahrer auf. Mögliche Gefahrenquellen werden dem Fahrer stets angekündigt: eine rote Ampel, ein Lastwagen, die vermeintlich zu hohe Geschwindigkeit, ein Auto, das von rechts kommt. Ein bisschen Entspannung stellt sich erst dann wieder ein, wenn sie das Auto verlassen können. Vor längeren Urlaubsreisen

54 Morschitzky & Sator 2003, S. 75.

kommt starker Stress auf: «Habe ich für alles vorgesorgt, was könnte alles schiefgehen, was könnte passieren?» Die Familie wird traktiert und man steigt schließlich völlig erschöpft in das Auto, bleibt angespannt, bis man wieder zu Hause ist.

Fährt der Mann oder eines der Kinder alleine mit dem Auto weg, gibt es vorher zahlreiche Ermahnungen und Sicherheitshinweise. Am besten wäre es, wenn es gar keine Autos gäbe, wenn keines der Kinder einen Führerschein hätte. Die Angehörigen, die unterwegs sind, werden – auch während der Fahrt – mit Handyanrufen traktiert. Dabei spielt es keine Rolle, dass die Tochter oder der Sohne gerade durch solche Anrufe beim Autofahren gefährdet werden. Und kommen sie auch nur fünf Minuten später als angekündigt, dann kennen die Sorge und die Angst keine Grenzen.

Frau G. ist eine Frau, die sich in allen Lebenslagen große Sorgen macht; oft hat sie das Gefühl, es könne etwas Schlimmes passieren. Ihre eigene Mutter hatte den Krieg und viele lebensbedrohliche Situationen erlebt und ihr ständig ausgemalt, was alles passieren könne. Als Kind durfte sie nicht mit dem Fahrrad fahren, vom Schwimmunterricht wurde sie befreit und an etwas kühleren Tagen musste sie dicke Winterjacken anziehen – sie hätte ja eine Lungenentzündung bekommen können. Als sie 16 Jahre alt war, wurde es ihr als Einzige verboten, mit ihren Freundinnen wegzugehen.
Frau G. hatte beim Autofahren jedes Mal ein unbestimmtes Gefühl von Angst, es könne etwas ganz Schlimmes passieren, ganz besonders, wenn ihre beiden Kinder mit im Auto saßen. Als Folge davon war sie beim Fahren oft unaufmerksam, machte Fehler. In einer Therapiestunde redete ich mit ihr über dieses Problem. Sie versuchte ihre Position zu verteidigen, meinte, es sei ja auch sehr gefährlich, Auto zu fahren; man könne so leicht einen Unfall bauen. Es war für sie zunächst nur schwer einzusehen, dass diese Befürchtung nicht wirklich der Grund für ihre ständigen Ängste und Sorgen war.

Wenn es vernünftig wäre, so wie Frau G. zu denken, dann müssten wir täglich still auf dem Sofa sitzen bleiben und dürften nicht mehr aus dem Haus gehen. Aber selbst das wäre noch viel zu gefährlich. Das Haus könnte einstürzen, unsere Lebensmittel könnten vergiftet sein, ein Krieg könnte kommen und man kann – wie bereits geschildert – auch aus dem Bett fallen.

Man könnte jetzt einwenden: «Aber das Autofahren ist ja wirklich gefährlich!» Stimmt. Wir können jederzeit in einen Unfall verwickelt werden, wir können täglich krank werden und sterben, die Wohnung kann abbrennen und unser Partner kann uns verlassen. Aber deshalb muss man sich nicht täglich das Leben zur Hölle machen – vielleicht achtzig Jahre lang.

Ich habe während meiner psychotherapeutischen Tätigkeit viele solcher Menschen kennengelernt, deren Leben voller Angst war, durch tausend Sorgen eingeschränkt, arm an Freude und unbeschwerten Zeiten. Nichts von dem, was sie tagtäglich zu vermeiden versuchten, konnten sie durch ihre

Sorgen und ihr ständiges Versichern tatsächlich vermeiden. Sie wurden krank, wie andere auch, sie holten sich ab und zu eine Beule am Auto, manchmal wurden sie oder ihre Angehörigen in Unfälle verwickelt, und körperliche Beschwerden hatten sie meist mehr als andere Menschen.

Generalisierte Angst beim Autofahren: Hilfen und Tipps

Es gibt verschiedene Möglichkeiten, wie Sie mit solchen Befürchtungen und Sorgen umgehen können. Allgemein gilt bei der generalisierten Angst das Gleiche wie bei den anderen in diesem Buch beschriebenen Ängsten: Wenn Sie sich nicht nur beim Autofahren, sondern auch in vielen anderen Lebensbereichen eingeschränkt und ständig belastet fühlen, sollten Sie zunächst einen Verhaltenstherapeuten aufsuchen. Dort können Sie in wenigen Gesprächen klären, ob eine Therapie erforderlich ist. Um eine solche Angststörung zu bewältigen, reicht es nicht, nur Übungen durchzuführen, die ausschließlich aufs Autofahren bezogen sind.

- Menschen mit einer generalisierten Angststörung zeigen ein ausgeprägtes Sicherheitsverhalten und versuchen sich zudem ständig rückzuversichern. Um diese offenen und versteckten Vermeidungsstrategien abbauen zu können, müssen sie bekannt sein. Setzen Sie sich vor ein Blatt Papier – oder sprechen Sie mit einer Freundin offen über Ihr Problem – und versuchen Sie, Ihre speziellen Vermeidungsreaktionen aufzuspüren und aufzuschreiben. Einige Beispiele, bezogen auf das Autofahren, finden Sie oben: z. B. den Fahrer ständig vor vermeintlichen Gefahrensituationen warnen, selbst nur bekannte Strecken fahren, Angehörige bei Fahrten mit Handy-Anrufen traktieren (und dadurch gefährden!).

- Machen Sie eine Liste, wie Sie Ihre speziellen Vermeidungsreaktionen beim Autofahren schrittweise abbauen können. Lesen Sie dazu noch einmal die entsprechenden Abschnitte in Kapitel 3, insbesondere, welche Regeln Sie bei der Konfrontation mit Ihren Ängsten beachten müssen. Sie könnten sich z. B. vornehmen, auch dann jedes Mal eine Strecke selbst zu fahren, wenn Ihr Partner im Auto mitfährt. Sie könnten als Beifahrer versuchen, den Fahrer mindestens zehn Minuten lang *nicht* auf mögliche Gefahrensituationen aufmerksam zu machen. Sie könnten sich angewöhnen, nicht sofort anzurufen, wenn Ihr Mann oder Ihr Sohn sich verspäten, und könnten diese Zeitspanne immer weiter ausdehnen.

- Erinnern Sie sich an die *Vierspaltentechnik* in Kapitel 3.5? Nehmen Sie sich für einige Wochen täglich zehn Minuten die Zeit, Ihre Sorgen und Katastrophengedanken auf ein Blatt Papier zu schreiben, und versuchen Sie, die entsprechenden Situationen realistischer einzuschätzen. Überlegen Sie dabei, was Sie tun könnten, um sich mit Ihren Ängsten zu konfrontieren.

- Sie könnten anfangen die Kontrolle über Ihre bislang unkontrollierten Sorgen zu bekommen und selbst den Zeitpunkt und die Dauer Ihrer Sorgen zu bestimmen. Machen Sie sich z. B. ständig Sorgen über eine bevorstehende Urlaubsfahrt, dann könnten Sie sich täglich zu einem festgelegten Zeitpunkt genau eine halbe Stunde lang mit den entsprechenden Sorgen befassen. Kommen die Gedanken und die Sorgen trotzdem, genügt eine kleine Notiz in ein Heftchen: Heben Sie sich diese Gedanken dann für die halbe Stunde auf, in der Sie sich vorgenommen haben, zu grübeln und sich zu sorgen (vgl. auch die Übung «Sorgen- und Grübelkontrolle», Kap. 3.5).

- In der Regel werden bei der generalisierten Angst die Sorgen nicht zu Ende gedacht, sondern die damit verbundene Angst wird durch Sicherheitsüberlegungen und immer neue Sorgen vermieden. Folglich kann auch nie eine wirkliche Konfrontation mit den eigentlichen Ängsten stattfinden, weder im Denken noch im Handeln. Versuchen Sie daher in Gedanken, Ihre Ängste bis zu dem schlimmstmöglichen Ausgang zu Ende zu denken, und halten Sie diese Vorstellungen als Film oder Bild innerlich so lange aufrecht, bis Ihre Ängste weniger werden (Kap. 3.6).

- Versuchen Sie sich an Situationen aus Ihrem Leben zu erinnern, in denen Sie auch schwierige Situationen erfolgreich und alleine bewältigt haben. Daran sollten Sie sich orientieren, in Gedanken und in Taten. Erinnern Sie sich an Situationen, in denen Sie Ihren armen Kopf nicht mit Sorgen traktiert haben, sondern an angenehme Dinge dachten und zuversichtlich waren. Was hat Ihnen dabei geholfen? Vielleicht könnten Sie etwas davon wiederholen, immer öfter?

4.8 Angst, Medikamente und Autofahren

Wenn Sie sehr stark unter Ängsten und unter den häufig damit verbundenen Depressionen leiden, wird Ihnen Ihr Hausarzt oder ein Psychiater möglicherweise für einige Zeit Medikamente verschreiben. Grundsätzlich gilt: Psychopharmaka können für eine bestimmte Zeit eine Hilfe sein, auch bei Angsterkrankungen. Langfristig kommt man jedoch von seinen Ängsten nur los, wenn man sich mit ihnen konfrontiert und lernt, mit ihnen umzugehen. Zur Behandlung von Ängsten können mehrere Arte von Medikamenten eingesetzt werden:

- **Beruhigungsmittel,** sogenannte Tranquilizer, sind kurzfristig oft sehr wirksam, können aber bereits nach einigen Wochen zur Abhängigkeit führen. Dann hat der Betreffende nicht nur ein Problem mit seiner Angst, sondern ist auch noch medikamentenabhängig. Heutzutage werden hauptsächlich Mittel aus der Gruppe der sogenannten *Benzodiazepine* verordnet. Solche Medikamente sollten bei Angststörungen, wenn überhaupt, nur kurzfristig eingenommen werden, z. B. bei sehr starken Ängsten vor einer Prüfung oder wenn der Arzt ein solches Mittel ausdrücklich verordnet, etwa weil der Patient oder die Patientin akut unter schweren Angstzuständen leidet und kurzfristig keine stationäre oder ambulante Therapie möglich ist.
  Nehmen Sie solche Mittel unter keinen Umständen, um Ihre Nervosität oder Angst beim Autofahren zu bekämpfen. Sie gefährden nicht nur sich und andere, sondern – als Fahrschüler – eventuell auch Ihren Prüfungserfolg bei der Fahrprüfung!

- **Angstlösende Antidepressiva.** Einige der neueren Mittel haben neben einem die Stimmung aufhellenden auch einen beruhigenden und Angst lösenden Effekt. Diese Medikamente können über einen längeren Zeitraum ohne die Gefahr einer Abhängigkeit eingenommen werden. Die Empfehlung ist, solche Mittel bei Angststörungen ebenfalls nur in Kombination mit einer Psychotherapie einzunehmen, weil man die Angst langfristig nur dann wirksam bekämpfen kann, wenn man sich mit ihr konfrontiert und lernt, mit ihr umzugehen. Es ist wichtig zu wissen, dass diese Mittel ihre Wirkung oft erst nach zwei bis drei Wochen entfalten und dass es anfänglich – meist harmlose – Nebenwirkungen gibt. Wenn Sie sich wieder gut und stabil fühlen, lassen sich diese Antidepressiva wieder problemlos absetzen, indem die Dosis peu à peu verringert wird, bis das Medikament dann gar nicht mehr genommen wird.

Für Ängste beim Autofahren gilt: Nehmen Sie niemals zur Bekämpfung Ihrer Ängste Tranquilizer (wie die oben genannten). Sie sollten grundsätzlich nie Auto fahren, wenn Sie aus irgendeinem Grund vorher Beruhigungsmittel genommen haben.

Nehmen Sie Angst lösende Antidepressiva beim Autofahren nur nach Absprache mit Ihrem Arzt. Lassen Sie sich dabei über die möglichen Auswirkungen beim Autofahren informieren! Wenn das Mittel «aufdosiert», d. h. die Menge anfangs schrittweise erhöht wird, sollten Sie die ersten zwei bis drei Wochen ebenfalls nicht mit dem Auto fahren.

Auch von einer Selbstmedikation mit pflanzlichen Präparaten im Zusammenhang mit Ängsten beim Autofahren ist abzuraten, da Sie die Wirkung auf Ihr Fahrvermögen nicht einschätzen können.

Besonders Beruhigungsmittel, aber auch einige sedierende (beruhigende) Antidepressiva führen zu einer erheblichen Beeinträchtigung der Fahrtüchtigkeit und damit der Verkehrssicherheit. Unter anderem muss man mit Konzentrationsstörungen, einem messbar verminderten Reaktionsvermögen und eingeschränkter Aufmerksamkeit rechnen.[55] Auch die meisten Medikamente gegen Schwindel und Reisekrankheit können die Aufmerksamkeit und die Fahrtauglichkeit herabsetzen.[56] Schon eine um ein paar hundertstel Sekunden verzögerte Reaktion kann den Unterschied ausmachen, aufgrund dessen man nicht mehr rechtzeitig bremsen kann und einen Unfall verursacht. Nicht nur Ihre Sicherheit wird gefährdet, Sie werden auch Ihre Ängste durch die Einnahme von Medikamenten langfristig nicht los.

Noch viel mehr gelten diese Feststellungen, wenn man Alkohol als kurzfristig wirksames «Beruhigungsmittel» zu sich nimmt. Viele Menschen gebrauchen alkoholische Getränke regelmäßig zur Bekämpfung ihrer Angst. Die damit verbundene hochgradige Gefährdung im Straßenverkehr muss wohl nicht näher ausgeführt werden. Zusätzlich verschlimmert sich die Angst langfristig weiter: Man braucht sich ihr ja nicht mehr zu stellen. Außerdem finden nach der Einnahme von Alkohol am Folgetag physiologische Veränderungen im Körper statt, welche die Angstbereitschaft erhöhen können.

Die Gefährdung seiner selbst und anderer kann nach der Einnahme von Medikamenten unter Umständen genau so groß sein wie beim Trinken von Alkohol. Wer in einen Unfall verwickelt wird oder bei einer Verkehrskontrolle auffällt, wird genauso behandelt, als wenn er betrunken Auto gefahren wäre, und muss mit dem Verlust des Führerscheins rechnen. Möglicherweise verliert er auch seinen Versicherungsschutz.

Falls Sie Autofahrer sind und aus irgendeinem Grund Psychopharmaka nehmen müssen, fragen Sie vorher immer Ihren Arzt, besser noch einen Psychiater oder Neurologen, ob und unter welchen Voraussetzungen Sie gleichzeitig Auto fahren dürfen.

4.9 Verhaltenstherapie, Fahrschule oder Selbsthilfe?

Wenn Ihre Ängste Sie auch in anderen Lebensbereichen sehr belasten oder wenn Ihre Ängste im Auto sehr stark sind, kann es erforderlich sein, sich einer Verhaltenstherapie zu unterziehen. Mit Hilfe des Therapeuten bzw. der Therapeutin können Sie in den ersten Kontakten herausfinden, wo genau

55 Benkert & Hippius 2005, S. 545 ff.

56 Lempert 2003, S. 48.

Ihre Probleme liegen, was Sie dagegen tun können, ob überhaupt eine Therapie erforderlich ist. Bei schweren Angststörungen wird die Therapie von den Krankenkassen bezahlt. Die Kosten werden nicht übernommen, wenn es nur darum geht, die Fahrprüfung zu bestehen, oder wenn Sie sich nur beim Autofahren unsicher fühlen. Allerdings hat die Fahrangst oft dieselbe Funktion wie Fieber oder Schmerz: Sie zeigt an, dass Dinge im Leben in Unordnung geraten sind und verändert werden sollten.

Einige der genannten Ängste lassen sich mit Sicherheit nicht nur über Selbsthilfe-Tipps und nicht alleine über Fahrstunden beheben, auch dann nicht, wenn die betreffende Fahrschule auf Fahrängste spezialisiert ist. Die hier beschriebenen krankhaften Ängste können am besten über eine Verhaltenstherapie bewältigt werden, die viele selbst kontrollierte Übungen und Hilfen bietet, solche Ängste zu mindern, ohne dass man sofort im Auto fährt. Meistens ist dann eine zusätzliche Fahrschulbetreuung überflüssig. Sie werden dann während der Therapie hoffentlich lernen, Ihre Ängste allgemein und natürlich auch beim Autofahren zu bewältigen.

Im Laufe der Therapie kann es trotzdem sinnvoll sein, einige begleitende Fahrstunden zu nehmen, besonders wenn bei den anfänglichen Konfrontationsübungen im Auto die Panik und die Schwindelsymptome noch sehr stark sind. Häufig bestehen auch starke Panikgefühle und Unsicherheit bei Fahrten auf der Autobahn, durch Tunnels oder an unbekannte Orte. Menschen, die Unfälle erlebt haben, tun sich ebenfalls oft schwer, wieder mit bestimmten Situationen beim Fahren konfrontiert zu werden. Am besten wäre es dann, Stunden bei einer Fahrschule zu nehmen, die mit diesen Fahrängsten vertraut ist. Vielleicht fährt der Therapeut manchmal sogar im Fahrschulauto mit oder empfiehlt Übungen, die in Begleitung eines Fahrlehrers durchgeführt werden sollen.

Selbst kontrollierte Übungen beim Autofahren sollten, wenn Sie unter einer der beschriebenen Angststörungen leiden und/oder sich sehr panisch und schwindelig fühlen, nach Möglichkeit nur im Rahmen einer Therapie und nach Absprache mit dem Therapeuten durchgeführt werden. Allerdings gibt es Ausnahmen: Es gibt, wie Sie inzwischen wissen, viele Möglichkeiten und Übungen, solche Ängste zu mindern, ohne dass man im Auto fährt.

Zudem dürfen bei Konfrontationsübungen – auch beim Autofahren – ein bestimmter Angstpegel und die entsprechenden Körpersymptome ja durchaus sein; Generationen von Fahranfängern haben, oft mit Angstschweiß auf der Stirn, mit Zittern und voll Panik das Fahren gelernt. Sie haben sich geängstigt, waren stark angespannt, wenn sie zum ersten Mal in einer Großstadt mit starkem Verkehr und unübersichtlichen Straßenverhältnissen fahren mussten, haben Angst bei ihren ersten Fahrten auf der Autobahn, bei Dunkelheit oder auf eisglatten Straßen gehabt. Niemand würde diesen Fahranfängern sagen, sie sollten dies wegen ihrer Anspannung und Ängstlichkeit vermeiden. Sie werden vermutlich (hoffentlich) sehr vorsichtig fahren, vielleicht einen verständnisvollen Begleiter mitnehmen und sich langsam und mit viel Übung an diese Situationen gewöhnen. Nicht diese Angst und die damit verbundenen Körpersymptome sind Ursache der überdurchschnittlich hohen Unfallquote bei Fahranfängern, sondern dass diese Angst häufig fehlt, besonders bei jungen Männern.

Autofahrer, die sich nach langer Fahrpause sehr unsicher fühlen, sollten – falls sie nicht unter einer der genannten Ängste leiden – besser zur Auffrischung Fahrstunden nehmen und sehr viel üben. In den meisten Fällen werden Fahrstunden mit einem Fahrlehrer genügen, der geduldig ist und etwas von den Ängsten versteht. Vielleicht reicht auch nur ein ruhiger und verständnisvoller Fahrbegleiter bzw. eine -begleiterin. Man wird dann vermutlich keine Therapie brauchen.

Welche Therapie hilft?

Es gibt verschiedene Therapiemethoden, die von den Krankenkassen bezahlt werden. Die Methode, die Ihnen bei den beschriebenen Ängsten am wirksamsten und schnellsten helfen kann, ist die *Verhaltenstherapie*. Diese orientiert sich mehr als andere Therapiemethoden an aktuellen Problemen und an konkreten Bewältigungsmöglichkeiten. Neben der *Konfrontation* und praktischen Auseinandersetzung mit den Ängsten kennt sie noch weitere wichtige Methoden. Dazu gehört u. a. die sogenannte *kognitive Therapie*. Diese Methode besteht darin, dass man lernt, fehlerhafte Gedanken zu überprüfen und so zu verändern, dass ängstigende Situationen wieder realitätsgerecht, «normal» eingeschätzt werden. Wichtig sind zudem *Entspannungstechniken*, die vor, in und nach Angstsituationen helfen können, Angstsymptome und Stressreaktionen zu vermindern. Das können z. B. körperliche Entspannungsmethoden sein wie Muskelentspannung oder bestimmte Atemübungen.

Andere Therapiemethoden – wie die klassische *Psychoanalyse* und die *tiefenpsychologisch orientierte Therapie* – beschäftigen sich vorwiegend mit den möglichen Ursachen der Probleme, die nach dieser Theorie in der Kindheit und der familiären Situation liegen. Die tiefenpsychologische Therapie orientiert sich dabei mehr an der aktuellen Bewältigung von Problemen und Konflikten. Bei bestimmten Störungen können diese Methoden durchaus hilfreich sein, besonders wenn sie mit verhaltenstherapeutischen Elementen kombiniert werden. Diese Therapien brauchen in der Regel wesentlich mehr Zeit als eine Verhaltenstherapie.

Auch in einer Verhaltenstherapie sollten Patienten einiges über die Hintergründe und Ursachen ihrer Probleme erfahren. Menschen haben das Bedürfnis und auch das Recht, die Zusammenhänge und Ursachen ihrer

Ängste zu begreifen. Es genügt meines Erachtens nicht, nur eine Konfrontationstherapie durchzuführen, Entspannungstechniken zu lernen und seine «falschen» Gedankenmuster zu verändern. Im Zusammenhang mit früheren Situationen sind ja die Angst erzeugenden Gedankenmuster oft gar nicht so falsch. Das scheinbar «verrückte» Denken und Verhalten ist – im Lichte prägender Erfahrungen gesehen – meist logisch, nachvollziehbar und verständlich. Den Betroffenen müssen diese belastenden Erfahrungen und die Verbindung zu der aktuellen Situation nicht bewusst sein. Wenn mein Körper plötzlich in einem stickigen und vollbesetzten Auto verrückt spielt, kann die Ursache dafür z. B. in einem früheren Missbrauch oder einer anderen Gewalterfahrung liegen. Dieses unbewusste Erleben und nicht etwa mangelnde Motivation ist m. E. öfter der Grund dafür, wenn Konfrontationsübungen von den Betroffenen oft nur zögerlich durchgeführt oder abgebrochen werden und letztlich wenig erfolgreich sind.

Frau D., eine Journalistin, litt unter Panikattacken, traute sich seit Jahren nicht mehr, Auto zu fahren, obwohl sie eine sehr gute Autofahrerin war. Besonders starke Paniksymptome traten bei der Fahrt auf größeren Schnellstraßen auf. Sie machte immer wieder Konfrontationsübungen und begriff rational, dass ihre Körpersymptome nicht gefährlich waren. Trotzdem zeigten sich anfangs kaum Fortschritte, immer wieder fühlte sie sich stark durch ihre körperlichen Angstsymptome beim Autofahren geängstigt. In einer Stunde bat ich sie, sich an ähnliche Gefühle und körperliche Empfindungen in ihrem Leben zu erinnern. Unter anderem erzählte sie, dass sie als Kind zusammen mit ihrer Schwester bei einer Urlaubsfahrt von ihrem Vater kurzzeitig an einer Schnellstraße abgesetzt wurde, mit der Drohung, sie dort stehen zu lassen. Zuvor habe sie sich beim Fahren laut mit ihrer Schwester gestritten. Der Vater kam zwar nach kurzer Zeit wieder, der Schock saß bei ihr aber tief.

Ihre Panikattacken begannen später in einer Situation, als sie sich während eines längeren Auslandsaufenthaltes einsam und alleine fühlte und dann auf einer großen Schnellstraße mit ihrem Auto wegen einer Panne liegen blieb. Rational konnte sie zunächst begreifen, dass ihre Körpersymptome bei Panik nicht wirklich gefährlich waren. Ihr unbewusstes Gefühl signalisierte ihr trotzdem immer wieder die frühere, schreckliche und lebensbedrohliche Situation. Erst nachdem wir beide das begriffen hatten und sie dieses Erlebnis verarbeiten konnte, erzielte sie wirklich Fortschritte bei den notwendigen Konfrontationsübungen.

Was die Ängste beim Autofahren betrifft: Auch wenn die Therapie Ihnen in Ihrem Leben sehr hilft, führt dies nicht immer *automatisch* dazu, dass Sie wieder angstfrei überall hinfahren können. Nur wenn Sie selbst möglichst häufig und lange immer wieder üben, mit dem Auto zu fahren, werden Sie Erfolge erzielen. Über diese *Gewohnheitsbildung* wird der Abbau Ihrer Ängste beschleunigt.

Was tun, wenn man eine Verhaltenstherapie braucht?

Adressen von Verhaltenstherapeuten in Ihrer Nähe erfahren Sie über das Branchentelefonbuch unter der Rubrik «Psychotherapie» oder über Ihre Krankenkasse, die Ihnen eine Liste schicken wird. Sie können auch Ihren Hausarzt, besser noch einen örtlichen Psychiater oder Neurologen fragen. Wenn Sie zu einem Therapeuten gehen, der von den Krankenkassen zugelassen ist, müssen Sie, wie beim Arzt, die Chipkarte Ihrer Krankenkasse und eine Überweisung für Psychotherapie oder 10 Euro mitbringen.

Eine Verhaltenstherapie kann 25 Stunden (Kurzzeittherapie), aber auch 45 oder 60 Stunden dauern (Langzeittherapie). Vor Beginn der Therapie werden sogenannte «probatorische Sitzungen» durchgeführt. Diese Stunden sind dafür vorgesehen, dass der Therapeut das Problem des Patienten oder der Patientin kennen lernt, eine genaue Diagnose stellen und klären kann, ob überhaupt eine Therapie benötigt wird. Bevor Sie sich für die Therapie entscheiden, sollten Sie sicher sein, dass Sie sich bei dem Therapeuten wohlfühlen und ihn für kompetent halten. Wenn dies nicht so ist oder Sie noch sehr unsicher sind, sollten Sie das besser gleich zu Anfang besprechen oder sich möglicherweise einen anderen Therapeuten suchen. Die Krankenkassen gestatten diese Möglichkeit.

Wie lange dauert eine Verhaltenstherapie?

In Einzelfällen genügen manchmal wenige Stunden, in denen die Betroffenen über ihre Symptome aufgeklärt und ihnen gleichzeitig anhand ihrer individuellen Situation und bestimmter Lebensereignisse z. B. der Panikkreislauf und bestimmte Lernzusammenhänge erklärt werden. Für manche ist es an sich schon eine riesengroße Erleichterung, zu wissen, wie ihre Körpersymptome zustande kommen und dass sie nicht verrückt sind. Dazu gebe ich erste Informationen über notwendige Bewältigungsmöglichkeiten und Regeln bei der Konfrontation. Das genügt bei einigen, so dass sie trotz ihrer Angst wieder anfangen zu fahren und nach wenigen Wochen ihren früheren Verhaltensradius wiedererlangen, d. h. auch wieder wie früher Auto fahren können.

Die Mehrzahl der Therapien dauert jedoch zwischen 25 und 45 Stunden, d. h. bis zu ein Jahr. Meistens stellt sich schnell heraus, dass andere belastende Probleme wichtiger sind und gelöst werden müssen. Nach meiner Erfahrung ist die Angst beim Autofahren fast immer nur ein Problem von vielen, allerdings eines, das die Betroffenen besonders stark einschränkt. In einigen Fällen brauchen Therapien bis zu 60 Stunden Zeit, wenn – neben der Angst beim Autofahren – schwerwiegende und chronifizierte Probleme bestehen, die in der Therapie zu bearbeiten sind. Und manchmal kommt es vor, dass sich nur wenig oder gar nichts verändert. Das muss nicht an Ihnen und dem Therapeuten liegen oder daran, dass Sie ein «hoffnungsloser Fall» sind; es gibt oft noch weitere Möglichkeiten, die bedacht werden können. Und: Eine 100-prozentige Heilungsgarantie gibt es weder in der Medizin noch in der Psychotherapie.

Manche Patienten haben nach einiger Zeit Rückfälle und brauchen dann einen kleinen «Nachschlag» von ein paar Stunden. Als Therapeut schätze ich Rückfälle – aber nicht weil ich Geld damit verdiene: Es lässt sich daran oft gut nachvollziehen und klären, wo noch mögliche Probleme bestehen. Umso besser gelingt es den Betreffenden später, diese Probleme selbst zu kontrollieren.

Was erwartet mich?

Zu Beginn der Therapie sollten gemeinsam mit dem Therapeuten konkrete Ziele vereinbart werden, die nach Bedarf wieder geändert werden können. Wichtig ist, dass Ihr Therapeut Sie nach Ihren Erfolgen, Ihren Fähigkeiten und positiven Momenten fragt, dass Ihre Stärken und Ressourcen nicht in Vergessenheit geraten. Aus den persönlichen Erfolgen, Ihren Stärken und den positiven Momenten Ihres Alltags lassen sich meist sehr effektive Möglichkeiten für die Bewältigung Ihrer Angst ableiten. Außerdem ist diese Vorgehensweise erfreulicher, als in der Therapie nur Probleme aufzugreifen und Situationen, die nicht funktionieren.

Ihr Therapeut sollte Ihnen, je nach Gelegenheit und Bedarf, für die Tage zwischen den Therapiestunden Aufgaben geben. Sie verändern sich nur, wenn Sie auch neue Erfahrungen machen, und die macht man vor allem beim Handeln. Je aktiver Sie selbst mitarbeiten, umso schneller geht es Ihnen besser.

Zu guter Letzt: Es ist oft nicht möglich, in wenigen Stunden das zu verändern, was sich vielleicht im Laufe eines Lebens angesammelt und was einen Menschen viele Jahre geprägt hat. Zudem lassen sich manche, belastende Situationen wie Arbeitslosigkeit oder schwierige Beziehungen, die vielleicht diese Probleme mit verursacht haben, oft nicht von heute auf morgen verändern. Seien Sie also geduldig mit dem Therapeuten, vor allem aber mit sich selbst.

5 Fahrschule und Fahrpraxis

5.1 Erfolgreich die Fahrschule bewältigen

«Die wollen alle nur den Führerschein,
kaum einer kommt und will fahren lernen.»
Aussage eines interviewten Fahrlehrers

Ich habe zum Thema Angst und dazu, wie man den Besuch der Fahrschule erfolgreich gestalten kann, zahlreiche Fahrlehrer, Fahrschüler und ehemalige Fahrschüler befragt.[57] Die befragten Fahrlehrer gaben übereinstimmend an, die erste Fahrstunde sei für die Mehrzahl der Fahrschüler schwierig. Auch in der Fahrprüfung seien fast alle nervös oder hätten Angst. Bei den befragten Fahrschülern standen Ängste in diesen beiden Situationen ebenfalls ganz oben auf der Liste. Wenn Sie gerade den Führerschein machen und ähnliche Ängste haben, befinden Sie sich also in guter und zahlreicher Gesellschaft.

Autofahrer, die schon länger den Führerschein hatten, nannten im Rückblick diese Situationen kaum. Sie gaben sich bei diesem Thema eher «cool». Dazu das Zitat einer Fahrlehrerin: «Kaum bei einem Thema wird so viel gelogen wie beim Führerschein. Die Kumpel erzählen, der Fahrlehrer sei ein harter Hund gewesen, trotzdem seien sie cool geblieben. Die Eltern behaupten, ihren Führerschein in ganz wenigen Stunden gemacht zu haben.» Ein Fahrlehrer berichtete mir von einem Fahrschüler, dessen Vater diesem mit der Bemerkung Druck machte, er habe den Führerschein in nur sechs Stunden geschafft. Zufällig hatte der Vater seinen Führerschein in derselben Fahrschule gemacht wie sein Sohn, beim Vorgänger des jetzigen Fahrlehrers, sein Name befand sich noch in der Altkartei der Fahrschule. Tatsächlich

57 K. Müller 2007.

hatte der Vater damals 28 Fahrstunden gebraucht und war einmal durch die Prüfung in Theorie gefallen. Vor 40 Jahren war es sicher leichter, den Führerschein zu machen. Inzwischen ist das Autofahren schwieriger geworden und die Anforderungen sind vielseitiger. Die Dichte im Straßenverkehr ist viel höher, die Technik der Autos ist auch für erfahrene Autofahrer unübersichtlicher geworden, und die Aggressivität der Autofahrer hat im Vergleich zu früher zugenommen. Auch das macht viel Druck!

Wenn Sie vorhaben, den Führerschein zu machen oder gerade dabei sind, müssen Sie nicht nur fahren, d. h. einen sehr komplexen Vorgang erlernen; Sie müssen vor allem auch eine Menge Druck von außen und von sich selbst aushalten. Da ist die Angst vor einer Blamage, der Druck der Eltern, die nicht so viel bezahlen wollen, und schließlich Ihr eigener Ehrgeiz, den Führerschein schnell und möglichst billig schaffen zu wollen. Schließlich kommt noch beim Fahren die Angst dazu, einen Unfall zu verursachen bzw. das Fahrschulauto zu beschädigen.

Bernt Spiegel schildert in seinem Buch *Die obere Hälfte des Motorrads* folgenden Versuch:

> «Im Fußboden befand sich ein schwarzer, etwa zehn Zentimeter breiter Streifen, der quer durch einen Raum lief. Es war die Oberseite eines T-Trägers, der aus dem Boden herausgefahren werden konnte. Alle Versuchspersonen schafften es mühelos, darauf hin- und zurückzugehen, ohne auch nur einmal überzutreten. Bei einer Höhe von vier Zentimetern gelang das Darüberbalancieren immer noch leicht, allerdings wurde das Voreinandersetzen der Füße schon eher mit einem Blick kontrolliert. Wurde auf 45 Zentimeter erhöht (Stuhlhöhe), ergab sich ein gänzlich anderes Bild. Die Versuchspersonen setzten, unter ständiger Blickkontrolle, die Füße in exakten Schritten vorwärts, hatten ihren Blick stets vor sich auf den Boden gerichtet und zeigten erhebliche Unsicherheiten und Gleichgewichtsprobleme.
>
> Wurde die Höhe auf über einen Meter gesteigert, verschärfte sich die Lage. Die Beteiligten hielten sich anfangs krampfhaft an einem Geländer fest, trauten sich zuerst nicht loszulaufen. Sie wirkten verkrampft, hatten den Mund zusammengepresst und zeigten eine Schreckatmung. Die meisten der Versuchspersonen kamen nur einige Meter weit, bis sie das Gleichgewicht verloren und abspringen mussten.» [58]

Mit einem Bild könnte man sagen: Je nachdem, wie groß der äußere und innere Druck ist, der auf einem lastet, befindet man sich beim Fahrenlernen oft auf einer Balkenhöhe zwischen 30 und 45 Zentimetern, in der Fahrprüfung kann sich das dann auf über einen Meter steigern. Mit anderen Worten:

58 Spiegel 1998, S. 115 f.

Es macht Ihnen an sich keine Mühe, über den Balken zu laufen: Das Autofahren ließe sich gut erlernen und Sie wären vielleicht ein guter und umsichtiger Autofahrer. Sie müssten nur lernen, Ihren «inneren Balken» etwas niedriger zu hängen! Viele Autofahrer, besonders Menschen mit krankhaften Ängsten, reagieren beim Autofahren so unsicher, nicht weil sie schlechte Autofahrer wären oder das Fahren nie lernen könnten; vielmehr stellen sie – aus unterschiedlichen Gründen – hohe Ansprüche an sich selbst und schätzen manche Situation als äußerst bedrohlich ein, die es nicht ist.

Grundsätzlich gilt: Natürlich ist man zunächst unsicher, wenn man die komplexen Vorgänge beim Fahren erlernt. Zwangsläufig macht man anfangs viele Fehler, weil die erforderlichen Abläufe noch nicht automatisiert sind. Man vergisst den Blinker, muss sich auf das Schalten und Kuppeln konzentrieren, nimmt versehentlich anderen die Vorfahrt, traut sich nicht, die Spur zu wechseln, oder parkt schief ein. Selbst wenn man schon lange routiniert Auto fährt, macht man noch Fehler. Es richtig und wichtig, dass man lernt, diese Fehler zu vermeiden. Man wird aber trotzdem nie völlig fehlerlos Autofahren.

Sie sollten sich die Zeit nehmen, die man zum Fahrenlernen braucht, um sich dabei sicher und entspannt zu fühlen. Sie brauchen sich für Ihre Unsicherheit und Nervosität nicht zu schämen. Sie dürfen Fehler machen, es wird Ihnen gar nichts anderes übrigbleiben!

Wir werden von unserer Kindheit an beim Autofahren mit Geschwindigkeiten konfrontiert, die wir zu Fuß niemals erreichen könnten. Dabei vergessen wir, dass der Mensch genetisch eigentlich nicht für solche Geschwindigkeiten vorgesehen ist. Kurzfristig schafft er beim schnellen Laufen vielleicht 30 km/h. Ist er dann einen kurzen Moment lang unachtsam und achtet er nicht genau auf den Weg vor sich, dann könnte es passieren, dass er z. B. über ein Hindernis stolpert oder gegen einen Laternenpfahl läuft. Im Auto, bei einer sehr viel höheren Geschwindigkeit, würden wir vielleicht Dutzende von Metern fahren, ohne unsere Umgebung und den Verkehr wahrzunehmen. Auch deshalb ist es angemessen, wenn wir eher vorsichtig und manchmal ruhig auch ängstlich ans Werk gehen.

Noch etwas ist wichtig für optimales Lernen: die Gewohnheitsbildung, das Üben. Denken Sie daran, wie Sie gelernt haben, Fahrrad zu fahren. Nach viel Übung haben Sie es geschafft, und danach fuhren Sie «automatisch», ohne viel darüber nachzudenken. Mit der Fahrschule und dem Autofahren geht es genauso. Erst wenn Sie nach und nach die einzelnen Vorgänge beim Fahren viele Male geübt haben und dadurch beherrschen, werden Sie sicherer, routinierter und haben den Kopf frei, konzentriert auf den Verkehr zu achten.

Die Fahrlehrer

Es gibt viele Fahrlehrer, die freundlich und geduldig sind. Sie loben ihre Fahrschüler, wenn sie Dinge richtig machen und Fortschritte zeigen, ermutigen sie, wenn es mal nicht so klappt. Sie müssen natürlich auch ihre Fahrschüler auf die unvermeidlichen Probleme und Fehler hinweisen. Die freundlichen und geduldigen Fahrlehrer wissen, dass diese Fehler notwendig zum Lernen gehören und werden deswegen nicht gleich ungeduldig.

Manche Fahrschüler beklagen, dass ihr Fahrlehrer überwiegend kritisieren und bei Fehlern und in schwierigen Situationen eher ungeduldig reagieren, wie auch meine Befragung von 54 Fahrschülern und ehemaligen Fahrschülern ergeben hat.[59] Der Verband der Fahrlehrer empfiehlt, sich vor Beginn der Fahrschulausbildung im Freundes- und Bekanntenkreis umzuhören, mit welcher Fahrschule andere gute Erfahrungen gemacht haben und bei seiner Entscheidung darauf zu achten, ob einem der Fahrlehrer sympathisch ist. Ideal ist es natürlich, wenn der Fahrschüler von Beginn an ermutigt und gelobt wird, wenn er trotz seiner Fehler das Zutrauen seines Fahrlehrers spürt. Wenn das aber nicht so ist, wäre es besser, seinen Fahrlehrer um ein respektvolles und freundlicheres Verhalten zu bitten, anstatt sich zu beklagen. Aber ich weiß auch, wie schwer das den meisten fällt. Wenn Sie sich ganz unwohl und von Ihrem Fahrlehrer schlecht behandelt fühlen, sollten Sie den Mut haben, lieber gleich zu Anfang die Fahrschule zu wechseln. Sie werden die Fahrschule dann vermutlich schneller und mit mehr Selbstvertrauen absolvieren. Manchmal passen zwei Menschen auch einfach nicht zusammen – das passiert nicht nur in der Fahrschule so, sondern im Betrieb, im Bekanntenkreis und gleichermaßen bei Therapeuten, Ärzten und ihren Patienten. Und es darf so sein!

Auf der anderen Seite gilt auch: Wenn der Fahrschüler oder seine Eltern den Führerschein nach möglichst kurzer Zeit und möglichst billig haben wollen und damit den Fahrlehrer unter Druck setzen, sollten sie sich nicht wundern, wenn dieser darauf ebenfalls mit verschärftem Druck reagiert.

Die erste Fahrstunde

Vor der ersten Fahrstunde sind fast alle Fahrschüler aufgeregt, manche freudig und erwartungsvoll, viele nervös und ängstlich. «Die machen sich wirklich verrückt vor der ersten Fahrstunde», erzählte ein Fahrlehrer. Die Aufregung entsteht aber nicht nur, weil die Situation unbekannt ist; ein

59 K. Müller 2007.

großes Problem sind die Vorstellungen, die viele von der ersten Stunde haben. «Manche hören nur auf ihr privates Umfeld. Die Kumpel erzählen Märchengeschichten, etwa dass sie sofort auf die Autobahn gefahren wären und wie hart die Prüfung gewesen sei. Natürlich wären sie völlig cool dabei geblieben.»

Alle befragten Fahrlehrer haben mir versichert, dass sie die erste Stunde so einfach und übersichtlich wie möglich gestalten. Manche Fahrlehrer fahren zu einem großen Parkplatz; dort lernen die Schüler zuerst die Technik des Autos kennen, dürfen anfahren, schalten. Manche fangen in Straßen mit wenig Verkehr und Geschwindigkeitsbegrenzungen an. Aber auch da erfolgt zuerst eine gründliche Einweisung in die Autotechnik.

Es ist normal, wenn in den ersten Stunden der Motor abgewürgt wird, wenn das Getriebe kracht, wenn man vor Schreck kurzzeitig den Überblick verliert. Man muss als Fahrschüler viele Vorgänge auf einmal überblicken und koordinieren. Das kann zu Anfang keiner, es sei denn, er hat vorher schon heimlich geübt. Und denken Sie daran: Neben Ihnen sitzt der Fahrlehrer, der jederzeit eingreifen kann. Es gehört zu seinem Job, Sie im Bedarfsfall zu schützen. Ein Fahrlehrer erzählte mir, was er manchmal zu sehr aufgeregten Schülern sagt: «Mach dir keine Sorgen, ich habe drei Pedale und zwei gesunde Hände und kann dich sofort korrigieren. Du brauchst einfach nur loszufahren.»

Umgang mit Anweisungen und Kritik

Ein für mich erstaunliches Ergebnis der Befragung der Fahrlehrer war die Einschätzung, dass die mangelnde Kritikfähigkeit und die Unselbständigkeit der Fahrschüler die größten Probleme – neben der Fahrprüfung – wären. Einige Fahrlehrer meinten, dass diese Probleme den Lernprozess erheblich beeinträchtigten, die Fahrschulzeit verlängerten und später in der Prüfung zu Ängsten führten. Ein Fahrlehrer sagte mir: «Die wenigsten Fahrschüler können einem noch zuhören. Sie lassen dich nicht ausreden, wollen diskutieren oder geben sofort Kontra, wenn man was sagt.» Eine weitere Variante seien Fahrschüler, die gar nichts hören wollten. Eine Fahrlehrerin berichtete von einem Schüler, der bei einer notwendigen Fahrpause und Fehleranalyse erklärte: «Ich bezahle Sie nicht fürs Quatschen, sondern fürs Fahren.»

Zu Problemen kann es auch führen, wenn junge Menschen von ihren Eltern überbehütet oder aber abgewertet und oft kritisiert worden sind. Sie konnten nie das Selbstvertrauen entwickeln, alleine mit Schwierigkeiten fertig zu werden und mit Kritik umzugehen. Eine Fahrlehrerin meinte: «Die Belastbarkeit von jungen Menschen ist deutlich geringer geworden. Es gibt oft Situationen, wo die Fahrschüler schnell reagieren müssen. Ich sage dann

‹Zack, zack, da vorne ist eine Lücke›, oder ‹Gib Gas›. Das können einige nicht aushalten. Manche werden dann unsicher und ängstlich, manche trotzig und ärgerlich. Die Stunde kann ich meistens abhaken.»

Bernt Spiegel, ein Fachautor, schreibt dazu: «Ein Trainingserfolg stellt sich nicht von selbst ein. Er muss systematisch erarbeitet werden. Wichtigste Voraussetzung ist dabei ... eine genügend hohe Kritikbereitschaft ... und die Fähigkeit zur Selbstwahrnehmung.»[60] Mein Rat: Versuchen Sie, die Anweisungen und die Kritik Ihres Fahrlehrers aufzunehmen. Er *muss* Ihnen Anweisungen geben und auch Fehler aufzeigen; er hat den Überblick und muss Ihnen manchmal schnell und deutlich etwas sagen. Manche Situationen im Verkehr lassen sich nicht ausdiskutieren, sie zwingen zum Handeln. In einer ruhigeren Situation oder in einer Pause können Sie immer noch Fragen stellen und Einwände vorbringen. Hoffentlich hört Ihnen dann Ihr Fahrlehrer zu und geht sachlich auf Ihre Argumente ein.

Das Problem könnte manchmal auch bei solchen Fahrlehrern zu suchen sein, die Schwierigkeiten haben, wenn sie ihre Autorität in Frage gestellt sehen, und die logischerweise auf Widerstand stoßen, wenn ihnen Fragen und Einwände der Schüler lästig sind. Am besten wäre es, man würde das Thema «Anweisungen, notwendige Korrekturen, Fragen und Einwände» in der Fahrschule gleich zu Beginn klären.

Manchmal hilft es bei Problemen, wenn man sich an gelungene Situationen erinnert und sich selbst dafür lobt. Wenn Sie Hunger haben, holen Sie sich ja auch etwas zu essen. Manchmal ist es schon eine große Leistung, dass man durchgehalten hat und wieder zur nächsten Fahrstunde erscheint.

Selbständigkeit

Ein Fahrlehrer berichtete mir folgende Geschichte: Ein Prüfling hatte alles gut und richtig gemacht. Der Prüfer war zufrieden und forderte ihn auf, an der nächstmöglichen Stelle zu wenden und zur Fahrschule zurückzufahren. Was tat der Prüfling? Er fuhr und fuhr und wurde immer nervöser, bis er nach einigen Kilometern zufällig auf einen Kreisverkehr stieß und dort dann wenden konnte. Zuvor war er an zahlreichen Straßen vorbeigekommen, wo er hätte abbiegen, wenden und wieder zurückfahren können, was er aber nicht getan hatte.

Fahrschüler müssen nicht nur die Übersicht über die Technik des Autos und über den Verkehr behalten. Sie müssen gleichzeitig lernen, beim Fahren selbständige Entscheidungen zu treffen und Verantwortung zu übernehmen.

60 Spiegel 1998, S. 167.

Wenn die Eltern vorher immer alle lebenspraktischen Entscheidungen für ihr Kind getroffen haben, kann dies später ein mühsamer Lernprozess sein. Wenn man Glück hat, findet man bei der Fahrprüfung einen Prüfer, der freundlich ist und viele Vorgaben macht. Aber wer möchte schon, dass die Prüfung einer Lotterie gleicht!

Wenn Sie merken, dass Ihnen das selbständige Fahren in manchen Situationen schwerfällt, sprechen Sie schon frühzeitig Ihren Fahrlehrer darauf an. Vielleicht ist ihm das schon selbst aufgefallen. Erstellen Sie mit ihm zusammen eine Liste von Situationen und Möglichkeiten, wie Sie das selbständige Fahren schrittweise üben können. Wichtig kann in diesem Zusammenhang auch die selbständige Fehleranalyse sein. Haben Sie beispielsweise falsch eingeparkt oder gibt es beim Spurwechsel/Linksabbiegen immer wieder die gleichen Probleme, so könnten Sie Ihren Fahrlehrer bitten, anzuhalten und eine kurze Pause einzulegen. In dieser Pause könnten Sie mögliche Fehler dann selbst analysieren und richtige Alternativen herausfinden. Wenn Sie merken, dass Ihnen das selbständige Fahren in manchen Situationen schwerfällt, sprechen Sie schon frühzeitig Ihren Fahrlehrer darauf an.

Weiter, peripherer Blick beim Autofahren

Der Satz «Manche sehen den Wald vor lauter Bäumen nicht» charakterisiert auch das Verhalten mancher Autofahrer: Anfänger und ängstliche Autofahrer haben oft eine falsche Angewohnheit beim Fahren. Je unsicherer sie sich fühlen, desto mehr richten sie den Blick vor sich auf die Straße und werden dadurch in ihrem Fahrverhalten noch unsicherer.

Haben Sie schon einmal von einer Brücke auf einen Fluss, hinunter in das fließende Wasser gesehen? Oder haben Sie in einem wartenden Zug gesessen und haben Ihren Blick aus dem Fenster auf einen anderen abfahrenden Zug gerichtet? Wenn man direkt vor sich auf die Straße sieht, ergibt sich ein ähnlicher Effekt: Der Blick hat keinen Halt mehr, während der Körper stillsitzt, man bekommt widersprüchliche Signale durch die Wahrnehmung. Möglicherweise entwickeln sich leichte Schwindelgefühle und man fühlt sich zeitweilig orientierungslos.

Ein weiterer, mindestens genauso schädlicher Effekt besteht darin, dass man nur noch sehr eingeschränkt die Umgebung wahrnimmt, schon gar nicht die Vorgänge weiter vor sich erblicken kann. Ein peripheres, weit vorausblickendes Sehen sorgt dagegen für den nötigen Überblick. Beim Autofahren erhöht diese «weite» und rechtzeitige Wahrnehmung das Reaktionsvermögen und die Sicherheit.

Aus der Gestaltpsychologie weiß man, dass wir unsere Umgebung auf verschiedene Weise wahrnehmen. Eine *ganzheitliche Wahrnehmung* hat den

Vorteil, dass man eine Situation als Gesamtheit erfasst und damit zielsicher auf ein komplexes Geschehen reagieren kann. «Unter Stress neigen wir dazu, diese Gestaltwahrnehmung zu blockieren. Wir starren auf einzelne Objekte und übersehen dann größere Gestalten.»[61] Man ist sozusagen nur noch auf den einzelnen Gegner fixiert, von dem man sich bedroht fühlt (oder den man «jagen» will). Beim Autofahren führt diese durch Angst und Stress bedingte «Gestaltblindheit» unter Umständen zu einer sehr verengten Wahrnehmung und damit zu noch mehr Unsicherheit.

Einige Fahrlehrer haben mir berichtet, dass das Fahren sofort um Klassen besser ginge, sobald die Schüler ein peripheres, weit vorausblickendes Sehen gelernt hätten. Manche Fahrschüler haben Angst, dass sie dann Vorgänge in ihrer nächsten Umgebung nicht mehr sehen. Das Gegenteil ist der Fall. Wenn man etwa in einem Tunnel fährt, erkennt man durch das periphere Sehen «mit einem Blick, was sich vor einem tut, kann aus den Augenwinkeln verfolgen, was auf der Gegenspur passiert, und hat zudem dank der Außenspiegel das Geschehen hinter einem im Blickfeld.»[62] Das gilt nicht nur für Tunnelfahrten, sondern für das Fahren und die Sicherheit im Verkehr überhaupt.

Ein weites, peripheres Sehen, die ganzheitliche Wahrnehmung des Verkehrsgeschehens, kann man zunächst gefahrlos und sicher üben, z. B. als Beifahrer. Man schaut beim Fahren auf weiter entfernte Punkte und macht dabei die Erfahrung, dass man zunehmend das Verkehrsgeschehen als Ganzes erfasst. Diese Übung lässt sich in der Fahrschule fortsetzen: In ruhigeren Straßen und Verkehrssituationen könnte man in jeder Fahrstunde – in Absprache mit dem Fahrlehrer – für einige Minuten bewusst dieses ganzheitliche Sehen üben, den Blick auf einen imaginären Punkt in der Ferne richten. Je mehr diese ganzheitliche Wahrnehmung geübt und damit internalisiert wird, desto sicherer wird man sich fühlen.

Umgang mit Fehlern und Ängsten

Über den Umgang mit Fehlern und Ängsten wurde schon in früheren Kapiteln ausführlich geschrieben. Es lohnt sich, bei der Ausbildung in der Fahrschule über diese Probleme gründlich nachzudenken; dies kann viele überflüssige, frustrierende Fahrstunden und viel Geld sparen. Hier eine typische Geschichte aus meiner Praxis:

61 Kogler 2006, S. 137.
62 Ebd.

> Jana berichtet mir in einer Therapiestunde, wie frustrierend für sie die Fahrschule sei. Bei den geringsten Fehlern werde sie schnell unsicher, mache danach meistens noch mehr Fehler, schalte falsche Gänge ein, gebe zu wenig Gas oder wechsele wie blind den Fahrstreifen. Wenn dazu noch dicht neben oder hinter ihr Autos führen, reagiere sie regelrecht kopflos. Sie habe bestimmte Situationen – z. B. den Fahrstreifenwechsel und das Anfahren – in den Fahrstunden schon oft geübt, sogar einige Extrastunden deswegen genommen. Inzwischen sei sie schon in der vierzigsten Stunde, ihr Fahrlehrer wolle sie immer noch nicht zur Prüfung anmelden. Ihre Eltern machten ziemlich Druck.

Janas Probleme lagen nicht so sehr in der Beherrschung des Autos und des Verkehrs, sondern in ihrer Angst vor Fehlern, noch verstärkt in schwierigen Verkehrssituationen. Natürlich sollte man auch unter Stress sicher fahren können, aber genau das lässt sich üben und verbessern. Fast alle Fahrlehrer kennen solche Schüler wie Jana und solche Situationen. Eine Fahrlehrerin äußerte: «Manche Schüler hängen dann sehr an ihrem Fehler fest. Eigentlich können die dann aufhören. Danach läuft gar nichts mehr. In der nächsten Fahrstunde fang ich dann wieder von vorne an, muss die erst mal aufbauen!»

Gut wäre in solchen Fällen immer ein Fehlertraining. Zum Beispiel tun sich Fahrschüler regelmäßig mit dem Einparken schwer, werden nervös, wenn sie sich verschalten oder den Motor abwürgen. Natürlich müssen sie diese Vorgänge auch richtig lernen. Zusätzlich wäre es allerdings in solchen Fällen sinnvoll, wenn sie gleichzeitig die Angst vor Fehlern abbauen würden. Sie könnten beispielweise nach Fehlern selbständig – in einer Pause – überlegen, wie diese am besten zu korrigieren wären. Und wenn immer noch Angst davor besteht, ist es nützlicher, eine Stunde zu opfern, in dieser nur falsch einzuparken und die Fehler dabei dann immer wieder selbständig zu korrigieren. Dann besteht die Chance, die Angst zu mindern. «Manche Fahrschüler bräuchten mehr Mut zum Fehler», wie ein Fahrlehrer zu mir meinte und weiter: «Eine falsche Entscheidung kann manchmal besser sein, kann einen manchmal weiter bringen, als vor lauter Zweifel keine Entscheidung zu treffen.»

Viele Fahrschüler würden sich ihre Fahrschulausbildung leichter machen, wenn sie in bestimmten Situationen offenbaren könnten, dass sie Angst haben und was ihnen Angst macht. Aber es gilt leider als völlig «uncool», Schwächen und Probleme zuzugeben, obwohl man dadurch manchmal viel unnötige Angst, Ärger und Mühe vermeiden könnte.

Zum Schluss und zur Wiederholung: Selbst gute und geübte Fahrer (auch Fahrlehrer!) machen immer wieder Fehler. Fehlerlos zu fahren oder fehlerlos zu sein kann und wird Ihnen niemals gelingen, auch wenn Sie sich täglich noch so sehr anstrengen. Dagegen kann es gelingen, immer mehr und immer besser aus seinen Fehlern zu lernen und sich selbst nicht wegen dieser Fehler abzuwerten.

Menschen, die sich nicht trauen den Führerschein zu machen

Mit dieser Überschrift sind keineswegs nur Senioren angesprochen, sondern Menschen, die aus irgendwelchen Gründen bislang den Führerschein machen wollten oder konnten. Ähnlich wie bei Führerscheinbesitzern mit mangelnder Fahrpraxis kann es gute Gründe geben, warum ein eigenes Auto oder eben der Führerschein nicht notwendig war: Gute Verkehrsanbindungen, der Partner, der immer gefahren ist. Es können aber, oft in milderer Form, die in den Kapiteln zuvor beschriebenen Ängste sein, die einen zögerlich machen oder den eigentlich vorhandenen Wunsch, Auto fahren zu können, bislang verhindert haben.

Manchmal sind es mangelndes Selbstvertrauen bzw. leichtere soziale Ängste (vor Fehlern, vor Kritik), die einen den Entschluss für eine Fahrschulausbildung immer wieder verschieben lassen. Besonders wenn man sich diesen Entschluss schon viele Jahre immer wieder vorgenommen und dann nicht in die Tat umgesetzt hat, kann die Angst vor dem Führerschein und dem Autofahren immer größer werden. Die Angst wird größer, wenn man etwas oft vermeidet, das ist ein normaler Vorgang. Manchmal sind es versteckte Unfallängste oder eine mildere generalisierte Angststörung («Sorgen und Ängste in jeder Lebenslage»), die einem das Autofahren und seine Gefahren als zu bedrohlich erscheinen lassen. Für alle diese Probleme finden sich in diesem Buch zahlreiche Hilfen. Vielleicht nehmen Sie einfach mal nur eine oder zwei Probestunden bei einem Fahrlehrer, der von Freunden empfohlen worden ist und testen, wie sich das Fahren anfühlt.

5.2 Tipps für die Fahrprüfung

Im Jahr 2006 haben etwa 70 % der Prüflinge in Deutschland den PKW-Führerschein (Führerschein Klasse B) bei ihrer Erstprüfung bestanden. Bei der Wiederholungsprüfung waren es 68 % der Prüflinge, die ihre Prüfung bestanden haben.[63] Die von mir befragten Fahrprüfer gaben an, dass im Durchschnitt bis zur Prüfung zwischen 30 und 40 Fahrstunden benötigt werden. Nicht wenige Fahrschüler brauchen aber 50 und mehr Stunden.

Im Folgenden möchte ich zeigen, wie die Erfolgsaussichten bei der Fahrprüfung noch weiter verbessert werden können.

63 Quelle: Kraftfahrt-Bundesamt, Statistische Mitteilungen. Zugriff Internet am 27.6.07.

Der Prüfungserfolg entscheidet sich vor der Prüfung

Eine gute Vorbereitung in der Fahrschule sollte eigentlich eine Selbstverständlichkeit sein (dazu wurde schon im vorigen Kapitel einiges gesagt). Viele Fahrschüler wissen das zwar, wollen aber trotzdem schnell und billig den Führerschein haben; Fahrschulen stehen unter großem Konkurrenzdruck und fühlen sich gezwungen mitzumachen.

Wer als Fahrschüler weiß, dass er in einigen Bereichen noch nicht sicher ist, und trotzdem die Prüfung absolvieren will – nur zu! Vielleicht hat er Glück! Vielleicht hat er an diesem Tag einen freundlichen Prüfer, die Prüfungsstrecke ist übersichtlich, bei wenig Verkehr, und es gibt keine unvorhergesehenen Situationen. Vielleicht wird er nur in Bereichen geprüft, die er zufällig beherrscht. Nervös und ängstlich dürfte er auf jeden Fall sein, hängt doch der Erfolg von zahlreichen Glücksfaktoren ab!

Mit einer guten Vorbereitung meine ich zunächst nicht den Umgang mit den Ängsten, sondern schlicht die Beherrschung des Autos, ruhiges, vorausschauendes Fahren und angemessenes Verhalten in verschiedenen Verkehrssituationen. Hören Sie auf Ihren Fahrlehrer und nehmen Sie sich die erforderliche Anzahl von Stunden, um eine Grundsicherheit zu erlangen. Sie verbessern damit nicht nur Ihr Chancen auf einen Prüfungserfolg, sondern werden sich auch beim späteren Alleinefahren sehr viel leichter tun.

Möglicherweise tun Sie sich schwer damit, gleichzeitig das Auto beherrschen, den Überblick über den Verkehr zu haben und jederzeit rechtzeitig reagieren zu müssen. Sie sollten dann mit Ihrem Fahrlehrer darüber sprechen, bei welchen dieser Vorgänge Sie noch mehr üben und systematisch die automatischen Abläufe verbessern könnten: Das kann z. B. die Beherrschung der Technik sein, der periphere Blick oder Ihre Angstreaktion beim Einparken. Vielleicht werden Sie in schwierigen Situationen von übermäßigen Körperreaktionen behindert? Besonders der verkrampfte und zitternde Fuß auf der Kupplung kann hier große Schwierigkeiten bereiten. Die Vorstellung von einem strengen Prüfer und von der Prüfung selbst macht manchen schon im Vorfeld große Angst. Auch darauf kann man sich gut vorbereiten.

Was soll man für die Prüfung üben?

«Wenn man Schüler fragt, was sie vor der Prüfung noch einmal üben wollen, wollen viele das Einparken üben. Wegen des Einparkens fallen aber nur wenige durch», sagte mir eine Fahrlehrerin. Allerdings kann es durchaus mal passieren, dass wegen mangelnden Abstands beim Einparken der Summer ertönt. Häufigere Gründe für Probleme bei der Prüfung sind aber mangelnde Umsicht beim Fahrspurwechsel, beim Linksabbiegen, an großen Kreuzungen und Fehler bei der Vorfahrtsregelung. Also sollten Sie lieber solche Situationen üben; am besten, Sie erstellen zusammen mit Ihrem Fahrlehrer rechtzeitig vor der Prüfung eine Art Fehlerprofil. Was bewältigen Sie schon sicher und problemlos, womit fühlen Sie sich noch unsicher, was bereitet Ihnen Angst und Stress? Ihr Fahrlehrer wird Ihnen sicher sagen können, was für die Prüfung wichtig ist und was nicht.

Falls Sie immer wieder Probleme mit der Autotechnik haben, hilft es vielleicht, wenn Sie auf einem Verkehrsübungsplatz in Begleitung eines Freundes üben. Wenn Sie unter Versagensängsten und Fehlerangst leiden, sollten Sie vorher z. B. Gelassenheit im Umgang mit Fehlern üben. Notfalls müssen Sie das Ihrem Fahrlehrer erklären und ihn drängen, Sie hier zu unterstützen. Allerdings haben mir manche Fahrlehrer gesagt, sie hätten bei dem dichten Programm für solche Übungen keine Zeit. – Dazu eine kleine Geschichte:

> Ein Mann steht im Wald und versucht mit einer Säge einen Baum umzusägen. Ein anderer Mann kommt dazu, schaut sich das einige Zeit mit an und fragt ihn dann: «Warum schärfst du deine Säge nicht, das ginge doch viel schneller!» Da sagt der Säger zu ihm: «Dafür habe ich keine Zeit. Ich muss mit dem Baum noch bis heute Abend fertig werden.»

Natürlich kann man auch die Fahrprüfung bestehen, wenn man sich in manchen Situationen noch sehr unsicher fühlt und diese zu wenig geübt hat, etwa das Fahren auf der Autobahn, in der Dunkelheit oder in unübersichtlichen Verkehrssituationen, z. B. in größeren Städten. Fahrschüler die ihren Führerschein schnell und billig haben wollen, nehmen das in Kauf. Die Wahrscheinlichkeit ist aber hoch, dass sie später in solchen Situationen unsicher fahren und sie irgendwann ganz meiden werden. Das ist dann vielleicht der Einstieg in den Ausstieg.

Simulation von Prüfungsfahrten vor der Prüfung

Nicht alle Fahrlehrer simulieren Prüfungsfahrten. Einige haben mir gesagt, dazu bleibe keine Zeit. Ich halte das für einen großen Fehler. Nicht nur Menschen mit krankhaften Ängsten haben mit der Prüfung ein Problem, auch bei anderen Fahrschülern verhindert die Nervosität in der Prüfung, dass sie ihre gewohnte Leistung abrufen können.

Man kann in Fahrstunden vor der Prüfung eine Prüfungsfahrt simulieren, mit möglichst echter Prüfungsatmosphäre und einem möglichst realistischen Prüfungsablauf. Der Fahrlehrer macht den Summer an; das ist ein Signal, das dem Prüfer anzeigt, wenn der Fahrlehrer eingreifen muss. Dann fährt er mit dem Fahrschüler eine Strecke ab, die in etwa einer Prüfungsstrecke entspricht. Dabei werden Situationen eingefordert, die auch vom Prüfer verlangt werden könnten, z. B. Fahrstreifenwechsel, Fahren mit verschiedenen Geschwindigkeiten, Wenden oder Einparken. Es wird nur wenig gesprochen, manchmal gibt ein Prüfer nur Fahrstreckenziele vor. Gut wäre es, bei dieser simulierten Prüfungsfahrt einen anderen Fahrschüler oder einen Freund auf dem rechten Rücksitz mitzunehmen, der dann ein Fehlerprotokoll anfertigt. Man kann sich dann schon einmal daran gewöhnen, dass man dort jemand im Rückspiegel sieht und dass man beobachtet wird. In der Prüfung ist diese Situation dann schon einigermaßen vertraut.

Manche Fahrschüler haben Angst, der Prüfer werde kaum reden, manche haben die Vorstellung, er sei streng und unerbittlich; manche glauben, er werde laut und mache abwertende Bemerkungen – so funktioniert nun mal das Kopfkino des Menschen. Besser als beruhigende Worte, die sowieso nicht ankommen, ist es, wenn der Fahrlehrer im Rollenspiel dieses vermeintliche Verhalten eines Prüfers simuliert. Die Fahrschülerin oder der Fahrschüler verliert dabei ihre bzw. seine Angst. Solche Übungen können die Sicherheit unter Umständen weitaus mehr verbessern, als die ständige Wiederholung der immer gleichen Fahrsituationen.

Natürlich werden in der Fahrschule und in der Fahrprüfung zwangsläufig auch Ihre soziale Belastbarkeit und der Umgang mit Stresssituationen geprüft; diese Belastbarkeit wird ja auch im späteren Autofahrerleben gefordert. Deshalb sollte man nicht klagen, sondern solche Stressfaktoren rechtzeitig in der Fahrschulausbildung üben.

Diese Übungen haben einen weiteren Vorteil: Man lernt, mit den später alltäglichen, sozialen Stresssituationen beim Autofahren umzugehen. Man ist dann mit drängelnden, ungeduldigen Fahrern konfrontiert oder muss mit wenig einfühlsamen Beifahrern auskommen.

Der Umgang mit Druck von Eltern und Freunden

Druck von außen ist oft unvermeidlich, führt aber leider dazu, dass manche Prüfung schiefgeht. Eine mögliche, gute Strategie ist es, die Zahl der Stunden und vor allem den Prüfungstermin vor der Verwandtschaft und den Freunden geheim zu halten. Sind Sie jemand, der sehr leicht unter Druck gerät, dann kann es sogar nützlich sein, überhaupt geheim zu halten, dass Sie Fahrstunden nehmen. Bei manchen meiner Patientinnen hat alleine diese Geheimhaltung wesentlich zum Prüfungserfolg beigetragen. Manche Eltern und auch Ehemänner drängeln, rufen immer wieder die Fahrlehrer an und fragen, wann der Sohn, die Tochter, die Ehefrau endlich die Prüfung ablege. Eltern meinen manchmal, der Fahrlehrer wolle nur Stunden «schinden». Eine Möglichkeit, wie dem Druck und einem solchen Verdacht zu begegnen ist, hat mir ein Fahrlehrer berichtet; er lädt Eltern, die zu sehr drängeln, zu einigen Fahrstunden mit ein. «Wenn die zum ersten Mal bei ihrem Sohn oder ihrer Tochter mitgefahren sind und bei dieser Fahrt mehrfach ‹innerlich gestorben› sind, sind sie gerne bereit, weitere Stunden zu bezahlen.»

Tritt wirklich ein, was ich befürchte?

Unlängst berichtete mir eine junge Frau, ihre Eltern wollten in Kürze ihre Fahrstunden nicht mehr finanzieren. Als Folge befürchtete sie, als Einzige in ihrer Clique keinen Führerschein zu haben. Die zu Ende gedachte Horrorvision: Einsam und von ihren Freunden ausgestoßen, würde sie ohne Führerschein ewig an ihre Eltern und an ihr Zuhause gebunden sein. Bei dieser Vorstellung mussten wir beide herzlich lachen. Unrealistische Befürchtungen können das fahrerische Können und dadurch die Prüfung erheblich beeinträchtigen. Es ist hilfreich, wenn man diese Befürchtungen zu Ende denkt («Das Schlimmste annehmen»), dann auf ihren Wahrheitsgehalt überprüft und sich schließlich Alternativen überlegt.

Ihr fielen dann selbst einige Alternativen ein: «Wenn ich in den Ferien arbeite, dauert der Führerschein einige Wochen länger, das Geld reicht aber auf jeden Fall. Wenn ich durchfalle, muss ich erst einmal weiter mit dem Bus fahren, das ist doof. Mein Freund wird sich freuen, wenn er mich noch weiter fahren kann.» Solche Erkenntnisse können manchmal mehr helfen als vermeintlich beruhigende Worte.

Einige Sätze zu einem möglichen «Blackout» in der Prüfung: Dieser wird zwar oft befürchtet, kommt aber in der Praxis selten vor. Zwei Prüfer mit jeweils langjähriger Berufspraxis berichteten, sie hätten das nur ein- oder zweimal während ihrer gesamten Zeit als Fahrprüfer erlebt. Das heißt, es ist eher unwahrscheinlich, dass Sie wegen Ihrer Ängste komplett die Kontrolle verlieren.

Die Prüfung in Theorie

Die Theorieprüfung ist eine Prüfung wie jede andere auch. Die Fahrschule stellt ihren Schülern Bögen und Lehrbücher zur Verfügung, oder man muss sich diese selbst kaufen. Ratsam ist es, in der Fahrschule regelmäßig an den Stunden in «Theorie» teilzunehmen. Wenn man dann einigermaßen gut vorbereitet ist, wird man dort Vortests absolvieren. Das heißt, es werden Prüfungsbögen ausgefüllt, um dann feststellen zu können, wie sicher der Fahrschüler schon ist. Die Fragebögen sind bislang nach dem «Multiple-Choice-Verfahren» aufgebaut. Es gibt richtige und falsche Antworten, die man nur ankreuzen muss. Zum Teil müssen Zahlen eingetragen werden.

Wie gesagt, es ist eine Prüfung wie andere auch. Sie müssen lernen und sich ausreichend darauf vorbereiten. Manchen fällt es schwer, sich theoretisches Wissen anzueignen und zu merken. Versuchen Sie sich an Situationen zu erinnern, wo Ihnen das Lernen leichtgefallen ist und Sie sich etwas gut einprägen konnten. Vielleicht hilft es Ihnen, wenn Sie den Stoff mit einem Freund oder einer Freundin durchsprechen? Vielleicht merken Sie sich Dinge am besten, wenn Sie die Inhalte jemandem erzählen? Suchen Sie sich jemand, der Sie abfragt und dem Sie Ihr Wissen erzählen können. Vielleicht sind Sie eher ein praktischer Mensch, der sich konkrete Abläufe merken kann? Fahren Sie doch bei Freunden oder bei Ihren Eltern im Auto mit und versuchen Sie dabei wichtige Verkehrsregeln und -abläufe zu identifizieren, aufzuschreiben oder dem Fahrer mitzuteilen. Vielen hilft es, wenn sie sich Pläne und Checklisten anfertigen, die sie dann abarbeiten. Das heißt, der zu lernende Stoff wird in überschaubare Teile «portioniert»; die Pläne und Checklisten beinhalten, welche Zeit man sich für was vornimmt, welche Medien man benutzen kann, wer helfen und wer einen abfragen kann.[64]

Manche Menschen haben ein Problem mit der Gruppensituation in der Theorieprüfung, fürchten sich schon Wochen vorher. Gerade für sie ist es wichtig, zusammen mit anderen in der Fahrschule Vortests zu machen. Wenn Sie sehr große Angst vor dieser Gruppensituation haben, gibt es unter Umständen einen Ausweg, den mir ein Fahrlehrer erzählt hat: Sie könnten bei der Prüfungsstelle eine Einzelprüfung beantragen; allerdings muss man dann die Extrazeit des Prüfers bezahlen.

Zu einer guten Vorbereitung der praktischen Prüfung gehört eine genaue Kenntnis der Verkehrszeichen und -regeln. Stellen Sie sich vor, Sie kennen bestimmte Verkehrsregeln nicht ausreichend und kommen am Prüfungstag in Situationen, wo genau diese Kenntnisse verlangt sind? Sind Sie schlecht vorbereitet, so kann das eine verpatzte praktische Fahrprüfung bedeuten und kann Sie einige hundert Euro kosten – ein stolzer Preis für die zwei oder drei Stunden, die Sie gebraucht hätten, um zu lernen und Ihre Theoriekenntnisse zu verbessern.

Ein kleiner Trost, der Sie aber nicht vom Lernen abhalten soll: Viele langjährige Autofahrer würden vermutlich im Nachhinein durch die Theorieprüfung fallen.

64 Vgl. Scheer & Getschmann 2001, S. 55.

Der Prüfungstag, die praktische Fahrprüfung

Hier einige Ratschläge von Prüfern, Fahrlehrern und aus meiner Praxis:

- Nehmen Sie vor der Prüfung auf keinen Fall ein Medikament zur Beruhigung. Es wird Ihre Konzentration und Ihr Reaktionsvermögen erheblich beeinträchtigen und damit auch Ihre Chancen, die Prüfung zu bestehen.
- Tragen Sie an diesem Tag eher leichte Kleidung, besonders wenn es warm ist. Erfahrungsgemäß schwitzen viele Fahrschüler bei der Prüfung. Für Prüflinge, die mit dem Schwitzen ein besonderes Problem haben, empfiehlt es sich, ein kleines Handtuch mitzunehmen. Es wird die Stimmung entspannen, wenn Sie offen gleich zu Beginn äußern, dass Sie sich vermutlich den Schweiß abwischen müssen.
- Sie sollten darauf achten, möglichst flache und stabile Schuhe zu tragen.
- Nehmen Sie sich eine kleine Flasche zu trinken mit. Aufregung führt manchmal zu Mundtrockenheit. Bei passender Gelegenheit könnten Sie bitten, etwas trinken zu dürfen.
- Erscheinen Sie mindestens eine halbe Stunde vor dem Prüfungstermin in der Fahrschule. Sie kommen dann nicht unter Druck und geraten nicht unnötig in Stress. Für manche Prüflinge kann es sehr entspannend sein, wenn sie ein Schwätzchen mit anderen Fahrschülern oder mit dem Fahrlehrer halten können. Zudem haben sie dann noch die Gelegenheit (mehrmals) auf die Toilette zu gehen.
- Einige Prüflinge können sich nicht konzentrieren, wenn im Auto viel geredet wird, andere werden nervös, wenn es zu still ist. Bitten Sie – je nachdem, was für Sie besser ist – vorher Ihren Fahrlehrer, entweder mit dem Prüfer zu plaudern oder möglichst still zu sein. Grundsätzlich gilt: Reden und zuhören lenkt vom Fahren und vom Verkehr ab.
- Der Prüfer wird Sie in der Regel freundlich begrüßen und sich vermutlich mit Ihnen unterhalten, er hat in seiner Ausbildung gelernt, solche Situationen zu entkrampfen.
- Auch Ihr Fahrlehrer hat ein Interesse daran, dass Sie die Prüfung bestehen. Es spricht sich schnell herum, wenn in einer Fahrschule viele Schüler durch die Prüfung fallen. Solche Fahrschulen werden dann eher gemieden.
- Die Prüfungsfahrt dauert in der Regel 45 Minuten. Darin eingeschlossen sind das anfängliche Gespräch mit dem Prüfer und das Abschlussgespräch. Das heißt, die reine Fahrzeit kann kürzer sein. Manchmal dauert die Prüfungsfahrt etwas länger – Ihr Prüfer gibt Ihnen dadurch vielleicht noch eine Chance, wenn etwas nicht so gut geklappt hat.

- Die Prüfungsrichtlinien schreiben vor, «vom Leichten zum Schweren» überzugehen. Sie müssen also nicht befürchten, sofort auf die Autobahn fahren zu müssen.

- Wenn Sie etwas nicht verstanden haben, sollten Sie den Prüfer ruhig noch einmal fragen. In einem Merkblatt des TÜV Süd wird dies ausdrücklich vorgeschlagen.[65]

- Wenn Sie zu nervös werden oder den Überblick verlieren, hilft manchmal eine kleine Pause. Optimal wäre es, wenn Ihr Fahrlehrer den Prüfer schon vor der Fahrt informieren könnte, dass Sie vielleicht eine Pause brauchen. Dazu ist es aber notwendig, dass Sie zuvor selbst mit dem Fahrlehrer reden. In dieser Pause können Sie um das Auto laufen, sich recken; Sie könnten auch kurz und unauffällig die in Kapitel 3.9 vorgeschlagene Atemübung durchführen.

- Vielleicht zittert und verkrampft Ihr linker «Kupplungsfuß» in Stresssituationen? Auch bei solchen Körpersymptomen wird von Prüfern vorgeschlagen, um eine kurze Pause zu bitten.[66] Sie sollten vor der Prüfung Ihren Fahrlehrer bitten, dass er das notfalls für Sie tut; er kennt die Prüfer. Sie sollten schon *vor* Ihrer Prüfungsfahrt Gegenstrategien einüben. Verkrampfung entsteht auch durch Schreckatmung. Üben Sie zu Hause und in allen möglichen Situationen zuvor die Entspannungsatmung: auf zwei zählen und einatmen, auf vier zählen und ausatmen; bei einer kurzen Fahrpause den Fuß kurz erst recht anspannen, z. B. auf das Bodenblech drücken oder den Spann überdehnen. Und dann wieder langsam entspannen. Wenn Ihnen der verkrampfte Fuß in den Fahrstunden große Probleme macht, könnten Sie gemeinsam mit Ihrem Fahrlehrer einmal nur darauf achten, woran das liegt; manche Fahrschüler lassen z. B. ständig den Fuß auf der Kupplung liegen. Dann könnten Sie bei einer Fahrt nur darauf achten und lernen, den Fuß entspannt neben die Kupplung zu setzen.

- Vergessen Sie nicht, auch bei Ihrer Prüfungsfahrt auf das weite Vorausblicken zu achten. Sie könnten sich als Erinnerungshilfe ein kleines Zeichen auf den Fingernagel malen.

65 TÜV Süd, Merkblatt 2007.
66 Ebd.

Was geschieht, wenn man bei der Fahrprüfung die Nerven verliert?

Manche Fahrschüler reagieren in der Prüfungssituation so panisch, dass sie ein Stopp-Schild übersehen oder weiterzufahren versuchen, obwohl die Ampel rot ist. Oder der Fahrlehrer muss eine Vollbremsung machen, weil ein Auto übersehen wurde, das aus einer Vorfahrtsstraße einbiegen wollte. Wahrscheinlich ist dann die Prüfung nicht bestanden und man kann sie, nach einigen weiteren Fahrstunden, wiederholen.

Ein Prüfer hat auch die Möglichkeit, die Prüfung wegen der starken Angst oder Panik des Prüflings abzubrechen. Man ist dann nicht durchgefallen und kann die Prüfung jederzeit wiederholen. Alle interviewten Fahrlehrer und Prüfer haben mir aber berichtet, dass Prüfungsabbrüche aus diesem Grund so gut wie nie vorkommen.

Eine Überprüfung wegen mangelnder Fahreignung muss man wegen einer Angstattacke nicht fürchten, und zwar schon deswegen nicht, weil man ja vorläufig weiter in Begleitung eines Fahrlehrers fährt, der den Fahrschüler und andere Verkehrsteilnehmer vor möglichen Gefahren bewahren kann.

Nach der Prüfung: Wie geht es weiter?

Wenn man die Führerscheinprüfung bestanden hat, werden in der Regel der Prüfer und der Fahrlehrer zum Abschluss noch darauf hinweisen, wo es Probleme gab und auf was man künftig achten sollte. Zum Beispiel ist das Alleinefahren für manche eine noch größere Hürde als der Führerschein – in der Fahrschule hat man das ja noch nie geübt! Kapitel 5.4 will Ihnen helfen, das Alleinefahren leichter und sicherer zu bewältigen.

Wenn jemand die Fahrprüfung nicht bestanden hat, dann muss dies nicht unbedingt am Können oder an einem strengen Prüfer liegen; jeder Prüfling braucht auch etwas Glück. Manchmal läuft alles reibungslos, der Verkehr ist ruhig, man kennt die Strecke und nichts Unvorhergesehenes bringt den Fahrschüler aus dem Gleichgewicht. Ein anderer Prüfling dagegen macht seine Prüfungsfahrt im dichten Verkehr, ein Müllauto nimmt ihm die Vorfahrt oder er soll plötzlich nach links abbiegen, und keiner lässt ihn auf die linke Spur. Fast jeder Autofahrer hätte hier Stress, würde Fehler machen. Es ist also keine Schande, wenn man damit an diesem Tag überfordert war.

Wichtig ist: Ihr Prüfer wird anhand eines Fehlerprotokolls erklären, was schiefgelaufen ist. Man sollte sich das, trotz des «Unglücks», in Ruhe anhören und vielleicht detailliert nachfragen. Diese Punkte können Sie mit dem Fahrlehrer noch einmal durchsprechen und gemeinsam einen Übungsplan für die nächste Prüfung erstellen.

Ein Prüfer erzählte mir, dass einige Prüflinge nach nicht bestandener Prüfung sofort davonlaufen. Sie berauben sich damit der Möglichkeit zu erfahren, was sie bis zum nächsten Mal üben müssten. Manche wiederum hören nicht zu, streiten alle Fehler ab und widersprechen dem Prüfer und dem Fahrlehrer. Auch sie werden kaum etwas aus ihren Fehlern lernen und damit die Chance versäumen, in der nächsten Prüfung sicherer zu sein.

Fahrprüfung nicht bestanden – wichtige Fragen und Antworten

Zur Beruhigung vorweg: Man kann die Fahrprüfung so oft wie nötig wiederholen. Zwei Wochen, nachdem man durchgefallen ist, kann die Prüfung erneut ablegt werden. Vorausgesetzt man braucht nicht noch mehr Fahrstunden kostet das noch einmal die Anmelde- und Prüfungsgebühren. Besteht man auch die dritte Fahrprüfung nicht, gibt es eine Sperre von drei Monaten, danach könnten weitere Prüfungsversuche wieder in einem Abstand von zwei Wochen erfolgen. Zusätzliche Fahrstunden werden sich danach richten, was der Prüfer und der Fahrlehrer bemängeln, dies wird sicher gemeinsam mit dem Fahrschüler besprochen. Ist nach der Theorieprüfung und mehrmaliger praktischer Prüfung ein Jahr vergangen, so muss auch die Theorieprüfung wiederholt werden.

Mein Rat für den Fall, dass Sie mehrmals durchgefallen sind oder schon nach einer nicht bestandenen Prüfung unter sehr starken Ängsten leiden: Manchmal reicht ein Wechsel des Fahrlehrers innerhalb der Fahrschule oder zu einer anderen Fahrschule. Vielleicht können Sie sich zusätzlich von einem Verhaltenstherapeuten beraten lassen. Er wird Sie unter Umständen auch auf einer Fahrschulfahrt begleiten, um Ihre Ängste besser einschätzen zu können. Schließlich haben Sie noch die Möglichkeit, sich an eine Fahrschule für Menschen mit Fahrängsten zu wenden (siehe Anhang) und sich dort helfen zu lassen.

5.3 Was raten Fahrlehrer und Prüfer?

Interviews mit Fahrlehrern

«Die Fahrlehrer werden doch alle als Frauengrapscher angesehen, die keine Geduld haben und nur rumbrüllen» – so das Zitat eines Fahrlehrers. Ganz so schlimm sind sie dann wohl doch nicht. Die Mehrzahl der von mir befragten Fahrschüler und ehemaligen Fahrschüler war mit ihren Fahrlehrern zufrieden. Besonders geschätzt wurden Fahrlehrer, die auch in Problemstunden Mut machten, die ihren Fahrschülern unbedingt das Fahren zutrauten. Das

Fahrenlernen sei bei ihnen leichtgefallen, habe Spaß gemacht. Allerdings hat etwa ein Drittel der befragten Fahrschüler moniert, ihre Fahrlehrer hätten überwiegend kritisiert und «gemeckert» oder «ständig reingequatscht».

Die Fahrlehrer und Fahrlehrerinnen, mit denen ich gesprochen habe, gaben zu bedenken: «Wir müssen ja unseren Fahrschülern Fehler aufzeigen und sie kritisieren, anders geht es gar nicht!» Fahrlehrer stehen häufig selbst unter großem Druck. Viele Fahrschüler und ihre Eltern wollen, dass der Führerschein schnell und billig erworben wird. Kann und will eine Fahrschule dies nicht bieten, wandern die zukünftigen Fahrschüler zu anderen Fahrschulen ab. Ein Fahrlehrer meinte zu mir: «Der Druck, mit dem vorgeschriebenen Fahrprogramm durchzukommen, ist groß. Da wird man schon mal etwas nervös, wenn die Schüler immer wieder bei den gleichen Problemen scheitern. Zeit, um mich groß um deren Ängste zu kümmern, habe ich eigentlich nicht.»

Die meisten der interviewten Fahrlehrer wussten wenig über mögliche Ängste ihrer Schülerinnen und Schüler, die sich beim Autofahren und bei der Fahrschulausbildung oft gravierend auswirken können; nur die Prüfungs- und Versagensangst war jedem bekannt, weil augenfällig. Dabei könnte die Ausbildung in der Fahrschule für beide Seiten oft reibungsloser und entspannter ablaufen und es gäbe weniger frustrierende Fahrstunden, wenn bekannt wäre, was zum Teil hinter den Unsicherheiten eines Fahrschülers wirklich steckt, und wenn diese Erkenntnisse berücksichtigt und in die Fahrübungen mit einbezogen würden. Sicher gibt es zahlreiche Menschen, die das Autofahren nur schwer oder vielleicht niemals erlernen; bei vielen verstecken sich aber, wie gesagt, hinter der vermeintlich schlechten Beherrschung des Autos massive Ängste, deren Ursachen mit dem Autofahren selbst eigentlich nichts zu tun haben.

Ideal wäre es sicher auch, wenn sich Fahrschüler die Zeit nähmen, die sie brauchen, um eine Grundsicherheit beim Fahren zu bekommen; wenn Fahrschüler nicht sofort ängstlich oder ärgerlich reagierten, falls sie korrigiert oder auf Fehler hingewiesen werden; wenn sie ihren Fahrlehrern ihre Ängste und Probleme beim Fahren mitteilen würden.

Natürlich können Fahrlehrer keine Therapeuten sein; es wäre aber gut, wenn in der Fahrlehrerausbildung mehr über den Umgang mit Ängsten vermittelt würde sowie über die Gestaltung von Lernsituationen, die Spaß machen, die von Anerkennung und Ermutigung geprägt sind. Die Ausbildung der Fahrlehrer ist, besonders was den Bereich Psychologie betrifft, eher dürftig. In der Fahrlehrer-Ausbildungsverordnung wird nur das Fach Verkehrspädagogik beschrieben, ein eigenständiger Psychologieunterricht ist meines Wissens nicht vorgesehen! Darüber hinaus werden überall unbegrenzt Fahrlehrer und Fahrschulen zugelassen, was natürlich für alle den Druck erhöht, kostengünstig und schnell Autofahrer zu «produzieren».

Für diese Umstände können die Fahrlehrer nichts! Erst wenn hier eine politische und gesellschaftliche Umorientierung stattfindet und eine angemessene Ausbildung sowohl der Fahrlehrer als auch der Fahrschüler zur Pflicht wird, ebenso wie eine lebenslange Pflicht zur Nachschulung, werden hier Änderungen möglich sein.

Stellen Sie sich eine ähnliche Situation wie bei der Fahrschulausbildung bei der Ausbildung von Verkehrspiloten vor: kostengünstig und schnell ausgebildete Piloten, die nur die Grundbegriffe und eine Grundsicherheit beim Fliegen gelernt haben? Die überhaupt nicht auf Notfälle und schwierige Situationen vorbereitet sind, geschweige denn diese beherrschen? Die nicht regelmäßig im Simulator trainieren müssen? Die für alkoholisiertes Schnellfliegen höchstens mal drei Monate Flugverbot bekommen und danach ohne weiteres wieder fliegen dürfen? Ich glaube, niemand würde sich jemals noch in ein Flugzeug setzen!

Optimaler Verlauf des Lernprogramms

Das Ausbildungsprogramm der Fahrschulen ist vorgegeben. Die Fahrschüler lernen, mit der Technik des Autos umzugehen, und lernen zu fahren. Sie lernen, ihre anfangs theoretischen Kenntnisse der Verkehrsregeln praktisch umzusetzen, lernen, auf andere Verkehrsteilnehmer zu achten und rechtzeitig zu reagieren. Der Fahrlehrer wird ihnen dies hoffentlich in angemessenen und optimalen Lernschritten beibringen. Er sollte aber wissen und voraussetzen, dass nicht alle Menschen gleich sind: Manche lernen eine Sprache sehr schnell, manche langsamer, andere können perfekt einen kaputten Stuhl reparieren, andere haben zwei linke Hände – und diese Unterschiede gibt es eben auch, wenn es darum geht, das Autofahren zu lernen.

Menschen haben zudem für die Aufnahme und Verarbeitung von Sinnesreizen nur eine begrenzte Kapazität zur Verfügung, ebenso für die Umsetzung von Lernschritten. «Man kann sich das vorstellen wie ein Rohr, mit einem bestimmten Querschnitt, über das nur eine begrenzte Menge einer Flüssigkeit hindurchzubringen ist. Das gilt hinwärts wie herwärts, rein und raus, für den Transport von Reizen.»[67] Alles, was zu schnell und zu viel ist, kann nicht oder nur schwer verarbeitet und umgesetzt werden – das gilt ganz besonders für die komplexen Prozesse beim Autofahren. Der eine hat Probleme bei der Technik, der andere überblickt den Verkehr nicht. Nicht alle Probleme haben mit Angst zu tun! Allerdings können Ängste beim Fahren-

67 Spiegel 1998, S. 72.

lernen sehr schnell entstehen oder sich verstärken, wenn solche Unterschiede nicht berücksichtigt werden.

Wichtig ist deshalb ein Lernprogramm, das individuell auf die speziellen Voraussetzungen und Probleme der jeweiligen Schüler eingeht. Es ist hier durchaus möglich, im Verlauf der Ausbildung mit dem Fahrschüler gemeinsam eine Art Leistungsprofil zu erstellen, welche Stärken er hat und wo noch Schwierigkeiten bestehen. Daraus könnte ein Programm erstellt werden, wie die noch bestehenden Lernschritte in angemessener Weise bewältigt werden können. Selbstverständlich müssen in dieses Programm nicht nur die fahrtechnischen Voraussetzungen, sondern auch mögliche mentale Probleme und auftretende Ängste miteinbezogen werden.

Mentales Training

Viele Hochleistungssportler trainieren nicht nur körperliche Abläufe, sondern bereiten sich auch mental auf verschiedene Übungsabfolgen vor. Eine Möglichkeit ist, sich einen bestimmten, optimalen Bewegungsablauf immer wieder bildlich vorzustellen und in seiner Abfolge wie einen inneren Film zu sehen. Wenn man Hochspringer, Skifahrer oder Speerwerfer im Fernsehen bei Wettkämpfen betrachtet, kann man diesen Vorgang der «inneren Visualisierung» gut beobachten. Würde man das aus der Nähe sehen, könnte man sogar beobachten, wie sich einzelne Muskeln oder Körperteile minimal bewegen, ausgelöst durch diesen mentalen Vorgang. Schwierige Situationen und bestimmte Abläufe können so durch gedankliches Training optimiert und automatisiert werden. Man trainiert, ohne sich zu bewegen.

Dieselbe Methode lässt sich auf das Fahrenlernen anwenden. Die Fahrschüler sollen sich – vor den Fahrstunden – bestimmte Abläufe vor dem geistigen Auge immer wieder vergegenwärtigen und sie in der Vorstellung üben. Die Frau eines Fahrlehrers, eine Psychologin, berichtete mir, dass in ihrer Fahrschule u. a. mit dieser Methode unsichere Fahrschüler unterstützt und «Wackelkandidaten» durch die Fahrprüfung gebracht würden. Von 16 Fahrschülern, die im Laufe der Zeit ihre Fahrprüfung wiederholen mussten, bestanden danach immerhin 15.

Wie funktioniert diese Methode beim Autofahren? Ein Beispiel ist das Abbiegen. Die Abfolge, die gelernt werden muss, ist: 1. *erkennen*, dass die Kurve kommt; 2. Blick in den *Innenspiegel* – Blick in den *Außenspiegel* (rechts/ links); 3. *Blinker* setzen; 4. *bremsen*; 5. *runterschalten*; 6. «*Schulterblick*»; 7. *abbiegen* (rechts oder links lenken); 8. *beschleunigen*.[68] Solche für das Fah-

68 Bulla & Bulla 2007.

ren notwendigen Abfolgen kann man sich vor dem geistigen Auge in einer stillen Viertelstunde immer wieder vorstellen; und natürlich sollte man das auch vor jeder Fahrstunde tun. Die Fahrschüler werden schnell merken, dass es sie sicherer macht, ihre Bewegungen automatisiert und ihnen erlaubt, sich auf das zu konzentrieren, worauf sie sich konzentrieren müssen: auf die Straße, den Verkehr und unvorhergesehene Situationen.

Es gibt natürlich noch andere Möglichkeiten für mentale Übungen: etwa eine (fiktive) Übungsfahrt, in der man sich eine ganz bestimmte Situation, z. B. das gefürchtete Einparken, vorstellt und sie ruhig und optimal durchführt. Statt sich – wie bei Versagensängsten üblich – innerlich damit zu ängstigen und zu quälen, wie etwas misslingt, stellt man sich in allen Einzelheiten vor, wie die entsprechende Situation erfolgreich bewältigt wird.

Vorschläge und Tipps von Fahrlehrern und für Fahrlehrer

Die folgenden Vorschläge und Tipps stammen zum Teil von Fahrlehrern, einige sind das Ergebnis der Erfahrung mit Patienten meiner Praxis.

- Versuchen Sie schon vor der ersten Fahrt mit den Fahrschülern über mögliche Ängste und Befürchtungen zu reden. Anzeichen für starke Ängste in den Stunden können sein, wenn ein Fahrschüler stark schwitzt, hektische rote Flecken am Hals und im Gesicht hat, die Bedienelemente des Autos verwechselt oder wenn er nach Fehlern den Kopf verliert. Vergessen Sie aber gleichzeitig nicht, Ihre Schüler danach zu fragen, was sie sich selbst zutrauen und worauf sie sich freuen – auch das gehört dazu.
- Achten Sie schon frühzeitig auf die Selbständigkeit Ihrer Fahrschüler. Unselbständige Fahrschüler verlassen sich auf die Vorgaben ihrer Eltern und dann natürlich auch auf die des Fahrlehrers. Man sollte immer wieder Fahrziele oder -übungen angeben, die sie selbständig und ohne Anweisungen anfahren sollen. Ein kleinerer Lernschritt könnte z. B. sein, dass man – ohne direkt die betreffende Straße anzugeben – vorgibt, die Fahrschülerin oder der -schüler solle bei der nächsten Möglichkeit links abbiegen. Solche Übungen sind gleichzeitig eine wichtige Vorbereitung auf die Prüfung und das spätere Alleinefahren. Sinnvoll kann in diesem Zusammenhang auch die selbständige Fehleranalyse schwieriger Situationen sein. Haben die Schüler beispielsweise beim Einparken Probleme, so könnten Sie eine kurze Pause machen und dem Fahrschüler die Möglichkeit geben, die Fehler selbst zu analysieren und richtige Alternativen herauszufinden.
- «Kritik kann keiner haben, Schüler nehmen sich oft sehr zu Herzen, was der Fahrlehrer sagt. Wenn die Schüler der Meinung sind, das stimmt

schon, läuft alles viel besser und schneller», so ein Fahrlehrer. Was aber tun mit Fahrschülern, die ständig widersprechen und diskutieren? Anstatt jedes Mal von neuem fruchtlose Diskussionen zu führen, sollten Sie dieses Problem gleich am Anfang ansprechen. Sie könnten solchen Schülern vorschlagen, Ihre Anweisungen zunächst einfach zu akzeptieren und dann in kleinen Pausen ihre eigenen Argumente vorzubringen. Will jemand trotzdem weiterdiskutieren und seine Meinung durchsetzen, hilft manchmal ein kleiner Trick. Sie schlagen ihm vor, dass er eine Fahrstunde lang alles selbst bestimmen darf, ohne Ihre lästigen Kommentare und Anweisungen. Diese Maßnahme dürfte schnell zu einer guten Übereinkunft führen. Überprüfen Sie sich auch selbst: Sind Sie eher ungeduldig, fordernd und kritisieren Sie viel, dann sollten Sie sich über Widerspruch nicht wundern. Wie man in den Wald hineinruft, so schallt es heraus!

- Eine weitere Hilfe bei Fahrschülern, die nach Vorgaben oder Kritik des Fahrlehrers den Kopf verlieren oder diskutieren, könnte sein, den gelassenen Umgang mit Anweisungen kurzfristig zum Übungsziel zu erklären. Dies sollte natürlich mit dem Fahrschüler abgesprochen und jeweils einige Minuten geübt werden; z. B. auf einer Fahrstrecke, die der Schüler gut bewältigen kann, anzukündigen und durchzuführen, dass jetzt einige «zackige» Anweisungen erfolgen. Ziel wäre es, dass manche Fahrschüler lernen gelassener zu reagieren und andere nicht automatisch und wie auf Knopfdruck widersprechen müssen.

- Sind einem Schüler Fehler unterlaufen und läuft danach gar nichts mehr, sollten Sie für die restliche und vielleicht für die nächste Stunde Aufgaben vorgeben, die er leicht bewältigen und wo er erfolgreich sein kann. Das können durchaus Fahrübungen sein, die Ihnen selbst als zu einfach erscheinen. Besonders bei misslungenen Stunden kurz vor der Fahrprüfung ist dieser Grundsatz wichtig. Ihre Schüler sollten lernen, dass Fehler keine Katastrophe sind. Ein Fahrlehrer berichtete mir, dass er in der Stunde vor der Prüfung, auch wenn sie sehr «bescheiden» war, seine Fahrschüler aufbaut, lobt und an den Schluss Aufgaben stellt, die sie leicht bewältigen können.

- Wichtig sind Erfolgserlebnisse: Verschaffen Sie Ihren Fahrschülern möglichst viele kleine und große Erfolgserlebnisse, besonders zu Beginn jeder Fahrt und wenn schwierige Lernabschnitte zu bewältigen sind. Man kann kleinere Lernschritte einplanen, Übungen vorausgehen lassen, die sie schon gut bewältigen können, oder man kann verstärkt und gezielt loben, wenn ein Schüler trotz mehrmaliger, misslungener Versuche sich nicht beirren lässt und weiter übt oder fährt.

- Um die Angst vor Fehlern abzubauen, ist es manchmal sinnvoll, diese Fehler absichtlich machen zu lassen (Kap. 4.2 und 5.1): absichtlich für eine kurze Phase immer den falschen Gang einlegen lassen, absichtlich die Kupplung zu schnell kommen lassen, damit der Schüler ein Gefühl dafür bekommt und sich seine Angst mindert; absichtlich eine Stunde lang immer etwas langsamer fahren lassen oder aber öfter beschleunigen lassen, wenn Angst davor besteht.

- Auf den Internetseiten einer Fahrschule wird eine «Du-musst-nicht-Übung» beschrieben: Die Fahrschüler sollen lernen, in bestimmten Situationen den inneren Druck rauszunehmen, z. B. auf einer mehrspurigen Fahrbahn in der zweiten Reihe hinter einem Parker ganz bewusst anzuhalten und wirklich erst dann weiterzufahren, wenn kein Auto mehr in Sicht ist.[69] Eine andere Möglichkeit wäre, auf größeren Straßen, auf denen 50 km/h vorgeschrieben sind, diese Geschwindigkeit auch konsequent einzuhalten (was ja fast kein Autofahrer tut) oder sogar etwas zu unterschreiten. Eine Übung, die sich auch gut für alle Autofahrer eignen würde, die sich schnell unter Druck gesetzt fühlen.

- Manche Fahrschüler kommen während der Fahrstunden immer wieder auf die Fahrprüfung zu sprechen, nicht nur die ängstlichen. Ablenken hilft wenig, trösten und oft darüber sprechen meist ebenso wenig. Besser wäre es, sich die Befürchtungen anzuhören und genau das, worum es dabei geht, zu üben: z. B. eine Prüfungsfahrt zu simulieren und genau das einzubauen und zu üben, was der Schüler befürchtet. Nicht immer unbedingt fahrtechnisch: Das Problem ist ja oft *die Angst vor* Fehlern, vor Kritik, vor einem strengen oder wortkargen Prüfer, vor der vermeintlichen Blamage und dem sogenannten Versagen.

- Zum Thema *Reden während der Fahrstunden und während der Prüfung:* Einige Fahrschüler können sich nicht konzentrieren, wenn viel geredet wird, andere werden nervös, wenn es zu still ist; es beruhigt sie eher, wenn der Prüfer und der Fahrlehrer miteinander plaudern. Grundsätzlich gilt: Reden und zuhören lenkt immer ab. Herr M. Spitzer, ein Gehirnforscher, erklärte in einer Fernsehsendung sehr einleuchtend, dass sprechen oder zuhören beim Fahren im Prinzip so ähnlich ist, wie wenn man dabei mit dem Handy telefoniert. Es werden andere zusätzliche Hirnareale beim Sprechen aktiviert, die ihrerseits wieder ein hohes Maß an Konzentration und Aufmerksamkeit erfordern. Besonders gefährlich kann das werden, wenn bei Fahrschülern und Fahranfängern die Verhaltensabläufe beim

---

69 www.schaffenwir.de

Fahren noch nicht automatisiert sind.[70] Natürlich müssen Sie während der Fahrstunde Hinweise geben, Korrekturen vornehmen; wenn es möglich ist, sollten Sie sich dafür kleinere Pausen nehmen.

- Für sehr sinnvoll halte ich die folgende Empfehlung eines Fahrlehrers: Jeder Prüfling hat die Möglichkeit, sich vor der Prüfung etwa 10 bis 15 Minuten einzufahren. Das ist mit Sportlern vergleichbar, die sich vor einem Wettkampf aufwärmen.
- In schweren Fällen von Fahrangst und Versagensangst geht die Angst oft nicht verloren, selbst wenn noch so viel geübt, beruhigt und ermuntert wird. Es wäre sinnvoll, wenn Sie dann dem Schüler die Beratung bei einem Therapeuten empfehlen. Nehmen Sie Ängste ernst, zeigen Sie Verständnis. Sprüche wie «Entspann dich», «Bleib cool», «Überleg mal, was du gelernt hast» sind vielleicht gut gemeint, bewirken aber das Gegenteil. Der Fahrschüler merkt ja selbst, dass er verkrampft ist und dass nichts klappt. Sie verstärken den Druck nur noch mehr und unterstellen ihm, seine Angst kontrollieren zu können, obwohl er gerade das nicht kann. Besser wäre es, einfach zu sagen, was ist: «Das ist jetzt schwierig für dich. Es ist in Ordnung, wenn du aufgeregt bist. Kann ich irgendetwas für dich tun?» Auf diese Weise fühlt man sich verstanden.
- Vertrauen heißt Zutrauen, es gibt Mut und Sicherheit. Geben Sie Ihren Schülern immer wieder das Gefühl, dass sie einzelne, schwierige Aufgaben und Etappen der Ausbildung schaffen werden. Besonders wichtig ist dieses Zutrauen nach einer nicht bestandenen Prüfung. Sie sollten sich selbst immer wieder klarmachen, dass selbst gute Autofahrer und vielleicht sogar Sie selbst an manchen Tagen durch die Prüfung fallen würden. Nach bestandener Prüfung sollten Sie Ihren Schülern mit auf den Weg geben, dass Sie ihnen zutrauen, sicher und gut Auto zu fahren.

Die Prüfer

Die befragten Fahrlehrer und ehemaligen Fahrschüler waren im Großen und Ganzen mit den Prüfern zufrieden. Eigene Probleme der Fahrschüler, der Druck von Eltern und Freunden, der Druck, eine schnelle und billige Prüfung abzulegen sowie manchmal wenig ermutigende Fahrlehrer spielten eine viel größere Rolle bei der Frage, ob die Prüfung bestanden oder nicht bestanden wurde. Die meisten Prüfer verhalten sich korrekt, begrüßen die Prüf-

70 M. Spitzer in *Planet Wissen*, Sendung des SWR BW am 16.07.2007.

linge freundlich und plaudern auch ein bisschen mit ihnen. «Sie sind nicht so unmenschlich, wie manche Fahrschüler denken. Man darf auch Fehler machen», meinte ein Prüfer zu mir. Allerdings gibt es wohl auch unter den Prüfern, wie in allen Berufsgruppen, unterschiedliche Menschen. «Das Schlimmste sind Prüfer, die nur die Strecke angeben und dann nichts mehr sagen», meinte ein Fahrlehrer.

Einige Fahrlehrer berichteten von Prüfern, die während der Prüfung sagten: «Reißen Sie sich doch zusammen!», «Blamieren Sie jetzt Ihren Chef nicht!», «Stellen Sie sich nicht so an!». Wenn Sie Fahrschüler sind und diese Zeilen lesen, sollten Sie nicht gleich nervös werden; solche Sätze kommen vermutlich eher selten vor. Fahrprüfungen scheitern bestimmt nicht an solchen Prüfern, wenn Sie selbst gut vorbereitet und psychisch einigermaßen belastbar sind. Zudem sollten Sie sich, wie bereits beschrieben, schon vor der Prüfung auf die Möglichkeit solcher Verhaltensweisen vorbereiten, wenn sie Ihnen Schwierigkeiten machen. Wenn z. B. Ihr Fahrlehrer viel redet oder Radio hört, sollten Sie ihn rechtzeitig bitten, vor der Prüfung einige ruhigere Stunden einzulegen, damit Sie auf eine realistische Prüfungssituation vorbereitet sind. Manche Fahrschulen laden auch schon mal an einem Abend einen Prüfer ein, damit die Fahrschüler Fragen stellen können und sehen, dass Prüfer tatsächlich Menschen sind.

Natürlich werden in der Fahrschule und in der Fahrprüfung zwangsläufig auch Ihre soziale Belastbarkeit und der Umgang mit Stresssituationen geprüft; diese Belastbarkeit wird ja auch im späteren Autofahrerleben gefordert. Man sollte nicht deshalb klagen oder nur auf sein Glück hoffen, sondern solche Stressfaktoren rechtzeitig in der Fahrschulausbildung üben.

Die interviewten Prüfer meinten, dass es kein Problem sei, wenn Fahrschüler bei starker Nervosität oder Angst während der Prüfung eine Pause machen wollten. Es sei auch erlaubt, zwischendurch auf die Toilette zu gehen. Ein Prüfer meinte dazu: «Bei mir ist das in meinen ganzen Berufsjahren nie vorgekommen. Die rennen alle vorher zwanzigmal auf die Toilette. In der Prüfung denken sie dann nicht mehr daran.»

Gut zu wissen: Prüfer haben eine spezielle Ausbildung und müssen sich regelmäßig weiterbilden. Zum Beispiel werden im Rollenspiel Prüfungsfahrten simuliert, wo dann der Prüfer von anderen Prüfern beurteilt wird und eine Rückmeldung bekommt.

5.4 Alleine fahren lernen. Wiedereinstieg

Führerschein bestanden – alleine fahren lernen

Den meisten Lesern werden einige Ratschläge in diesem Kapitel bekannt vorkommen. «Habe ich genauso gemacht» oder «Das weiß doch jeder», werden sie denken. Was sie vielleicht nicht wissen: Das Alleinefahren ist für viele Menschen eine ähnlich große Hürde wie die Fahrprüfung selbst. Manche scheitern an dieser Hürde und fahren dann nie wieder Auto, obwohl sie den Führerschein haben. Für diejenigen, die nie Probleme damit hatten, können die folgenden Tipps trotzdem nützlich sein. Vielleicht hat die Partnerin bzw. der Partner oder eine Bekannte den Führerschein gemacht und traut sich anfangs nicht, alleine zu fahren? Dann können Sie als Beifahrer einiges tun, um Fahranfängern über die ersten Klippen hinwegzuhelfen!

Menschen, die gerade den Führerschein gemacht haben, hilft es, wenn ein vertrauter, geduldiger Mensch neben ihnen sitzt, der den Verkehr mit überblickt, im ruhigen Ton Notwendiges sagt und Zutrauen vermittelt. Manches ist ja schwieriger als in der Fahrschule. Plötzlich ist man alleine verantwortlich, kein Fahrlehrer sitzt daneben und greift notfalls ein. Ein netter, hilfreicher Beifahrer könnte so lange mitfahren, bis man mehr Sicherheit beim Fahren gewonnen hat und sich mehr zutraut. In Niedersachsen und einigen weiteren Bundesländern war ein Pilotprojekt zum Führerschein mit 17 mit einer anschließenden einjährigen Begleitphase erfolgreich. Es hat sich gezeigt, dass die Führerscheinneulinge fast ein Drittel weniger Unfälle verursachten und 22 % weniger Verkehrsverstöße begingen als sonstige Fahranfänger.[71]

Ein Fahrlehrer sagte mir: «In der Fahrschule wird das Grundwissen vermittelt, und die Fahrschüler lernen, das Fahrzeug in Ansätzen zu beherrschen. Erst danach werden die eigentlichen Erfahrungen gesammelt» – dabei sind eine gewisse Angst und Vorsicht angemessen und schützen Autofahrer, insbesondere die Fahranfänger. Die sehr hohen Unfallzahlen junger Männer belegen das; diese Unfälle entstehen aber nicht nur aufgrund einer höheren Risikobereitschaft, sondern schlicht deswegen, weil das Auto nicht beherrscht wurde und die Sicherheit in schwierigen Situationen fehlte. Wie schon an anderer Stelle gesagt, sollte es für jeden Fahranfänger verpflichtend sein, so wie die 17-Jährigen die erste Zeit nur mit Begleitung zu fahren.

Bei manchen Fahranfängern dauert es länger, bei manchen weniger lang, bis sie sicher fahren. Zum Beispiel fehlt vielleicht noch in vielen Situationen das Gefühl für die Breite des eigenen und der anderen Autos oder für die Breite der Straße. Vielleicht tun sie sich noch längere Zeit schwer damit,

71 Preiss 2007.

mehrere Vorgänge auf einmal zu beherrschen, fahren nur mit einem mulmigen Gefühl auf der Autobahn: Es ist völlig normal, wenn man auch nach bestandener Führerscheinprüfung noch längere Zeit braucht, um dabei sicherer und entspannter zu werden. Auch wenn man in der Schule nur Einsen schreibt oder in seiner Clique als «obercool» gilt: Das Fahrenlernen kann trotzdem schwierig sein. Komplexe Vorgänge sind oft nur schwer und in kleinen Schritten zu erlernen und bedürfen einer ständigen Übung und Automatisierung.

Sie könnten den Prozess des Lernens unterstützen und beschleunigen, wenn Sie sich – vielleicht zusammen mit einem geduldigen Freund oder einer Freundin – eine schriftliche Aufstellung der Punkte machen, bei denen Sie noch Probleme haben. Danach könnten Sie diese Schwierigkeiten schrittweise üben. Es ist auch möglich – und keine Schande –, wenn man nach bestandenem Führerschein noch einige Zusatzstunden in der Fahrschule nimmt, um seine Fahrfähigkeiten etwa bei Nachtfahrten, Fahrten in der Großstadt oder auf der Autobahn zu verbessern. Und wie Sie inzwischen wissen: Üben, üben, üben – möglichst täglich – müssen Sie selbst! Nur das führt zu einer Gewohnheitsbildung beim Fahren, zur Automatisierung vieler Abläufe: Das Gehirn ist dann nicht mehr mit einer Vielzahl von Fahrvorgängen beschäftigt, die Aufmerksamkeit, die Konzentration kann sich eher auf den Verkehr und unvorhergesehne Situationen richten, und damit kommen eine immer größere Routine, Sicherheit und schließlich auch Gelassenheit.

Schwierige Situationen in der Fahrpraxis

Für den Anfänger ohne viel Fahrpraxis ist noch vieles schwierig und mit Angst besetzt: die sichere Beherrschung des Autos, das Überholen, scharfe Bremsmanöver ohne den rettenden Fahrlehrer, längere Fahrten mit vielen unvorhergesehenen Situationen, dichter Verkehr in einer Großstadt. Ein Fahrstreifenwechsel ist nötig, die Verkehrssituation ist unübersichtlich und man muss plötzlich kuppeln, schalten, beschleunigen und dabei die anderen Autos im Blick behalten. Aber auch für erfahrene Autofahrer gibt es immer wieder schwierige Situationen und Momente der Angst: Jemand drängelt bei hoher Geschwindigkeit, das riskante Überholmanöver eines Fahrers, Fahrten bei Nebel, die plötzliche Panne auf der Autobahn. Autos reagieren unterschiedlich, wenn man alleine fährt oder wenn bei der Heimfahrt von der Disco vier Leute mehr mit im Auto sitzen. Das Kurvenfahren auf kleinen Straßen will ebenso geübt sein, wie das Fahren auf nasser oder vereister Fahrbahn.

Vorsicht und manchmal auch Angst sind in diesen Situationen wohl normal und können überlebensnotwendig sein. Die Sorge vor einem möglichen

Unfall ist in solchen Situationen ja nicht verkehrt. Aber nicht nur die Situationen an sich sind gefährlich; gefährlich ist auch, dass Fahranfänger so wenig darauf vorbereitet sind, weil sie die Bewältigung der schwierigen, oft gefährlichen Situationen praktisch nie geübt haben. Das liegt nicht an den Fahrlehrern, im Gegenteil: Alle Fahrlehrer, die ich interviewt habe, würden es begrüßen, wenn schwierige Fahrsituationen verbindliches Übungsprogramm der Fahrschulen werden könnten. Ein Fahrlehrer meinte zu mir: «Dann würde ich z. B. mit meinen Fahrschülern einen Tag zum Bodensee und wieder zurück fahren. Sie würden lernen, wie man auf einer Straße mit einer Gegenspur überholt. Sie müssten auf einen Traktor reagieren, der plötzlich die Straße kreuzt. Sie müssten durch fremde Städte fahren und ständig ihnen unbekannte und schwierige Verkehrssituationen bewältigen. Dann wären sie besser auf das Autofahren vorbereitet, das würde ihnen mehr Sicherheit geben.»

Natürlich wird sich die Fahrschulausbildung vorläufig nicht ändern. Dagegen stehen oft die Fahrschüler selbst und viele Eltern, denen das Ganze zu lange dauert und viel zu teuer ist. Trotzdem können Sie als Anfänger einiges tun, um bestimmte schwierige Situationen beim Fahren sicherer und entspannter zu bewältigen. Überlegen Sie, in welchen Situationen Sie sich unsicher und gefährdet fühlen. Es kann durchaus angebracht sein, einige Stunden zur Auffrischung in einer Fahrschule zu nehmen und genau diese Situationen zu üben. Sie könnten ein Sicherheitstraining oder einen Schleuderkurs bei einem Automobilclub absolvieren, falls Sie das Gefühl haben, Ihr Auto nicht gut genug zu beherrschen.

Was Sie nicht machen sollten: Sich überhaupt nicht vorbereiten und hoffen, dass Ihnen schwierige und gefährliche Situationen in Ihrem Autofahrerleben nie begegnen werden. Ihre Chance, jede Woche den Jackpot im Lotto zu gewinnen, ist vermutlich größer!

Die Auswirkungen übermäßiger Ängste beim Alleinefahren

Sie sollten auch überprüfen, ob Sie zu den in Kapitel 4 beschriebenen Ängsten neigen. Diese Ängste können einen großen Einfluss darauf haben, ob und wie schnell Sie lernen, alleine und sicher zu fahren, und ob Sie es überhaupt lernen!

Soziale Ängste können dazu führen, dass Sie sich wenig zutrauen, natürlich auch nicht das Autofahren. Sie haben vielleicht große Angst davor, beim Fahren etwas falsch zu machen, sich zu blamieren oder eine Beule in das geliebte Auto Ihres Mannes zu fahren. Vielleicht sind Sie tief verstört, wenn Ihr Beifahrer eine kritische Bemerkung macht, hatten deswegen auch schon große Probleme mit Ihrem Fahrlehrer. Aber immerhin hat Ihnen der Fahrlehrer eine Sicherheit gegeben, konnte Ihr «mangelhaftes» Fahrvermögen notfalls korrigieren. Alleine fühlen Sie sich gänzlich verlassen, würden an manchen Tagen am liebsten gar nicht mehr Auto fahren.

Menschen mit *Unfallängsten* und mit *generalisierter Angst* befürchten ständig Gefahren und ein Unglück, sind nur allzu gerne und zu schnell bereit, ihrem Partner das Steuer zu überlassen. Alleine am Steuer, sind sie in ständiger Alarmbereitschaft, es könne etwas passieren und sie würden sich selbst oder andere schädigen. Schwierige oder vermeintlich gefährliche Situationen werden von vornherein vermieden. Nach Problemsituationen im Verkehr, die es ja ständig gibt, geraten sie noch mehr in Spannung und Angst.

Panikattacken und Agoraphobie können, vor allem wenn diese Ängste den Betreffenden nicht bewusst sind, dazu führen, dass das Alleinefahren gänzlich vermieden wird. Es könnte ja ein Ohnmachtsanfall oder eine Herzattacke auftreten. Dies lässt sich vermeiden, wenn immer der Partner oder eine Freundin bzw. ein Freund mitfährt. Alleine wäre man ja hilflos und rettungslos verloren.

Alle diese Ängste können, vor allem wenn sie verborgen sind, dazu führen, dass die Betroffenen das Alleinefahren nur mühsam lernen oder das Autofahren schließlich ganz vermeiden. Falls Sie vor kurzem den Führerschein gemacht und große Probleme mit dem Alleinefahren haben, könnten Sie noch einmal das vierte Kapitel lesen: Vielleicht leiden Sie unter einer dieser Ängste und es wäre sinnvoll, sich in Behandlung zu begeben, bevor oder während Sie anfangen, alleine zu fahren.

Hier noch ein Beispiel:

Saskia, eine 19-jährige Abiturientin, berichtet nebenbei in einer Therapiestunde von ihren Problemen als Fahranfängerin. Schon in der Fahrschule habe sie das Anfahren, besonders am Berg, «gehasst» und trotz zahlreicher Stunden nie wirklich beherrscht. Glücklicherweise habe sie in der Fahrprüfung keine schwierigen Situationen bewältigen müssen. Sie fahre bislang nur ebene und bekannte Strecken, bleibe mit dem Auto im Umkreis ihres Heimatortes.

Spontan verabrede ich mit ihr eine gemeinsame Fahrt. Dabei wird deutlich, dass sie u.a. starke Angst hat, beim Anfahren den Motor abzuwürgen oder zurückzurollen. Ihre eigentliche Angst dabei ist es, Fehler zu machen und deswegen in Streit mit anderen Autofahrern zu geraten. Nach einigen gezielten Fahr- und bewussten Fehlerübungen entspannt sie sich zunehmend, das Anfahren gelingt immer sicherer.

Zum Abschluss schlage ich vor, auf der Bundesstraße ein Stück weiter weg aus dem Ort zu fahren. Kurz vor einer größeren Ampelanlage an einem Berg gerät sie plötzlich in Panik, ist erleichtert, weil sie zügig bei Grün durchfahren kann. «Wenn Rot gewesen wäre, wäre ich durchgefahren», meint sie danach, noch zitternd vor Aufregung. In einer kurzen Pause berichtet sie dann, sie sei, kurz nach

Erhalt ihres Führerscheins, an diese Ampel gekommen und sei aus Angst, anhalten und wieder anfahren zu müssen (und in einen möglichen Konflikt zu geraten!), «voll bei Rot über die Ampel gefahren».
Ich übernehme danach selbst das Steuer, fahre zu einer Ampel auf die Linksabbiegerspur und fahre bei Grün sehr verzögert an. Beim zweiten Versuch würge ich den Motor ab. Keiner schimpft, nur ein Autofahrer hupt kurz. Danach lasse ich Saskia dasselbe versuchen (zunächst nur verzögertes Anfahren). Anfangs hat sie starke Panik, ihre Angst lässt aber schon beim zweiten Versuch nach.
Nach dieser Stunde übt sie alleine weiter. Inzwischen fährt sie zunehmend längere Strecken und an andere Orte, das Anfahren macht ihr nur noch selten Probleme. Eigentlich war dies ja auch nie ihr wirkliches Problem, sondern es war die Angst vor einem möglichen Konflikt.

Hilfen und Tipps für Fahranfänger

- Alle Autofahrer haben täglich schwierige Situationen zu bewältigen. Machen Sie sich klar: Es ist oft nicht Ihre persönliche Schuld oder gar Ihre Unfähigkeit, es ist das ganz normale Autofahrerleben. Sie können im Laufe der Zeit sicherer werden, aber Sie werden trotzdem täglich in schwierige Situationen geraten, ob Sie es wollen oder nicht.

- Obwohl Sie nun den Führerschein haben, könnten Sie trotzdem noch einmal bestimmte Abläufe auf einem Verkehrsübungsplatz üben. Üben Sie dort das Schalten, das Einparken, das Anfahren und plötzliches Bremsen, bis Sie sich sicherer fühlen.

- Das begleitete Fahren beim Führerschein mit 17 hat einige Vorteile: Es ist wie eine Art verlängerte Fahrschule und senkt u. a. erheblich die Unfallhäufigkeit. Ein – hoffentlich geduldiger und erfahrener – Autofahrer als Beifahrer kann gegebenenfalls Tipps geben und notwendige Korrekturen vorschlagen. Da Sie als Fahranfänger mit vielen Verkehrssituationen noch nicht vertraut sind und diese vermutlich manchmal auch nicht überblicken, können diese Korrekturen und Tipps eines routinierten Autofahrers an Ihrer Seite sehr hilfreich sein, egal ob Sie mit 17, mit 18 oder mit 50 Jahren den Führerschein gemacht haben.

- Sie könnten anfangs jemanden bitten, bei Ihren ersten Fahrten in der Umgebung mit einem zweiten Auto hinter Ihnen herzufahren. Derjenige oder diejenige steht notfalls bereit, Ihnen aus einer schwierigen Lage herauszuhelfen.

- Kaufen Sie sich nach Möglichkeit ein älteres, gebrauchtes Auto, das natürlich trotzdem sicher sein sollte. Die Angst vor einem möglichen Schaden oder einer Beule wird dann geringer.

- Falls Sie nur das «Familienauto» oder das Auto Ihres Mannes bzw. Ihrer Frau fahren können, ist es günstiger, für einen bestimmten Zeitraum eine Vollkaskoversicherung abzuschließen. Auch das vermindert den eigenen Druck und den Druck durch Ihre Umgebung.
- Nehmen Sie am Anfang unter keinen Umständen Menschen mit, die nervös und ungeduldig sind, die Ihnen ständig reinzureden versuchen und Sie kritisieren. Sie laufen sonst Gefahr, unsicher zu werden und sich entmutigen zu lassen. Wenn Sie die Gegenwart anderer eher verunsichert, fahren Sie alleine, zunächst vielleicht auf verkehrsarmen und kleineren Straßen. Lassen Sie sich notfalls von jemandem dorthin bringen.
- Vereinbaren Sie vor einer Fahrt mit Beifahrern, dass sie Sie – gelegentlich! – bei Bedarf auf Probleme aufmerksam machen dürfen. Ihr Fahrlehrer hat das ja auch gemacht, und es kann Ihrer Sicherheit dienen. Wenn Sie das vorher erlaubt haben, ist es für Sie leichter. Sie könnten ab und zu eine Fahrt machen, bei der sie ausschließlich nur üben, auszuhalten, dass Ihr Beifahrer Ihnen etwas sagen darf – das gilt natürlich nicht für ungeduldige, notorische Besserwisser und Nörgler! Besser ist es allerdings abzuwarten, bis es eine Pause oder eine entspannte Gelegenheit gibt, und dann erst über notwendige Korrekturen zu sprechen.
- Wenn Sie nach einiger Zeit Fahrpraxis bemerken, dass Ihnen bestimmte Situationen nach wie vor Probleme bereiten oder dass Sie diese zu vermeiden suchen, sollten Sie sich einen Plan machen, wie Sie solche Situationen schrittweise üben und bewältigen können. Vielleicht sind – für bestimmte Fahr- und Verkehrssituationen – einige Fahrstunden zur Auffrischung nützlich. Sie könnten diesen Plan und die Übungen für das Alleinefahren auch mit einem/Ihrem Fahrlehrer besprechen.

Tipps für Angehörige, Freunde und Partner

- Lesen Sie Kapitel 5.5 über Fahrer, Beifahrer und den Umgang mit alltäglichen Konfliktsituationen.
- Besonders bei Fahranfängern gilt ein wichtiges Prinzip: Wenn Sie vor jeder Fahrt miteinander vereinbaren konnten, dass Sie ab und an etwas sagen dürfen, geht alles viel leichter. Besonders wenn Sie geduldig bleiben und es freundlich sagen.
- Es kann sein, dass der Fahrer oder die Fahrerin nicht möchte, dass Sie etwas sagen oder auf mögliche Gefahrensituationen aufmerksam machen. Das ist in Ordnung. Sie haben selbst aber jederzeit die Möglichkeit und

das Recht zu vereinbaren, dass Sie nicht mitfahren müssen, wenn Ihnen das zu gefährlich scheint.

- Zum wiederholten Male sei daran erinnert: Reden und zuhören lenkt den Fahrer oder die Fahrerin ab, da zusätzlich Gehirnareale aktiviert werden, die Aufmerksamkeit und Konzentration erfordern. Das gilt besonders bei Fahranfängern, bei denen die Abläufe beim Fahren noch nicht automatisiert sind. Also: während der Fahrt nur das Nötigste miteinander reden. Noch besser wären kleine Pausen oder ruhige, entspannte Fahrsituationen, in denen Sie mit dem Fahrer bzw. der Fahrerin ihn/sie auf bestimmte Dinge aufmerksam machen können.
- Bedenken Sie: Wenn Sie zu viel reinreden und kritisieren, können Sie jederzeit selbst gute und geübte Fahrer verunsichern. Das heißt, letztlich sind Sie es dann, der die Unsicherheit beim Fahrer und gefährliche Situationen verursacht!
- Besonders für Fahranfänger ist das Prinzip der kleinen und zu bewältigenden Schritte wichtig. Das, was für Sie vielleicht längst Routine und eine Selbstverständlichkeit ist, ist für jemand, der zum ersten Mal alleine fährt, unübersichtlich und manchmal ängstigend. Für einen Fahranfänger kann es schon ein großer Erfolg sein, wenn er schwitzend alleine durch eine kleine Stadt gefahren ist. Vergessen Sie das als Beifahrer nicht.
- Es ist in jedem Falle hilfreich, wenn Sie sagen, was Sie gut fanden, wo Sie Fortschritte sehen und dass sie Zutrauen haben; das erhöht das Selbstvertrauen, die Sicherheit und die Freude am Fahren. Vertrauen und Ermutigung bringen mehr Lernfortschritte und Sicherheit, als wenn Sie dauernd nörgeln und den Haltegriff auf der Beifahrerseite fast abreißen.

Lange Fahrpause und mangelnde Fahrpraxis: Wiedereinstieg

Es gibt viele Gründe, warum Menschen einen Führerschein haben und dann doch nicht, bzw. wenig fahren oder eine längere Pause machen. Manchmal fehlt nach bestandener Führerscheinprüfung das Geld, um sich sofort ein Auto zu kaufen. Manche Menschen werden arbeitslos oder trennen sich von ihrem Partner und müssen längere Zeit auf ein Auto verzichten. Häufig besteht keine Notwendigkeit, mit dem Auto zu fahren, weil man in einer Stadt mit guten öffentlichen Verkehrsanbindungen wohnt. Oder jemand heiratet, der Partner hat schon ein Auto, und es ist bequemer, einfach den anderen fahren zu lassen. Natürlich sind die in den Anfangskapiteln beschriebenen Ängste ebenfalls ein häufiger Grund, längere Zeit oder gänzlich auf das Autofahren zu verzichten. Auch die Angst nach einem Unfall führt dazu, dass sich Menschen mit Führerschein längere Zeit nicht mehr ans Steuer setzen.

Genauso zahlreich können die Gründe dafür sein, dass man plötzlich wieder mit dem Auto fahren muss oder will. Das kann der Umzug von der Stadt aufs Land sein, die Krankheit des Partners oder eine Trennung, Kinder, die in die Schule oder und zu Freizeitaktivitäten kutschiert werden wollen, oder ein neuer Job. Manchmal besteht einfach nur wenig Fahrpraxis, und plötzlich wird man durch einen Berufswechsel gezwungen, längere Strecken oder in einer Stadt zu fahren. Man meint aber, das müsse man ja können, weil man schon so lange den Führerschein hat.

Die wichtigste Voraussetzung, wenn Sie wieder (mehr) Auto fahren wollen, ist Ihre Motivation. Manche Menschen sehen erst dann einen Grund, sich ihren Ängsten beim Autofahren zu stellen, wenn sie sich durch äußere Umstände (Kinder, Berufswechsel) dazu gezwungen fühlen. Warum auch nicht? Man kann, wenn man die Möglichkeit dazu hat, ein sehr zufriedenes und entspanntes Leben führen, auch ohne selbst am Steuer eines Autos zu sitzen. Eine Schweizer Fahrlehrerin berichtete mir, dass sie vom Ehemann und den Kindern sehr gedrängt wurde, mit seiner Frau/der Mutter Fahrstunden durchzuführen. Diese selbst wollte aber nicht wieder Auto fahren. «Auch wenn alle die Mutter drängen, und sie will nicht, dann will sie eben nicht, und das ist in Ordnung», meinte sie zu dem Ehemann. Recht hatte sie, und hinzuzufügen ist, dass der Versuch, diese Frau zum Fahren zu bringen, vermutlich gescheitert wäre.

Überprüfen Sie deshalb genau Ihre Gründe, weshalb es für Sie gut wäre, wieder selbst Auto zu fahren. Sie könnten sich zum Beispiel eine schriftliche Liste mit Vor- und Nachteilen erstellen, die es hätte, wenn Sie wieder Auto fahren würden. Wozu wäre es gut? Was würde sich in Ihrem Leben zum Positiven verändern? Was müssten Sie aufgeben? Welche Nachteile würde es mit sich bringen, wenn Sie wieder führen? Oft sind die Ängste vor dem Wiedereinstieg sehr groß, da sollte dann auch die Motivation hoch sein.

Für die häufigen Ängste beim Wiedereinstieg gibt es meines Erachtens mehrere Ursachen. Die Unsicherheit kommt natürlich zu einem großen Teil von der mangelnden Fahrpraxis. Verstärkt werden kann dies dadurch, dass in der Fahrschule bestimmte Situationen nicht ausreichend gelernt und später auch nicht geübt wurden (z. B. Autobahnfahrten, Fahren in großen Städten), so dass durch die mangelnde Fahrpraxis auch nicht die notwendige Sicherheit und Routine erlangt werden konnten.

Weitere häufige Gründe für die Unsicherheit beim Wiedereinstieg ins Autofahren – bzw. beim Fahren überhaupt – sind soziale Ängste, manchmal auch Unfallängste, die auch schon früher eine Rolle gespielt haben und aufgrund derer nicht oder wenig gefahren wurde: die Angst vor Fehlern («Ich habe das Autofahren doch gelernt, ich muss es doch können»), die Angst, alleine etwas Schwieriges tun zu müssen. Oft wurden diese Ängste – wenn man denn mal gefahren ist – durch die Ungeduld und Kritik von Beifahrern noch verstärkt.

Vor allem geben viele Menschen sich selbst und ihrer Unfähigkeit die Schuld an dieser Situation, nicht etwa der langen Fahrpause, nicht der mangelnden Übung und Routine. Andere Menschen denken dagegen nach einer Fahrpause vielleicht: «Ich bin viele Jahre nicht Auto gefahren, kann das alles nicht mehr. Ich nehme jetzt einfach so viele Fahrstunden oder übe so lange mit einer Freundin, bis ich mich wieder sicher fühle.» Wichtig ist deshalb für Sie, dass Sie wissen: *Es ist völlig normal, dass Sie vieles vergessen haben, manches nie geübt haben, keine Sicherheit und Routine beim Fahren haben. Es ist völlig normal, dass Sie anfangs sehr nervös sind, vielleicht sogar zittern und schwitzen. Sie müssen das Fahren einfach erst einmal wieder schrittweise üben, wie jeder andere Anfänger auch, und Sie sollten sich das vor allem selbst zugestehen!*

Stellen Sie sich vor, Sie wären Arzthelferin, hätten eine lange Babypause gehabt und wollten jetzt wieder in Ihren Beruf einsteigen, in einer ganz anderen Praxis, mit einem Computer-Programm, das Ihnen völlig fremd ist. Natürlich wäre manches neu für Sie, selbstverständlich müssten Sie sich an vieles wieder gewöhnen und sich Zeit für die Einarbeitung nehmen. Genauso geht es, wenn man lange Zeit mit dem Autofahren ausgesetzt hat.

Nach einer jahrelangen Fahrpause ist eigentlich immer zu empfehlen, zunächst Auffrischfahrstunden zu nehmen, und zwar so viele, wie man braucht, um sich wieder an das Fahren, den Verkehr zu gewöhnen und die nötige Sicherheit zu bekommen. In Seminaren für «Angstfreies Fahren» sind fast die Hälfte der Teilnehmer «Wiedereinsteigerinnen», «Frauen, die einfach wenig Fahrpraxis haben und deshalb das Autofahren scheuen».[72] In den normalen Fahrschulen gibt es hier manchmal Probleme: Einige meiner Patientinnen haben mir berichtet, dass ihr Fahrlehrer so wenig ermutigend war, dass sie schnell das Autofahren wieder gelassen haben. In solchen Fällen sollte man nicht gleich aufgeben, sondern einfach noch andere Fahrlehrer oder Fahrlehrerinnen testen! Manchmal aber ist nicht der «böse» Fahrlehrer oder Partner das Problem, sondern es sind versteckte Ängste und/oder die eigene Verletzlichkeit in Reaktion auf andere, die dazu führen, dass man nach den ersten Schwierigkeiten sofort aufgibt.

Frau R., eine 38-jährige Altenpflegerin, wurde von ihrem Hausarzt wegen eines Unfalltraumas überwiesen. Sie hatte vor ca. einem Jahr einen schweren Unfall erlitten, hatte seither Schlafstörungen, fühlte sich ständig angespannt, gereizt. Längere Zeit nach dem Unfall hatte Frau R. wieder versucht, Auto zu fahren, war

72 Bäricke 2006, S. 9.

jedoch an ihrer Angst gescheitert. Sie sei immer eine gute Fahrerin gewesen, der Unfallschock sitze aber wohl zu tief. Sie stehe jetzt sehr unter Druck, weil sie in die häusliche Pflege wechseln wolle, dazu müsse sie aber wieder Auto fahren können. Spontan verabredete ich eine gemeinsame Fahrt in einem sehr ruhigen Wohngebiet. Dabei stellte sich Folgendes heraus: Hauptsächlich bestand ihre Angst in einer großen Unsicherheit aufgrund der langen Fahrpause und der mangelnden Fahrpraxis, beispielsweise geriet sie bei kleineren Schaltfehlern und beim Anfahren gleich in Panik. Kreuzungen und sich schnell nähernde Autos lösten ebenfalls Angst aus, eine Folge des Unfalls. Schließlich wurden beim Fahren noch einige Unsicherheiten deutlich: Sie fuhr meistens zu weit rechts, kam immer wieder gefährlich nahe ans Bankett und zudem war ihre Geschwindigkeit vor Kreuzungen und in Kurven meist unangepasst, das heißt, viel zu schnell.

Frau R. entschloss sich, einige Fahrstunden zu nehmen, um diese Probleme zu bewältigen, sie übte viel allein und fährt inzwischen wieder täglich Auto.

Hier wird das Zusammenspiel mehrerer Faktoren deutlich, die einen Wiedereinstieg schwierig machen oder ganz verhindern können. Ebenso wird klar, dass es oft nicht alleine mit Selbsthilfeübungen getan ist, sondern dass alle Möglichkeiten genutzt werden müssen, um die Unsicherheiten und Ängste beim Fahren zu bewältigen: Verhaltenstherapie, spezielle Fahrschulen, Selbsthilfeübungen und natürlich häufiges und tägliches Üben.

Vergessen Sie zudem beim Fahren und Üben nicht, sich selbst zu loben, sich Mut zu machen und für die notwendigen Erfolgserlebnisse zu sorgen. Ein Erfolgserlebnis könnte es schon sein, wenn Sie trotz Ihrer Angst zum ersten Mal alleine einige Runden schwitzend und zitternd um den Block gefahren sind und das am nächsten Tag gleich wieder zu tun. Wichtig ist nur, dass Sie sich überhaupt wieder trauen zu fahren und die dabei auftretenden Schwierigkeiten als normal betrachten.

Falls sich eine der im Schlusskapitel aufgeführten Fahrschulen für Fahrängstliche in Ihrer Nähe befindet, können Sie auch dort Fahrstunden nehmen, sofern Ihnen das als sicherer erscheint. Diese Fahrschulen sind im Umgang mit Ängsten beim Fahren vertraut.

Zu empfehlen ist – wie bei Führerscheinneulingen –, für den Anfang ein älteres, gebrauchtes, trotzdem sicheres Auto zu benutzen, damit die Angst vor einer möglichen Beule gering bleibt; manche Fahrer und Fahrerinnen tun sich zudem in einem Auto mit Automatikschaltung leichter. Ansonsten müssen Sie natürlich auch alleine üben, am besten zu Beginn täglich! Je öfter und je länger Sie fahren, je mehr Fahrsituationen Sie aufsuchen, in denen Sie sich unsicher fühlen, desto eher wird Ihre Angst verschwinden und Ihre Routine bzw. Gelassenheit beim Autofahren zunehmen.

5.5 Fahrer und Beifahrer: Der alltägliche Konflikt

«Wenn der Bauer nicht schwimmen kann,
gibt er seiner Badehose die Schuld.»
Bernt Spiegel, Die obere Hälfte des Motorrads, S. 171

Eigentlich hätte dieses Thema ein eigenes Buch verdient. Jeder kennt – mehr oder weniger leidvoll – als Fahrer und als Beifahrer die entsprechenden Probleme und Konflikte. In einer nicht repräsentativen Fragebogenaktion wurden 500 Menschen zu ihren Ängsten in verschiedenen Verkehrmitteln befragt. 11 % der Befragten gaben an, Angst beim Autofahren zu haben, 89 % hatten dagegen Angst, bei bestimmten Leuten mitzufahren![73]

In einer Sonntagszeitung las ich neulich, in einem etwas anderen Zusammenhang, einen netten Spruch: «Würde ich also gefragt, was ich auf Reisen verabscheue, lautete die Antwort: Autos mit Fahrer. Der überwältigendste Augenblick auf Reisen? Lebend aus Autos mit Fahrern zu steigen. Und schließlich: Mein Rat an alle Reisenden? Meiden Sie, wann immer möglich, Autos mit Fahrern.»[74]

Autofahren ist gefährlich, auch wenn wir diese Tatsache häufig verdrängen und nicht wahrhaben wollen. Wenn wir selbst am Steuer sitzen, haben wir noch einigermaßen die Kontrolle über diesen Vorgang. Als Beifahrer haben wir keine Kontrolle mehr, und das macht vielen Menschen Angst, besonders, wenn sie nicht sicher sind, ob der andere so reagieren wird, wie man selbst reagieren würde und wie es vielleicht erforderlich ist.

Eine typische Situation: Eine Fahrt auf der Autobahn bei höherer Geschwindigkeit. 100m voraus blinkt ein Lastwagen, der überholen will. Der Fahrer fährt weiter auf der linken Spur, der Beifahrer oder die Beifahrerin ruft nervös: «Brems doch endlich!», weil er/sie nicht einschätzen konnte, wie der Fahrer reagieren wird. Was der Beifahrer/in nicht einschätzen konnte: Hat der Fahrer nicht längst alles im Blick, wäre es vielleicht viel gefährlicher, abrupt auf der linken Spur abzubremsen? Vielleicht ist er längst darauf vorbereitet, rechtzeitig noch zu bremsen, zu hupen oder auch nach rechts auszuweichen? Diese Angst vor mangelnder Kontrolle über einen möglicherweise gefährlichen Vorgang ist bis zu einem gewissen Grad durchaus angemessen; sie lässt sich aber verringern, wenn beide Partner sachlich über solche Situationen sprechen können und lernen, aufeinander zu hören. Zudem kann ein geringes Vertrauen auch daran liegen, dass der Beifahrer z. B. unter einer verborgenen Unfallangst oder unter einer generalisierten Angststörung leidet.

---

73 Carr 2000, S. 174.

74 Jeska 2008.

Wenn es um die Probleme zwischen Fahrern und Beifahrern geht, trifft man auf zahlreiche Klischees: da sind der ungeduldige, Mann, der seine Frau am Steuer ständig kritisiert, die Frauen, die einfach nicht Auto fahren können, die Beifahrerin, die immer wieder erdulden muss, wie ihr Mann am Steuer rast und dicht auffährt.

Diese Klischees scheinen manchmal zuzutreffen, aber sie alle haben einen grundlegenden Nachteil: Vernünftige Lösungen der häufigen Konflikte beim gemeinsamen Autofahren werden durch diese Annahmen verhindert, der Streit verschärft. Der Mann ist der rücksichtslose Fahrer, die Frau kann nicht Auto fahren. Gegen solche Gemeinheiten muss oder müsste man sich natürlich wehren, kann oder will es aber nicht immer. Das bedeutet vielleicht Kampf, meistens jedoch wütendes Schweigen. Die eine fährt noch unsicherer, der andere fährt vielleicht noch aggressiver. In beiden Fällen leidet die Fahrsicherheit.

Die Ausbildungsordnung der Piloten schreibt vor, dass der auszubildende Pilot schlechte Zensuren bekommt, wenn er es versäumt, den Kapitän auf Fehler aufmerksam zu machen bzw. notwendige Korrekturen mitzuteilen. Der Kapitän seinerseits hat gelernt, sich Korrekturen anzuhören und diese gegebenenfalls mit einzubeziehen. Diese notwendige Kooperation zwischen Kapitän und Co-Pilot wird im Simulator und in den praktischen Flugstunden eingeübt. Es würde erheblich zur Sicherheit im Straßenverkehr beitragen, wenn auch zukünftige Autofahrer eine solche Kritik- und Kooperationsfähigkeit schon in der Fahrschulausbildung lernen müssten.

Im Folgenden möchte ich einige Ratschläge und Anregungen geben, wie Sie Konflikte beim gemeinsamen Autofahren vermeiden oder konstruktiv lösen können:

- Gehen Sie grundsätzlich nicht davon aus, dass der andere Schuld hat. Ich höre schon den fernen Aufschrei: «Aber es ist doch schlimm, wenn mein Mann so rast und anderen fast bis auf die Stoßstange fährt?» Ich frage zurück: «Was würden Sie sagen, wenn Sie bei jeder Fahrt jemand mit dem Messer bedroht, und Sie hätten die Möglichkeit, diese Fahrten zu vermeiden, tun es aber nicht?» Sie können nicht aus dem fahrenden Auto aussteigen? Stimmt! Aber Sie können unmissverständlich verlangen, dass der Fahrer an der nächsten Haltestelle oder im nächsten Ort anhält und Sie aussteigen lässt. Manche Beifahrer/innen fahren immer wieder mit, eine unglückliche Ehe lang, obwohl sie bei jeder Fahrt Todesängste ausstehen.

- Manchmal spüren Sie vielleicht eine große Gefahr, wo keine ist! Ihr Partner fährt mit 120 km/h auf der Autobahn, hält sicheren Abstand, und trotzdem stehen Sie große Ängste aus. Führe er noch langsamer fahren, würde er Sie vielleicht tatsächlich gefährden. Sie sollten sich selbst ebenfalls fragen, ob Sie zu dem Problem oder Konflikt beitragen. Oft stecken hinter solchen Ängsten frühere Unfallerlebnisse, eine generalisierte Angststörung oder versteckte Panikattacken. Natürlich werden Sie dann offen oder versteckt versuchen, den Fahrer zu dirigieren und zu kontrollieren. *Frau L., eine Justizangestellte, berichtete während einer Therapiestunde beiläufig, sie gerate mit ihrem Mann beim Autofahren öfters in Streit. Wenn er fahre, mache sie ihn öfter auf rote Ampeln aufmerksam, er reagiere dann patzig: «Das sehe ich doch selbst.» Sie meine es aber doch nur gut. Nach gezielten Fragen erinnert sie sich an einen Unfall vor 20 Jahren. Sie hatte mit ihrem Auto an einer Kreuzung gestanden und hatte auf die rote Ampel geblickt. Plötzlich krachte es, ein anderer Autofahrer war mit Wucht von hinten auf sie aufgefahren. Ihr Wagen wurde einige Meter nach vorne geschleudert, und sie erlitt ein Schleudertrauma. Den Unfall selbst habe sie nach einiger Zeit völlig vergessen.*

- Nehmen wir das Klischee von dem ständig kritisierenden Ehemann oder das von der ängstlichen Ehefrau, die jeden Überholvorgang, jede vermeintliche Gefahrenstelle warnend kommentiert. Sie sollten sich klarmachen, dass genau dieses Verhalten dazu beiträgt, den Fahrer erst recht unsicher zu machen (oder zorniger!), weitere Fehler zu provozieren und sich und andere zu gefährden. Umgekehrt gilt: Würde mancher Autofahrer bei Kritik nicht sofort «innerlich in Ohnmacht fallen» und in Wut geraten, könnten beide zusammen vielleicht entspannt und sicher fahren.

- Weder Sie noch die Person, die im Auto neben Ihnen sitzt, ist schuld! Es ist sinnvoller, wenn Sie überlegen, was Sie selbst tun können, damit es Ihnen besser geht. Die Gesamtsituation ist nicht immer so eindeutig, wie es scheint. Es gibt viele Möglichkeiten, weshalb zwei Menschen im Auto Probleme miteinander bekommen! Vielleicht haben Sie grundsätzlich Schwierigkeiten mit Ihrem Partner, da stört dann jede Kleinigkeit. Und natürlich stört dann auch die Art, wie er Auto fährt. An Ihrem Beziehungsproblem wird sich dann durch die Kritik beim Autofahren und anderswo überhaupt nichts ändern.

- Fühlen Sie sich oft kritisiert, auch beim Autofahren? Zu argumentieren und sich zu verteidigen hilft hier gar nichts, sondern macht alles noch schlimmer! Ärger und Rechtfertigung sind oft Ausdruck eigener Hilflosigkeit und von Nicht-Handeln-Wollen. Menschen, die ihrer selbst sicher und erwachsen sind, würden vielleicht sagen: «Ich halte sofort an, wenn du weiter auf mich einredest», und würden das dann auch tun. Oder Sie würden sagen: «Stimmt, du hast recht», und würden sich dabei gut fühlen. Oder Sie würden innerlich lächeln, als hätte Ihr Partner gerade gesagt, er sei der Papst. Wenn Sie sich sicher fühlten, würden Sie vielleicht vorschlagen, in Zukunft getrennt zu fahren und würden Ihren Worten

Taten folgen lassen. Alles, nur nicht diskutieren, sich verteidigen. Es löst nichts, macht das Fahren unsicher und programmiert den nächsten Konflikt schon vor.

- Besonders als Fahranfänger sind Sie wie ein Pilot, der Turbulenzen und Schwierigkeiten weder beherrscht noch ausreichend geübt hat. Sie sollten und dürfen Ihrem Beifahrer daher ein gewisses Maß an Angst und Mitspracherecht zugestehen, solange er dabei ruhig, sachlich und geduldig bleibt.

- Sie fahren als Beifahrer mit im Auto und sind vielleicht ein langjähriger und routinierter Autofahrer. Gestehen Sie dem Fahrer zu, dass er vielleicht nicht Ihre Übersicht und Ihre Routine hat. Noch weniger sollten Sie Ihre eigene Erfahrung zum Anlass nehmen, den Fahrer ständig während der Fahrt zu belehren. Ein unsicherer Fahrer lernt leichter und schneller, wenn er eigene Erfahrungen machen kann. und nicht alles vorgeschrieben bekommt. Wenn einem in einer fremden Stadt der Weg durch einen ortskundigen Beifahrer gewiesen wird, kommt man vielleicht zum Ziel, bleibt aber des Orts unkundig und wird das nächste Mal eher hilflos sein.

- Für eine bessere und entspannte Kommunikation zwischen Fahrer und Beifahrer gibt es eine gute Lösung: Beide sollten *vor* einer Fahrt miteinander ausmachen, ob bzw. dass der andere etwas Kritisches sagen und wie weit er dabei gehen darf. Vielleicht zur Übung zunächst nur für einige Minuten.

- Vermeiden Sie ständige und sich wiederholende Diskussionen mit Ihrem Partner beim Autofahren. Vielleicht sind Sie im Recht, vielleicht auch nicht. Viele Situationen sind nicht so eindeutig, wie sie subjektiv erscheinen. Wie können solche Situationen gelöst und entschieden werden? Sie können z. B. den Fahrer bitten, etwas langsamer zu fahren – nicht weil er zu schnell fährt, sondern weil Ihnen dann wohler ist. Reagiert er nicht, können Sie ihn bitten, wegen Ihrer Probleme im nächsten Ort aussteigen zu dürfen. Sie müssen dann nicht über angemessene Geschwindigkeiten diskutieren. Sie akzeptieren das Verhalten des andern und handeln trotzdem. Er darf schnell fahren, und Sie müssen das nicht mögen und mitmachen.

- Zum Schluss: Vergessen Sie bei keiner Fahrt zu erwähnen, was der andere gut gemacht hat, worüber Sie sich gefreut haben: in *beide* Richtungen – als Fahrer zum Beifahrer und als Beifahrer zum Fahrer. Irgendetwas findet sich immer. Viele Menschen halten es ja leider mit den Schwaben: «Net gschimpft, isch au globt.». Für Nicht-Schwaben: «Nicht geschimpft, ist auch gelobt». Weder im Leben noch wenn Sie entspannt miteinander fahren wollen, ist das ein gutes Motto! Ein kleines Lob tut gut, stärkt das Selbstvertrauen und spornt an, das nächste Mal wieder genauso umsichtig zu fahren.

5.6 Fahrschulen für Fahrängstliche

Es gibt immer mehr Fahrschulen, die sich auf Menschen mit Fahrängsten spezialisieren. Von unterschiedlichen Institutionen (z. B. Volkshochschulen) oder Clubs werden entsprechende Hilfen und Kurse angeboten. Nach meiner Kenntnis melden sich in den Fahrschulen für Fahrängstliche fast nur Frauen an, überwiegend sogenannte «Wiedereinsteigerinnen»: Frauen, die aus verschiedenen Gründen, oft aus Unsicherheit, lange nicht mehr Auto gefahren sind. Mit normalen Fahrschulen haben manche von ihnen früher schlechte Erfahrungen gemacht oder sie glauben, dass sie dort mit ihren Ängsten nicht verstanden werden.

Der hohe Frauenanteil unter den Klienten dieser Fahrschulen und dieser Kurse hängt möglicherweise damit zusammen, dass mehr Frauen als Männer unter bestimmten Ängsten leiden, die sich auch auf das Autofahren auswirken (siehe auch Kap. 2.3). Vielleicht liegt es auch daran, dass Frauen eher bereit sind, ihre Ängste offenzulegen und etwas dagegen zu tun – eine Erfahrung, die ich übrigens auch in meiner Praxis mache.

Besonders für Menschen, die sich nach längerer Fahrpause oder bei mangelnder Fahrpraxis wieder ans Steuer eines Autos wagen wollen, sind diese Fahrschulen und Kurse sehr geeignet. Dort kann man einiges über seine Ängste lernen und erfährt Möglichkeiten, wie man seinen Stress beim Fahren bewältigen kann. Die Kurse werden von Fahrübungen begleitet, die in der Regel auf Ihr Problem und Ihre Unsicherheiten abgestimmt sind. Ohne begleitende Fahrübungen ist es allerdings wenig wahrscheinlich, dass Sie sich wieder trauen, alleine zu fahren. Darüber hinaus ist es unerlässlich, auch alleine immer wieder zu üben und zu fahren.

Menschen mit Panikattacken, Traumatisierungen nach Unfällen, überhaupt mit schwerwiegenden Angststörungen, benötigen in der Regel eine Verhaltenstherapie, begleitend dazu können Fahrübungen in einer (spezialisierten) Fahrschule helfen. Auch spezialisierte Fahrlehrer sind keine Therapeuten und können grundlegende Ängste nicht beheben. Umgekehrt gilt: Wenn Ihre Panik und Ihre Körpersymptome beim Fahren zu stark sind, sollten Sie die notwendigen Konfrontationsübungen nur in einem Fahrschulauto und in Begleitung eines Fahrlehrers absolvieren.

Einige der auf Fahrängste spezialisierten Fahrschulen und die entsprechenden Clubs bezeichnen ihre Klientel als «Angsthäsinnen» oder nennen sich «Angsthasenfahrschule». Irgendwann hat sich dieser Begriff eingebürgert, auf manche kann er aber abwertend wirken. Menschen sind keine «Versager», weil sie vielleicht nicht Tennis spielen können, sie sind keine Angsthasen, weil sie unter einer bestimmten Angst leiden; man würde auch nicht für Schüler, die in *einem* Fach Probleme haben, eine «Dummkopfschule» einrichten. Psychische Not entsteht oft deswegen, weil die Betroffenen bei bestimmten Problemen als ganze Person abgewertet werden. Zunehmend sehen sie sich dann auch selbst so, wie sie von anderen bezeichnet werden, als Angsthasen, Dummköpfe oder Versager. Es wäre erfreulich, wenn dieser Begriff nicht weiter verwendet würde.

Trotz dieser kleinen Randnotiz: Es ist gut, dass es diese Fahrschulen und Clubs gibt. Sie kümmern sich um ein Problem, das von der Öffentlichkeit bisher kaum beachtet wurde und unter dem viele der Betroffenen sehr leiden. Beispielsweise wurden im «Autoclub für Angsthäsinnen» in Magdeburg in den vergangenen zehn Jahren ca. 700 Frauen betreut.[75] Es wäre zu wünschen, wenn es noch viel mehr von diesen Fahrschulen und Clubs gäbe.

Voraussetzungen für Fahrlehrer

Falls Sie als Fahrlehrer die Idee haben, sich auf Autofahrer mit Ängsten beim Fahren zu spezialisieren, sollten Sie einige Voraussetzungen bedenken:

- Sie sollten viel Geduld haben und anderen Menschen Zutrauen und Anerkennung vermitteln können.
- Es ist sinnvoll, Kurse in Kleingruppen durchzuführen (maximal 4 bis 5 Teilnehmer bzw. Teilnehmerinnen). Nur so ist es möglich, auf die meist sehr unterschiedlichen und individuellen Probleme der Teilnehmer einzugehen.
- Die Zusammenarbeit mit einem Psychologen, besser einem Verhaltenstherapeuten, ist m. E. sinnvoll und notwendig. Dieser kann gegebenenfalls einschätzen, welche Ängste der Unsicherheit beim Fahren zugrunde liegen, und kann Kurse in Entspannungstechniken und Möglichkeiten des Stressabbaus vermitteln.
- In Zusammenarbeit mit einem Psychologen können unter Umständen viel genauer individuelle Zielvorgaben und Lernprogramme erstellt werden. Kenntnisse über die Art und den Umgang mit verschiedenen Ängsten, die beim Autofahren eine Rolle spielen können, sollten auch die Fahrlehrer haben, die sich spezialisieren wollen.

75 Mitteilung des Autoclubs für Angsthäsinnen von 2008.

- Mögliche Vorschläge und einzelne Techniken für ein Kursprogramm mit Gruppen (nicht speziell für Menschen mit Fahrängsten!) finden sich bei Kaluza (2005; Stressbewältigung) und Kogler (2006; Mentales Training; siehe auch die Literaturliste).

Anhang

Schlüsselideen

1. Ängste beim Autofahren sind sehr häufig. Mehrere Millionen Menschen in Deutschland leiden unter Ängsten beim Autofahren, viele meiden das Fahren ganz. Nicht nur Fahrer sind davon betroffen, sondern auch Mitfahrer, ähnlich wie bei der Flugangst. Diese Ängste machen vielen das Autofahren zur Qual und sie können sich erheblich auf die Fahrsicherheit auswirken. Sie haben meistens andere Ursachen und Auslöser als die Angst vor dem Fahren selbst, vor dem Verkehr oder einem möglichen Unfall. Vielfach handelt es sich um grundlegende Ängste, die auch andere Lebensbereiche erheblich einschränken. Den Betroffenen sind die wirklichen Ursachen ihrer Probleme beim Autofahren in der Regel nicht bewusst. Sie sind oft sichere und gute Autofahrer. Entspannt Auto zu fahren wäre vielen wieder möglich, wenn sie ihre Ängste kennen und damit gezielt bewältigen könnten.

2. Voraussetzung für ein entspanntes Fahren ist, dass man weiß, unter welcher Art von Angst man leidet. Bei grundlegenden Ängsten hilft es wenig oder nichts, wenn nur das Fahren geübt wird. Nicht Fahrfehler oder vermeintliches Unvermögen sind das Problem, sondern dass man eine Situation der Angst nur schwer besteht. Im Folgenden sind die wichtigsten krankhaften Ängste (Phobien) aufgeführt, die – neben anderen Lebensbereichen – meist auch das Autofahren beeinträchtigen.

- *Panikattacken und Agoraphobie:* Die betroffenen Fahrer und Beifahrer meiden Autobahnen, Tunnels, sowie Fahrten, die weit von zu Hause weg führen und fürchten Staus. Sie haben panische Angst davor, beim Autofahren einen Anfall von Schwindel, Herzrasen, Luftnot oder Übelkeit zu erleiden. Sie achten stets darauf, wie schnell sie im Notfall zu Hause oder beim Arzt sein können.
- *Soziale Ängste:* Menschen mit sozialer Angst fühlen sich unsicher, trauen sich das Fahren nicht zu, verlieren den Kopf, wenn sie Fehler machen, von Beifahrern kritisiert werden oder in schwierige Verkehrssituationen geraten. Manche fürchten beim Fahren Angstsymptome wie Schwitzen, Übel-

keit oder den Drang, zur Toilette zu gehen. Die Fahrprüfung wird als Horror empfunden. Sie haben Angst, alleine zu fahren, fürchten sich aber auch davor, wenn andere mit im Auto sind. Viele meiden wegen ihrer Unsicherheit das Autofahren ganz und überlassen ihrem Partner das Steuer.

- *Ängste nach einem Unfall:* Viele Menschen fahren nach einem Unfall unter starker Anspannung, fürchten sich vor Kreuzungen, vor Autofahrern, die dicht auffahren, oder vor Lastwagen. Als Beifahrer sind sie oft angespannt und machen den Fahrer auf alle möglichen Gefahrenpunkte aufmerksam. Manche Unfallgeschädigte leiden unter einer posttraumatischen Belastungsstörung, befinden sich beim Fahren in ständiger Alarmbereitschaft oder vermeiden das Autofahren ganz. Das Fahren und der Verkehr werden nur noch als bedrohlich erlebt.

- *Generalisierte Angst:* Diese Menschen sorgen sich über alles und jedes, befürchten mögliche Katastrophen in jeder Lebenslage. Auch das Autofahren, das Reisen und den Verkehr erleben sie in ständiger Anspannung und Angst, ihnen oder ihren Angehörigen könnte etwas passieren. Das eingeschaltete Handy darf nie fehlen.

- *Klaustrophobie* ist die Angst vor Enge und Eingeschlossensein. Die Betroffenen meiden Tunnels, Parkhäuser, ängstigen sich, wenn sie neben großen Lastwagen fahren, haben Panik, wenn sie in einen Stau geraten, und meinen, keine Fluchtmöglichkeit zu haben. Manchen bereitet es Unbehagen, sich anzugurten.

- *Höhenangst:* Höhen, sowie Blicke in die Tiefe lösen Angst aus. Hohe Brücken, hohe, offene Parkhäuser, Straßen an steilen Abhängen oder Bergpässe werden unter Umständen gemieden, manche nehmen deswegen große Umwege in Kauf.

- *Wiedereinsteiger* sind Führerscheinbesitzer, die selten oder lange nicht gefahren sind und wenig Fahrpraxis haben. Viele, besonders häufig Frauen, haben eine übermäßige Angst, wieder zu fahren, trauen sich nicht, einfach wieder zu üben oder Fahrstunden zu nehmen. Kleinere Misserfolge bei Fahrversuchen oder die Kritik von Beifahrern können diese Fahrängste und das damit verbundene Vermeidungsverhalten verstärken.

- *Isolierte Ängste vor dem Fahren an sich und dem Verkehr* gibt es sicherlich auch. Man sollte aber trotzdem immer überprüfen, ob sich dahinter nicht eine der obengenannten Ängste versteckt.

- Darüber hinaus gibt es das Unbehagen oder die Angst, die jeder Autofahrer kennt: bei dichtem Auffahren mit hoher Geschwindigkeit, bei Autobahneinfahrten und engen Baustellen, beim Fahren bei Glätte und Nebel. Diese Ängste und eine gesunde Vorsicht sollte man behalten, sie können unter Umständen lebensrettend sein.

Die Zahl der Betroffenen, die unter einer der genannten Phobien leiden, beträgt über 6 Millionen. Dazu kommen jährlich vermutlich mehrere hunderttausend Menschen, die nach einem Unfall unter speziellen Fahrängsten leiden, oft sogar traumatisiert werden. Da sich alle dieses Ängste überwiegend auch auf das Autofahren erstrecken, lässt sich grob schätzen, dass mindestens vier bis fünf Millionen Menschen in Deutschland als Fahrer oder als Beifahrer von – zum Teil massiven – Ängsten beim Autofahren betroffen sind.

3. Warum ist so wenig über Ängste beim Autofahren bekannt? Angst und Unsicherheit beim Autofahren sind ein gesellschaftliches Tabuthema. Viele Menschen schämen sich für ihre Ängste, viele kennen die Ursachen ihrer quälenden Angstsymptome nicht und sind z. B. der Meinung, sie litten unter einer körperlichen Erkrankung. Gesellschaftlich wird unsicheres Autofahren geächtet und abgewertet («Der fährt wie ein Idiot!») oder löst Aggressionen aus. Das heißt, eine Mischung aus Unkenntnis, Scham, gesellschaftlicher Abwertung und falschen Zuschreibungen («schlechter Autofahrer») verhindert einen offensiven Umgang der Betroffenen mit ihren Ängsten und eine angemessenen Behandlung des Themas durch die soziale Umgebung und die Öffentlichkeit.

4. Ohne Motivation geht nichts. Man sollte seine Motivation genau überprüfen, z. B. wenn man sich nach längerer Fahrpause unsicher fühlt und wieder einsteigen will. Das Gleiche gilt für die notwendigen Konfrontationsübungen bei Ängsten, die sich auch auf das Autofahren erstrecken. Manchmal sind Kinder, ein Umzug oder ein neuer Job eine gute Motivation, sich seinen Ängsten zu stellen. Die Aussicht, sich mit seinen (versteckten) Ängsten konfrontieren zu müssen ist dagegen für viele nicht so motivierend. In manchen Fällen kann es die Angst vor dem Autofahren nehmen, wenn man lernt, dazu zu stehen, dass man selbst nicht fahren will und es auch nicht muss.

5. Konfrontation ist wichtig – aber richtig! Man muss wissen, wovor man Angst hat. Ungezielte Konfrontations- und Fahrübungen nutzen wenig. Manche Menschen müssten sich mit ihrer Angst vor Schwindelgefühlen konfrontieren, manche sollten absichtlich (ungefährliche) Fehler beim Fahren machen und manche müssten bei Ängsten nach einem Unfall bewusst bestimmte Verkehrssituationen aufsuchen. Soll die Konfrontation gelingen, müssen zudem bestimmte Regeln beachtet werden. Die Übungen sollten in kleineren Schritten erfolgen und an das angepasst sein, was man sich selbst zutraut. Am besten ist es, wenn man sich der Angst nach Möglichkeit so lange aussetzt, bis sie weniger wird. Ein bestimmter «Angstpegel» darf durchaus sein. Viele Menschen hatten ja auch bei ihren ersten Fahrten alleine oder in bestimmten Verkehrssituationen Angst.

6. Ängste setzen sich fest, wenn man dagegen ankämpft. Die schnellsten Fortschritte bei einer Konfrontation macht man dann, wenn Ängste auftreten. Wenn man keine Angst hat, kann man auch nicht lernen, sie zu bewältigen. Am besten wäre es, sich möglichst viele Situationen herbeizuwünschen, in denen man sich seiner Angst stellen kann. Nicht nur die Konfrontation mit den Angst auslösenden Situationen ist wichtig, auch das «Kopfkino» muss sich verändern – das bringt Sicherheit. Manche Menschen denken, wenn sie an einer Ampel den Motor abgewürgt haben: «So eine Blamage, gleich passiert was Schlimmes.» Die Wahrscheinlichkeit ist dann hoch, dass sie immer wieder Angst und Probleme beim Anfahren haben. Absichtlich zu üben, an verschiedenen Ampeln besonders langsam anzufahren oder den Motor abzuwürgen, würde eher helfen, weil dann die Angst davor nachlässt und dadurch die Sicherheit steigt.

7. Eine richtige und beruhigende Atmung baut Stress und Ängste ab. Bei Angst gerät man automatisch und unbewusst in eine «Schreckatmung», atmet meist schneller und flacher. Dabei entstehen oft Schwindel und ein Gefühl von Atemnot. Eine bewusste und verstärkte Ausatmung mindert diese Symptome und beruhigt. Diese Übung hilft: Langsam bis zwei zählen und dabei einatmen, langsam bis drei oder vier zählen und dabei ausatmen; das Ganze einige Minuten lang wiederholen. Nachdem man diese Atemübung öfter geübt hat, lässt sie sich auch im Auto und beim Fahren praktizieren. Man kann diese kleine Übung etwa beim Halt an einer roten Ampel machen oder auf einem Autobahnrastplatz; Fahrschüler können sie bei Nervosität vor der Fahrprüfung durchführen.

8. Die Veränderung sozialer Ängste bringt oft mehr Sicherheit als Fahrübungen alleine. Fahrschüler, die den Kopf verlieren, wenn sie Fehler machen oder kritisiert werden, kennt jeder Fahrlehrer. Manche Autofahrer haben die gleichen Ängste, werden bei Bemerkungen des Beifahrers unsicher, geraten in Panik, wenn jemand hupt oder drängelt, und trauen sich das Autofahren eigentlich nicht zu. Sie könnten aber – ohne ihre soziale Angst – gute Autofahrer sein. Die Unsicherheit mancher Autofahrer nach langer Fahrpause hat ihre Ursache oft nicht nur in der fehlenden Übung, sondern auch in einer sozialen Ängstlichkeit und mangelndem Selbstbewusstsein. Man gibt sich selbst, seiner vermeintlichen Unfähigkeit oder dem fehlenden Verständnis des Beifahrers die Schuld an den unvermeidlichen Fehlern und der eigenen Unsicherheit. Dabei ist es ja völlig normal, unsicher zu sein, Fehler zu machen, wenn man keine Fahrpraxis hat. Wichtig wären hier Übungen, die die Angst vor Fehlern nehmen, die gegen Kritik und Korrekturen robuster machen, die Selbstvertrauen und Selbständigkeit vermitteln – und natürlich häufiges Fahren.

9. Weites, peripheres Sehen kann eine gute Hilfe bei unsicherem Fahren, bei Schwindel und Tunnelangst sein. Anfänger und ängstliche Autofahrer haben häufig eine schlechte Angewohnheit beim Fahren: Je unsicherer sie sich fühlen, desto mehr richtet sich der Blick relativ kurz vor das Auto auf die Straße oder auf das Heck des vorausfahrenden Autos. Genau das kann aber noch mehr Angst und Unsicherheit erzeugen. Man nimmt die nähere und weitere Umgebung nicht mehr richtig wahr, zudem können Schwindelgefühle die Folge dieses eingeschränkten Sehens sein. Ob im normalen Verkehr, auf der Autobahn oder in einem Tunnel: Ein peripheres, weit vorausblickendes Sehen gibt Überblick und Sicherheit. Fahrlehrer berichten, dass das Fahren sofort um Klassen besser geht, wenn dieser weite Blick geübt und beherrscht wird.

10. Lob und Ermutigung helfen beim Lernen. Menschen lernen besser und haben mehr Spaß beim Lernen, wenn sie gelobt und ermutigt werden, das ist wissenschaftlich belegt. Dasselbe gilt für Fahrschüler und Autofahrer: Auch sie lernen schneller und fahren sicherer, wenn man ihnen das Fahren zutraut und sie bestätigt, wenn sie Erfolgserlebnisse haben. Manche Beifahrer und Fahrlehrer meinen, man müsse nur Fehler aufzeigen. Auch so kann man lernen, aber es produziert oft Angst und macht das Lernen schwer. Wichtig ist allerdings nicht nur die Anerkennung oder Ermutigung von anderen, sondern auch die eigene positive Selbsteinschätzung. Wenn man sich selbst nichts zutraut, beim Autofahren nur seine Fehler sieht, nützt das schönste Lob von außen nichts. Man verhält sich wie ein Drogensüchtiger, der von seinem Dealer und von seinem Stoff abhängig ist – es wirkt immer nur kurzfristig. Wenn man lernt, sich selbst Mut zu machen, sich selbst zu loben und bei Fehlern nachsichtig zu sein, hilft das viel mehr dem Selbstvertrauen und einem entspannten Fahren.

11. Was hilft? Verhaltenstherapie – Fahrschulen – Selbsthilfe? Leiden Sie unter einer der oben genannten Ängste, die Sie gleichzeitig in anderen Lebensbereichen stark belastet und einschränkt, dann sollten Sie sich eventuell einer Verhaltenstherapie unterziehen. Alleine durch Selbsthilfeübungen oder Kurse in einer Fahrschule können krankhafte Ängste nicht behoben werden! Für Menschen mit starken Panik- und Schwindelsymptomen beim Autofahren kann es aber sinnvoll oder notwendig sein, begleitend Übungen in einer Fahrschule zu machen. Autofahrer, die sich nach einer langen Fahrpause unsicher fühlen, aber wieder fahren lernen wollen, werden dort vermutlich ebenfalls gut betreut. Inzwischen werden in einigen Städten von speziellen Fahrschulen Kurse und eine individuelle Betreuung für fahrängstliche Menschen angeboten. Begleitend dazu gibt es – mit und ohne Auto – viele Möglichkeiten und Übungen zur Selbsthilfe. Wichtig dabei ist, nicht einfach nur «in's Blaue hinein» Auto zu fahren, sondern sich gezielt und in kleinen Schritten mit seinen speziellen Problemen zu konfrontieren.

12. Übung im Alltag und Gewohnheitsbildung sind unverzichtbar, besonders nach dem Erwerb des Führerscheins und beim Wiedereinstieg nach einer langen Fahrpause. Die dabei auftretenden Ängste und Unsicherheiten sind normal, vorausgesetzt, man schreibt sie nicht dem eigenen Unvermögen zu. Häufige und regelmäßige Übung im Alltag führt zur Gewohnheitsbildung und mehr Sicherheit. Das gilt sowohl für Konfrontationsübungen bei Ängsten als auch für Fahrübungen und den Umgang mit Verkehrssituationen selbst. Wenn ich keine Sicherheit beim Fahren habe, nutzen die besten Übungen zur Angstkonfrontation wenig. Umgekehrt gilt: Wenn ich eigentlich gut fahre, aber dabei unter Angst leide und viele Fahrsituationen meide, kann das Autofahren auch weiterhin eine Qual bleiben. So oder so gilt: Üben, üben, üben…

Nützliche Adressen

Fahrschulen und Kurse für Menschen mit Fahrängsten

Angstfrei – Auto fahren, Dipl.-Psych. Alexandra Bäricke; Hauptsitz: Kaulbebachstr. 58, 80539 München
Tel.: 0049+700-264 783 734; E-Mail: anbieter20041009@angstfrei-autofahren.de; Homepage: www.angstfrei-autofahren.de
Die Fahrlehrerin ist gleichzeitig Diplom Psychologin. Zu den Kursen können begleitende Fahrstunden gebucht werden.

Fahrschule Bulla, Stefan Bulla, Seltersweg 77, 35390 Gießen
Tel.: 0049+641 74113; E-Mail: stefan_bulla@hotmail.com; Homerpage: www.fahrschule-bulla.de
Der Fahrschulinhaber arbeitet mit seiner Frau Amalia Bulla-Garlonta, einer Diplom Psychologin, zusammen. Für Problemkandidaten in der Fahrschule werden spezielle Kurse und eine individuelle Betreuung angeboten.

Fahrschule «Schaffen wir», Frank Müller, Sonnenallee 58, 12045 Berlin
Tel.: 0049+30 624 80 68; E-Mail: fahrschule@schaffenwir.de; Homepage: www.schaffenwir.de
Der Fahrschulinhaber ist ein Bruder des Verfassers. Für Fahrängstliche werden Antistresskurse, individuelle Beratung und begleitende Fahrstunden angeboten.

Autoclub für Angsthäsinnen, Magdeburg (bei der Beratungsstelle für Familien)
Tel.: 0049+391 401 30 97 oder 54 108 21
Für Frauen, die sich aufgrund mangelnder Fahrpraxis oder nach längerer Fahrpause unsicher beim Fahren fühlen, wird eine individuelle Betreuung und begleitetes Fahren mit ehrenamtlichen «Fahrbegleitern» angeboten.

Club autogestresster Frauen, Berlin (beim Frauenpunkt Courage e.V., Gehrenseestr. 4, 13053 Berlin).
Tel.: 0049+30 986 025 86
Stammtisch, Einzelberatung und Infoveranstaltungen mit Fachreferenten, gegebenenfalls findet eine Zusammenarbeit mit Fahrschulen statt. Der Club ent-

stand aus der Idee und der Erfordernis, sozial schwachen Frauen mit Führerschein wieder zu mehr Mobilität und damit zu mehr Chancen bei der Arbeitssuche zu verhelfen.

Die Auswahl der genannten Anbieter und Seminare sagt nichts über die Qualität der Angebote aus: Diese konnte nicht im Einzelnen überprüft werden. Weitere Adressen, Informationen und Fahrschulen finden Sie im Internet unter anderem unter den Suchbegriffen «Fahrangst» oder «Fahrphobie». Einige Volkshochschulen und der TÜV Rheinland bieten ebenfalls Kurse für fahrunsichere Frauen an.

Sicherheitstrainings

Falls Sie Ihre Sicherheit bei der Beherrschung des Autos verbessern wollen, können auch Sicherheitstrainings bei den großen Automobilclubs hilfreich sein. Beim ADAC gibt es spezielle Kursangebote für Frauen und für junge Fahrer. Dort werden u. a. Bremstechniken, Slalomfahren, das Ausweichen vor plötzlichen Hindernissen, das Fahren auf glatter Fahrbahn geübt. ADAC Info-Telefon Sicherheitstraining: 0049+180 512 10 12.

Verhaltenstherapie

Adressen von Verhaltenstherapeuten erfahren Sie von Psychiatern und Neurologen, von Ihrem Hausarzt und aus dem Branchenbuch («Psychotherapie»). Listen mit allen Therapeuten in Ihrem Wohnbezirk können Sie auch bei Ihrer Krankenkasse oder der Kassenärztlichen Vereinigung Ihres Bundeslandes anfordern.

Weitere Adressen und Websites

Deutschland

PID (Psychotherapie-Informationsdienst), Oberer Lindweg 2, 53129 Bonn
Tel.: 0049+228 746699
Der PID vermittelt bundesweit Therapeuten

DASH (Deutsche Angst-Selbsthilfe), Albrecht-Achilles-Straße 65, 10709 Berlin
(für Berlin: www.nakos.de)
Kontakt- und Informationsstelle für Selbsthilfegruppen

KISS (Kontakt- und Informationsstelle für Selbsthilfegruppen), Frauentorgraben 69, 90443 Nürnberg
Tel.: 0049+911 234 9449

www.angstselbsthilfe.de
Umfangreiche Webseite zu Themen der Angstselbsthilfe.

Traumatherapie
EMDRIA Deutschland e.V. Fachverband für Anwender von EMDR, Niedernstr. 16, 33602 Bielefeld, Tel.: 0049+521 557 48 46, www.emdria.de

Österreich
ÖBVP (Österreichischer Bundesverband für Psychotherapie), Löwengasse 3/5/6, A-1030 Wien
Tel.: 0043 (1) 512 709 0; E-Mail: oebvp@psychotherapie.at;
Homepage: www.psychotherapie.at/oebvp

EMDR-Netzwerk-Österreich, www.emdr-netzwerk.at

ÖAMTC (Automobilclub Österreich), Schubertring 1–3, A-1010 Wien
Tel.: 0043 (1) 1711 99, Homepage: www.oeamtc.at/fahrsicherheit
Der ÖAMTC bietet Fahrsicherheitstrainings an.

Schweiz
Schweiz: Fahrangst.ch, Renate Schellenberg, Buchrainweg 11, CH-3612 Steffisburg
Tel.: 0041 (0) 79 207 78 02, Homepage: www.fahrangst.ch
Frau Schellenberg ist Fahrlehrerin und Psychologin und bietet Seminare für Kleingruppen sowie Einzelfahrtraining an. Der Schwerpunkt liegt auf praktischen Fahrübungen, die sich an den jeweiligen Problemen der Teilnehmer(innen) orientieren.

Angst- und Panikhilfe Schweiz, Hölzliweg 165, CH-4232 Fehren
Tel.: 0041 (0) 848 801 109 Kontakt: Heidy Amstatten, Ahomweg 8, CH-6074 Giswil

www.beratungspool.ch/dienstleistungen/dien-pt.html
Therapeuten in verschiedenen Regionen der Schweiz.

Touring Club Schweiz (TCS)
Tel.: 0041 (0) 2241 727 27, Homepage: www.tcs.ch

Automobilclub der Schweiz (ACS), Wasserwerkstraße 39, CH-3000 Bern 13
Tel.: 0041 (0) 31 328 3111, Homepage: www.acs.ch
Beide Schweizer Automobilclubs bieten Fahrsicherheitstrainings an.

Literatur

Im Text verwandte Literatur

ADAC Motorwelt 2/2008, S. 10: *Unfallbilanz 2007.* München: ADAC-Verlag.

Angenendt, J., Frommberger, U., Berger, M. (2004): Angststörungen. In: Berger, M. (Hrsg.): *Psychische Erkrankungen. Klinik und Therapie.* München: Urban & Fischer bei Elsevier, S. 637–690.

Alpers, G. W. (2006 a): Phantastische Erfolge in wenigen Therapiestunden. In: *Deutsche Angstzeitschrift (daz)* 35/ 2006, S. 8. München: Hrsg. Deutsche Angst-Selbsthilfe.

Alpers, G. W. (2006 b): Horror auf Rädern. In: *Psychologie heute* 6/2006, 52 f.

Alsleben, H., Hand, I. (Hrsg.) (2006): *Soziales Kompetenztraining.* München: Elsevier.

Bäricke, A. (2006): Therapie auf vier Rädern. In: *Deutsche Angstzeitschrift (daz)* 35/2006, S. 9 bis 10. München: Hrsg. Deutsche Angst-Selbsthilfe.

Bandelow, B. (2004): *Das Angstbuch.* Reinbek b. Hamburg: Rowohlt Verlag.

Becker, E., Margraf, J. (2002): *Generalisierte Angststörung.* Weinheim: Beltz Verlag.

Benkert, O., Hippius, H. (2005): *Kompendium der Psychiatrischen Pharmakotherapie.* Heidelberg: Springer.

Büki, B., Jünger, H., Bauer, W. (2007): *Schwindel & Gleichgewichtsstörungen.* Wien: Verlagshaus der Ärzte.

Bulla, S., Bulla, L. (2007): *Fahrschulmaterialien*, Fahrschule Bulla, Gießen.

Carr, A. (2000): *Endlich frei von Flugangst. Der einfache Weg, die Angst vorm Fliegen zu überwinden.* München: Goldmann Verlag.

Deutscher Verkehrssicherheitsrat (2001): Im Blickpunkt: Sicher durch den Tunnel? In: *DVR-report*, 4, S. 4–7. (Im Internet über: www.dvr.de/site.aspx? url=html/presse/dvr_report/344.htm.)

Deutscher Verkehrssicherheitsrat (2005): DVR-Umfrage: Wovor Autofahrer Angst haben. www.dvr.de/site.aspx?url=html/presse/informationen/714.htm&qu=Angst (Zugriff: 12.11.2007).

Fennell, M. (2005): *Anleitung zur Selbstachtung.* Bern: Verlag Hans Huber.

Frankl, V. (1986): *Die Psychotherapie in der Praxis.* München: Piper Verlag.

Freyberger, H., Spitzer, C., Barnow, S. (2003): Wenn der Alptraum zur Wirklichkeit wird. In: Barnow , S. et al.: *Von Angst bis Zwang.* Bern: Verlag Hans Huber, S. 103–114.

Frommberger, U., Nyberg, E., Angenendt, J., Lieb, K., Berger, M. (2004): Posttraumatische Belastungsstörungen. In: Berger, M. (Hrsg.): *Psychische Erkrankungen. Klinik und Therapie.* München: Urban & Fischer bei Elsevier, S. 715–743.

Gesundheitswerkstatt, die. www.gesundheitswerkstatt.de/Fahrangst.3766.0.html, Zugriff 6.7.2007.

Goede, W. (2006): Panik hinterm Steuer. In: *Deutsche Angst-Zeitschrift (daz)*, 35.
Hamm, A. (2006): *Spezifische Phobien.* Göttingen: Hogrefe.
Heller, D., Heller, L. S. (2003): *Crash-Kurs zur Selbsthilfe nach Verkehrsunfällen. Vermeidung und Auflösung von traumatischen Erlebnissen.* Essen: Synthesis.
Jacobs, S., de Jong, A. (2007): *EMDR und Biofeedback in der Behandlung von Posttraumatischen Belastungsstörungen.* Göttingen: Hogrefe.
Jeska, A. (2008): Chauffeure am Abgrund. In: *Sonntag Aktuell*, 20.01.2008 (Stuttgart).
Juster, H. R., Brown, E. J., Heimberg, R. G. (1996): Sozialphobie. In: Margraf, J. (Hrsg.): *Lehrbuch der Verhaltenstherapie.* Berlin, Heidelberg: Springer, S. 43–59.
Kaluza, G. (2005): *Stressbewältigung.* Berlin, Heidelberg: Springer.
Kindt, H: Forensische Begutachtung und Sachverständigen-Tätigkeit. In: Berger, M. (Hrsg.): *Psychische Erkrankungen. Klinik und Therapie.* München: Urban & Fischer bei Elsevier, S. 1099 ff.
Kogler, A. (2006): *Die Kunst der Höchstleistung.* Wien: Springer.
Kraftfahrt-Bundesamt FE 1, Jahr 2006: Statistische Mitteilungen zur Erlangung einer allgemeinen Fahrerlaubnis nach Bundesländern. www.kba.de (Zugriff am 27.6.2007).
Lempert, T. (2003): *Wirksame Hilfe bei Schwindel.* Stuttgart: Trias Verlag in MVS.
Lieb, H., von Pein, A. (2001): *Der kranke Gesunde.* Stuttgart: Thieme.
Morschitzky, H., Sator, S. (2003): *Die zehn Gesichter der Angst.* Düsseldorf: Patmos.
Müller, K. (2007): Auswertung von Interviews mit 23 Fahrlehrern und 54 Fahrschülern und ehemaligen Fahrschülern (nicht veröffentlicht).
Ohm, D. (2003): *Endlich frei von Angst und Panik.* Mit CD. Stuttgart: Trias Verlag.
Öst, L. G. (2006): Spezifische Phobien. In: Margraf, J. (Hrsg.): *Lehrbuch der Verhaltenstherapie.* Berlin, Heidelberg: Springer, S. 29–42.
Peurifoy, R. Z. (2007): *Frei von Angst ein Leben lang. Hilfe zur Selbsthilfe – ein Selbsthilfeprogramm.* Bern: Verlag Hans Huber.
Pfingsten, U. (2005): Soziale Ängste. In: Linden, M., Hautzinger, M. (Hrsg.): *Verhaltenstherapiemanual.* Berlin, Heidelberg: Springer, S. 555–563.
Preiss, G. (2007): «Fast ein Drittel weniger Unfälle». In: *Stuttgarter Nachrichten* vom 13.7.2007.
Ratey, J. (2006): *Das menschliche Gehirn.* München: Piper.
Scheer, H.-D., Getschmann, D. (2001): *Angst vor dem Führerschein. Psychologische Hilfestellung für die Fahrschulpraxis.* Hilgertshausen: Mobil-Verlags GmbH.
Schneider, D. (2007): Die bewegte Seele. In: *Geo Wissen*, 39, S. 166–168.
Schrieber, H. (2005): Wenn die Angst mitfährt. In: *Auto Bild*, 34, S. 20–21.
Siegl, J., Reinecker, H. (2004): Generalisierte Angststörung. In: Reinecker, H. (Hrsg.): *Lehrbuch der klinischen Psychologie und Psychotherapie.* 4. Aufl. Göttingen: Hogrefe, S. 182–214.
Spiegel, B. (1998): *Die obere Hälfte des Motorrads. Vom Gebrauch der Werkzeuge als künstliche Organe.* München: Vogel.
Spitzer, M. (2006): *Nervenkitzel.* Frankfurt a. M.: Suhrkamp Verlag.
Stangier, U., Clark, D. M., Ehlers, A. (2006): *Soziale Phobie.* Göttingen: Hogrefe.
Statistisches Landesamt 2007, www.statistik.baden-wuerttemberg.de, Zugriff am 27.06.2007.
TÜV Süd, Merkblatt (2007): *Tipps. Fahrprüfung: So kommen Sie sicher durch.* (Weitere Informationen unter www.tuev-sued.de/fuehrerschein_pruefung).

Hilfreiche, den Lesern und Leserinnen empfohlene Bücher

Ich möchte hier hinweisen auf die o.g. Titel von Bandelow (2004), Heller & Heller (2003), Kaluza (2005), Lieb & Pein von (2001), Peurifoy (2007), Morschitzky & Sator (2003), Scheer & Getschmann (2001), Spiegel (1998). Zusätzlich seien empfohlen:

Andre, C., Legeron P. (1999): *Bammel, Panik, Gänsehaut.* Leipzig: Kiepenheuer.
Barnow, S. et al. (2003): *Von Angst bis Zwang.* Bern: Verlag Hans Huber.
Fehm, L., Wittchen, H.-U. (2004): *Wenn Schüchternheit krank macht. Ein Selbsthilfeprogramm zur Bewältigung Sozialer Phobie.* Göttingen: Hogrefe.
Schmidt-Traub, S. (2005): *Angst bewältigen. Selbsthilfe bei Panik und Agoraphobie.* Heidelberg: Springer.
Silove, D., Manicavasagar, V. (2006): *Wenn die Panik kommt.* Bern: Verlag Hans Huber.
Witzleben, I., Schwarz, A. (2004): *Endlich frei von Angst.* München: Gräfe & Unzer.
Wolf, D. (2007): *Ängste verstehen und überwinden. Gezielte Strategien für ein Leben ohne Angst.* Mannheim: PAL.